Carl-Auer

Consuelo Casula

Gärtner, Prinzessinnen, Stachelschweine

Metaphern und Geschichten für die persönliche und berufliche Entwicklung

Aus dem Italienischen von Susanne Schmidt

Mit einem Vorwort von Bernhard Trenkle

2017

Themenreihe »Hypnose und Hypnotherapie«, hrsg. von Bernhard Trenkle
Reihengestaltung: Uwe Göbel
Umschlagfoto: © Uwe Göbel
Umschlagmotiv: Bad Ragaz CH 2014
Satz: Verlagsservice Hegele, Heiligkreuzsteinach
Printed in Germany
Druck und Bindung: CPI books GmbH, Leck

MIX
Papier aus verantwortungsvollen Quellen
FSC® C083411
www.fsc.org

Mehr Bäume. Weniger CO_2.
www.cpibooks.de/klimaneutral

Erste Auflage, 2017
ISBN 978-3-8497-0177-2 (Printausgabe)
ISBN 978-3-8497-8072-2 (ePUB)
ISBN 978-3-8497-8060-9 (PDF)

Die Originalausgabe erschien unter dem Titel
»Giardinieri, Principesse, Porcospini«
im Verlag Franco Angeli s.r.l., Mailand, Italien

Bibliografische Information Der Deutschen Nationalbibliothek:
Die Deutsche Nationalbibliothek verzeichnet diese Publikation
in der Deutschen Nationalbibliografie; detaillierte bibliografische
Daten sind im Internet über http://dnb.d-nb.de abrufbar.

Informationen zu unserem gesamten Programm, unseren Autoren
und zum Verlag finden Sie unter: **www.carl-auer.de**.

Wenn Sie Interesse an unseren monatlichen Nachrichten
aus der Vangerowstraße haben, können Sie unter
http://www.carl-auer.de/newsletter den Newsletter abonnieren.

Carl-Auer Verlag GmbH
Vangerowstraße 14 • 69115 Heidelberg
Tel. +49 6221 6438-0 • Fax +49 6221 6438-22
info@carl-auer.de

Inhalt

Vorwort

Auf einer Konferenz in Orvieto hörte ich einen bewegenden Hauptvortrag der italienischen Hypnotherapeutin Consuelo Casula. Am Büchertisch der Tagung lagen mehrere Werke der Referentin aus. Ich spreche kein Italienisch, meine Neugier war jedoch groß genug, dass ich meine sehr bescheidenen Lateinkenntnisse aktivierte. Jedenfalls erkannte ich, dass das Buch enorm viele Geschichten enthielt und vor allem sämtliche Grundlagen zur Verwendung von Geschichten thematisierte: Sprachmuster, Semantik, Satzbau, Erzählweise etc. Die Spannweite reichte nach meinem Eindruck von Psychotherapie bis Coaching, von der Behandlung klinischer Störungen bis hin zur Persönlichkeitsentwicklung. Auch das Literaturverzeichnis war beeindruckend.

Ich entschloss mich, das Buch zu kaufen und dem Carl-Auer Verlag zur Veröffentlichung vorzuschlagen. Sowohl die Lektorin Weronika Jakubowska als auch der Verleger Fritz B. Simon sind des Italienischen mächtig, und von beiden kam sofort die Zustimmung zur Publikation. Die Übersetzung wurde sehr sorgfältig bearbeitet, und auch ich wurde häufig bezüglich sprachlicher und fachlicher Feinheiten konsultiert. Es liegt hier nun ein sehr gutes Buch vor. In Bezug auf die Grundlagen der Arbeit mit Geschichten und Metaphern entspricht es dem, was ich eigentlich gerne selbst geschrieben hätte.

Was erwartet die Leser? – Viel! Unter anderem tauchen tatsächlich häufiger Gärtner, Prinzessinnen und Stachelschweine als Figuren in den Geschichten auf. Consuelo Casula begründet das damit, dass der Gärtner die Natur kenne und von daher weise und geduldig sei. Er sei in der Lage, den Boden zu bereiten, zu säen, zu pflegen oder auch mal zu beschneiden und schließlich zu ernten. Es geht dabei um die Sorge in zwischenmenschlichen Beziehungen. Die Prinzessin ist meist schön, jung, adlig und vielleicht auch mal hochmütig. Sie steht für das Potenzial und das Streben danach, das zu realisieren, was in einem steckt. Das Stachelschwein kann Schmerzen zufügen, kann plump, aber auch offensiv sein. Hier geht es ums Angreifen und darum, sich zu verteidigen. Dabei kommt es darauf an, Instinkte und Triebe zu beherrschen und sich selbst zu kontrollieren.

Über die Reaktion der Geschäftsführerin des Carl-Auer Verlags, Beate Ch. Ulrich, auf dieses Buch habe ich mich gefreut. Sie ist seit dem ersten Programm dabei und aus meiner Sicht zu einem guten Teil für die Erfolgsgeschichte des Verlags mit verantwortlich. Sie kennt alle Bücher, die je beim Carl-Auer Verlag publiziert wurden, und ich habe in der ganzen Zeit selten erlebt, dass sie ein Buch euphorischer gelobt hätte als dieses. Nachträglich versöhnt mich das mit den qualvollen Jahren meines Lateinunterrichts und den vielen Nachhilfestunden.

Ich wünsche allen Lesern mit diesem Buch viel Spaß, viel beiläufige Eigenentwicklung beim Lesen und viel Erfolg im Nutzen der Geschichten und Konzepte in Psychotherapie, Beratung und Coaching – oder in der eigenen Familie. Es ist ein Buch, das in jeder Beziehung wichtig ist.

Bernhard Trenkle
Milton Erickson Institut Rottweil

Einführung

Dieses Buch richtet sich an Fachleute, die bei ihrer Arbeit Metaphern als Instrument der indirekten Kommunikation verwenden, um vielschichtige Botschaften sowohl an den bewussten als auch an den unbewussten Teil des Zuhörers zu richten. Es ist für Fachleute bestimmt, die Therapeuten, Lehrer, Persönlichkeitstrainer, Berater oder Manager betreuen oder ausbilden; für Menschen, die daran glauben, dass es manchmal wirksamer ist, Dinge zu *um*schreiben, als sie zu *be*schreiben, und dass es besser ist, auf Intuition als auf Rationalität zu setzen. Es wendet sich an Menschen, die die Freiheit des Gesprächspartners respektieren – die Freiheit, Interpretationslücken bestehen zu lassen und im Ungewissen zu bleiben, manchmal aber auch Mehrdeutigkeiten und Unklarheiten zu entschlüsseln, sich gänzlich zu verschließen oder über das Vorgeschlagene nachzudenken.

Das Buch hat zwei Ziele: Das erste ist, Methoden anzubieten, wie man Metaphern konstruieren kann, die sowohl Psychotherapeuten als auch Ausbildern nützlich sein können und die speziell auf die Person zugeschnitten sind, der man sie erzählt. Das zweite Ziel des Buches ist es, dem Leser viele Geschichten anzubieten, die als modellhafte Beispiele dienen, Anstöße geben und sein Repertoire bereichern können. Viele der hier präsentierten Geschichten sind speziell für einzelne Klienten oder auch für Teilnehmer an Fortbildungskursen mit dem Ziel geschrieben worden, die Fantasie zu beflügeln, statt ausdefinierte Botschaften zu senden. Andere Geschichten sind Adaptionen, Arrangements und Collagen von Metaphern anderer Autoren, übernommen nach dem Muster: *Alles ist von mir, nichts ist von mir.* Weitere Metaphern wurden bewusst für die Leser dieses Buches kreiert – mit der Absicht, die Rezeptionsebene zu verschieben und ihm bestimmte Konzepte leichter zugänglich zu machen.

Die hier angewandte Definition einer Metapher bzw. einer metaphorischen Geschichte ist die eines Narrativs, das vielschichtige Botschaften andeutet und die Kraft besitzt, einen schöpferischen Prozess in Gang zu setzen, und zwar nicht nur bei demjenigen, der sie konstruiert und erzählt, sondern vor allem auch bei demjenigen, der sie hört – gleichgültig, ob sie ihm gewidmet ist oder rein zufällig zu ihm passt. Die Erzählebene der Metapher, ihr oberflächlicher Inhalt und die vielfältigen Botschaften, die auf tieferer Ebene enthalten sind, bleiben der Person im Gedächtnis erhalten, setzen Denkprozesse und Zweifel in Gang und kreieren entwicklungsfördernde Prozesse.

Wie das Buch aufgebaut ist

Das Buch ist in acht Kapitel unterteilt. Im **ersten Kapitel** beschreibe ich, was Metaphern sind, erläutere ihren Ursprung, ihre Verbreitung und ihre aktuelle Anwendung im klinischen Bereich und in der Lehrpraxis. Das Kapitel beschäftigt sich auch damit, wann, wem und wie sie zu erzählen sind: Welches sind die Kunstgriffe, die man bedenken sollte, um dieses Instrument bestmöglich zu nutzen? Ich stelle also einige Funktionsweisen und Ziele vor und erkläre genauer, warum es besser ist, eine metaphorische Geschichte zu erzählen, als einen eigenen Gedanken auszudefinieren oder einen Rat, eine Verschreibung oder Empfehlung zu geben.

Das **zweite Kapitel** stellt die wichtigsten Funktionen der Metapher vor: die Möglichkeiten des Zuhörers zu erweitern und ihn für ethische Prinzipien, Werte und Tugenden zu sensibilisieren. Die Metapher will das Mögliche möglich machen, sie präsentiert offene Szenarien, erweitert kognitive, emotionale und verhaltensbezogene Grenzen und stabilisiert bzw. relativiert Normen. Mit der Metapher können darüber hinaus Prinzipien und Werte vermittelt werden, die dem Therapeuten wichtig sind, und die er anbietet als notwendige Fähigkeit, in der »Kunst zu leben«.

Im **dritten Kapitel** erkläre ich, wie man eine metaphorische Geschichte aufbaut. Ich beschreibe den Prozess von der vorausgehenden Phase der Informationssammlung rund um eine Fallschilderung bis hin zur Phase der tatsächlichen Umsetzung aller Details in die Metapher – eine alchemistische Transformation, die das Problem in eine Lösung verwandelt. Es empfiehlt sich, den einzelnen Schritten zu folgen, die zur Entwicklung einer metaphorischen Geschichte nötig sind und die zu den Zielen führen, die man erreichen will: das Erstellen einer Analogie mit der Fallschilderung und die daraus resultierende Wahl der Figuren für die Geschichte, des Kontextes, in den sie eingefügt werden sollen, sowie der Referenzsituation. All dies zusammen erlaubt die Umstrukturierung des Problems und führt auf eine natürliche Weise zur Lösung des Falls.

Das **vierte Kapitel** stellt den semantischen Teil vor, die Auswahl der Wörter und Sätze, die man für die Darstellung einer Metapher benötigt: ihre Syntax, das Einfügen von versteckten Wendungen, die Technik der Umstrukturierung von Botschaften, die zur Ichstärkung beitragen. Der Gebrauch von expressiven Formen macht die versteckten Botschaften in der Geschichte wirksamer. Therapeutische Formeln, eingefügt in andere Sätze, verringern den Widerstand des Zuhörers. Ich gebe auch ein paar Hinweise dafür, wie man das Erzählen gestalten sollte. Das Kapitel schließt mit der Beschreibung dreier Fallbeispiele.

Das **fünfte Kapitel** zeigt die Anwendung der Metaphern und Geschichten im Falle negativer Denkweisen und limitierender Überzeugungen. Es beschreibt, wie Überzeugungen entstehen, welche als positiv und welche als blockierend angesehen werden können – bezogen auf den Betroffenen selbst, auf andere und auf den Kontext, in dem sie stehen. Darüber hinaus mache ich auf die logischen Fehler aufmerksam und auf die kognitive Verzerrung, die in den limitierenden Überzeugungen enthalten ist. Das Kapitel schließt mit der Beschreibung der Bestandteile, die in einer metaphorischen Geschichte vorkommen sollten, um diese Denkmuster zu verändern.

Das **sechste Kapitel** stellt die Anwendung von Metaphern im Bereich der Emotionen vor – eng verknüpft mit kognitiven und verhaltensbezogenen Elementen. Es beginnt mit einer Definition von Emotionen und den wichtigsten Funktionen, die sie freisetzen, es folgen die Unterscheidung zwischen entwicklungsfördernden und limitierenden Emotionen und die Erklärung, worin Letztere besteht. Das Kapitel endet mit der Darstellung der Bestandteile, aus denen eine Geschichte zusammengesetzt sein sollte, wenn man eine Änderung der Emotionen erreichen, negative Emotionen neutralisieren und entwicklungsfördernde entstehen lassen möchte.

Das **siebte Kapitel** hält Vorschläge bereit, wie man Metaphern in Paarbeziehungen nutzen kann. Es beginnt mit einer Definition des Paarbegriffs und stellt die Bestandteile vor, die eine intakte und funktionierende Paarbeziehung schaffen und erhalten. Es beschreibt die Faktoren, die zum Wohlbefinden beider Partner beitragen, und diejenigen, die das beiderseitige Unwohlsein hervorrufen, das sie in die Krise führt. Am Ende des Kapitels folgen Vorschläge, welche Elemente in eine metaphorische Geschichte integriert werden sollten, wenn man bei Paaren, die in ihrer Partnerschaft leiden, erreichen will, dass sie ihre Krise eindämmen oder überwinden können.

Das **achte und letzte Kapitel** präsentiert einige Metaphern aus dem Ausbildungsbereich, die sich besonders zur Fortbildung von Managern eignen, die man aber mit entsprechenden Modifikationen auch Klienten erzählen kann, die über berufliche Probleme klagen. Das Kapitel bietet zunächst einige kurze, theoretische Anmerkungen zu den Themen Kompetenz, Auffassungsgabe, Lernen, Motivation, Kommunikation, Führungskompetenz und Zeitmanagement, es folgen zu jedem dieser Themen einige Vorschläge für Geschichten.

Hinweise für den Leser

Die Geschichten sind dazu da, mündlich erzählt, nicht geschrieben zu werden – gehört, nicht gelesen zu werden. Sie gehören zur Welt der mündlichen Kommunikation, zur Welt der Töne, der geschriebenen Stimme, der zitierten Worte. Sie sind Teil der gesprochenen Sprache, die eine andere Codierung hat als die geschriebene Sprache. Ich habe sie für dieses Buch dennoch aufschreiben müssen. Ich musste sie dabei an die Schriftsprache anpassen und versuchen, den Charakter der gesprochenen Sprache beizubehalten. Manchmal ging das leicht, manchmal gelang es nur mit Mühe – mit mehr oder weniger befriedigenden Ergebnissen. Ich möchte, dass Sie als Leser sich darauf einstellen, die metaphorischen Geschichten so zu lesen, als ob sie ihnen erzählt würden. Sie können es sich beim Lesen bequem machen, Sie können den Atemrhythmus und damit auch den der Lektüre verlangsamen. Und dann die Geschichte – sehr bedächtig – lesen.

Ich bitte Sie, die Welt der Metaphern auf Zehenspitzen zu betreten, um sie mit allen Sinnen zu erkunden. Und ich empfehle, langsam zu lesen, um die Musik hinter den Worten zu hören und das zu erspüren, was zwischen den Zeilen steht. So können Sie sie als das genießen, was sie sind: Transkriptionen, vergleichbar mit der Reduktion einer Orchesterpartitur auf einen Klavierauszug, wobei einiges an Tönen, Akkordfülle und Klangcharakter auf der Strecke geblieben ist.

Wer eine metaphorische Geschichte erzählt, widmet sie der Person, die ihm in einem bestimmten Moment, unter bestimmten Umständen und in einem bestimmten Zusammenhang zuhört. Er verändert sie, indem er einen bestimmten Ton anschlägt, einen Teil kürzt, einen anderen betont, ein Konzept unterstreicht, ein anderes vernachlässigt und am Ende eine Spannung erzeugt, indem er einen Schluss findet oder etwas offenlässt. Diese Veränderungen werden aus dem Moment heraus geschaffen, die erste Darstellung einer Metapher wird daraufhin abgestimmt, wie der Adressat zuhört. Wenn sie in einer Gruppe erzählt wird, erfolgt das Abwägen im Hinblick auf die Gruppe und nicht auf den Einzelnen. Die Metapher lebt und verändert sich, während sie erzählt wird, sie verbreitert oder verengt sich durch Einfügungen von Parenthesen oder sie reduziert sich auf das Wesentliche wie ein Aphorismus.

Auf den Seiten dieses Buchs wird sie als etwas Fixiertes, schwarz auf weiß Gedrucktes präsentiert. Einige der Geschichten sind wenige Zeilen kurz, andere einige Seiten lang. Lange Metaphern sind wie Schlangen, die sich manchmal um sich selbst winden und sich andere Male auf ihre ganze Länge ausstrecken: Sie enthalten unterschiedliche Erfahrungsgrundlagen (mindestens drei), die beim Erzählen zusammengefasst oder auf das Wesentliche reduziert werden können. Ich bitte die Leser, sie lebendig sein zu lassen und sie nach ihren Bedürfnissen zu verändern.

Es gibt Metaphern, die für den klinischen Bereich für einen speziellen Klienten geschaffen und dann mit den notwendigen Veränderungen an andere Klienten mit ähnlichen Problemen angepasst wurden. Andere sind ausdrücklich für den Hörsaal kreiert. Die Metaphern in der Psychotherapie behandeln überwiegend die Themen von Störungen: das Leiden des Einzelnen oder das Leiden in Beziehungen – kognitive und affektive Probleme. Didaktische Metaphern behandeln Themen, die der Arbeitswelt angehören, professionelle und bereichsübergreifende Kompetenzen. Sie haben einen pädagogischen Wert in der Erwachsenenbildung. Sie wenden sich als Instrument, das eine Veränderung durch einen Lernprozess herbeiführt, hauptsächlich an Erwachsene.

Jede Geschichte beginnt mit dem klassischen »Es war einmal« und fährt dann in der Gegenwartsform fort. Ich habe das historische

Präsens vorgezogen, um der Gegenwart ein größeres Gewicht zu verleihen. Der Gebrauch des Imperfekts wäre richtiger gewesen, hätte aber eine größere Distanz geschaffen.

Um den Lesefluss nicht zu hemmen oder zu unterbrechen, habe ich in den Text keine genauen bibliografischen Daten eingefügt. Ich habe jedoch am Ende des Buchs kapitelweise die Autoren angegeben, auf deren Fundament meine Arbeit basiert und auf die ich mich sowohl im Hinblick auf die Textorganisation stütze als auch als Ausgangpunkt für die Bildung oder Erneuerung einiger Geschichten.

Der Autor, der meine Arbeit jedoch am meisten inspiriert hat, ist Milton H. Erickson – nicht nur wegen des Gebrauchs der indirekten Kommunikation, also der Metapher, sondern vor allem wegen der Überzeugung, dass es keinen Unterschied zwischen Psychotherapie und dem Unterrichten gibt. In beiden Feldern wird der Betroffene dazu motiviert, sich – ausgehend von seinen Ressourcen – zu ändern, in der Annahme, dass sich sowohl das Lernen als auch das Ändern zunächst im Unterbewusstsein vollzieht.

Die anderen Autoren, die dieses Buchprojekt inspiriert und unterstützt haben, sind: Richard Brandler und John Grinder durch ihre Hinweise im neurolinguistischen Bereich; David Gordon, John Barber und das Ehepaar Lankton im Hinblick auf die Erschaffung von Metaphern, Paul Watzlawick bezüglich der pragmatischen Annäherung an die zwischenmenschliche Kommunikation sowie Camillo Loriedo und Jeff Zeig im Hinblick auf den Gebrauch der hypnotischen Kommunikation und das Verhältnis zu Klienten oder Schülern.

Die Figuren der Metaphern in diesem Buch sind sehr unterschiedlich, auch wenn drei von ihnen häufiger vorkommen: Gärtner, Prinzessinnen und Stachelschweine. Der Gärtner kennt die Natur, und dank dieser Kenntnis ist er weise und geduldig. Er ist in der Lage, die Erde vorzubereiten, zu säen, zu pflegen, zu beschneiden, die Früchte zu ernten: Er repräsentiert den Prototyp der Sorge für zwischenmenschliche Beziehungen. Die Prinzessin ist in der kollektiven Vorstellung schön, jung, aus adliger Familie, dazu bestimmt, Königin zu werden, sie kann hochmütig oder einfach nur königlich sein: Sie repräsentiert das unausgesprochene Potenzial, in sich zu reifen, die entwicklungsfördernde Suche danach, das zu werden, was man ist. Das Stachelschwein ist ein kleines Tier, das mithilfe seiner Stacheln Schmerzen zufügen kann, es kann plump und offensiv sein: Es repräsentiert die Dialektik des Angreifens-und-sich-Verteidigens und es vereint den Willen mit der Fähigkeit, Instinkte zu beherrschen und das eigene Verhalten zu kontrollieren.

Zur Erleichterung der Lektüre habe ich die Metaphern mit einem wiedererkennbaren Format kenntlich gemacht: Sie sind alle grau hinterlegt und haben einen Titel. Die Hinweise darauf, wie eine metaphorische Geschichte zu konstruieren ist, erscheinen in einem Übersichtskasten.

1 Der Zauber: Metaphern und Geschichten in Therapie und Ausbildung

Die Metapher ist Bestandteil von Gedanken, von Sprache und alltäglichen Handlungen. Durch ihren Gebrauch entwickelt sich ihr Vokabular. Wir denken, sprechen und handeln in Metaphern, wobei wir einem konzeptionellen System metaphorischer Eigenheiten folgen. Metaphern werden in verschiedenen Bereichen angewendet, nicht nur im therapeutischen, sondern auch im didaktischen: Ausbilder, die beabsichtigen, Konzepte auf kreative Weise zu verändern, reichern ihr Instrumentarium durch ein breites Repertoire an Metaphern an, die den Verstand und das Unbewusste des Zuhörers ansprechen. Aber was ist eine Metapher – was sind die verschiedenen Bedeutungen dieses Begriffs?

In der Rhetorik wird die Metapher als ein gekürztes Gleichnis gesehen, in dem man ein Wort anstelle eines anderen verwendet, um ihm damit eine weitere Bedeutung zu geben. Sie wird als erste Matrix eines jeden Diskurses angesehen, weil sie es erlaubt, durch andere Kombinationen der Sätze und Wörter neue Darstellungen der Ausgangsposition zu schaffen, die das Typische und das Ähnliche verbinden. Die Metapher ist wie Hefe, die den Horizont des Diskurses erweitert und die Handlungsfäden verdichtet. Sie füllt die Lücken mit ihrer nur andeutenden Sprache und der Dürftigkeit ihres Vokabulars aus. Sie bereichert den semantischen Raum um das etwas ungewöhnliche Vergnügen, das Paradox zu bestätigen, dass eine Sache das ist, was sie nicht ist: Zwei Dinge können gleichzeitig verschieden und gleich sein.

Die Metapher fügt Wort und Bild zusammen zu einer dritten Dimension, die einer ähnlichen Logik folgt. Sie drückt eine imaginative Rationalität aus, die zwei Arten der Erkenntnis stimuliert. Die eine ist durch Logik und Rationalität charakterisiert, die andere durch Imagination und Kreativität. Beide fügen sich zu einer dritten zusammen, die ein metaphorisches Wissen anbietet. Metaphern sind in der Umgangssprache weit verbreitet und werden als Ursprung von Kreativität geschätzt – zur Öffnung und Erweiterung der Sprache und als wichtigstes Mittel, um Sprache zu verändern, und deswegen als essenzieller Aspekt des Wissens. Neue Metaphern schaffen neue Bedeutungen, die nicht in buchstäblichen Begrifflichkeiten ausgedrückt werden können.

Das Wort Metapher kommt von dem griechischen Wort *meta*, das »über« bedeutet, und *phorein*, das transportieren oder »von einem Ort zum anderen bringen« bedeutet. Die Metapher weist über die Worte hinaus, transportiert die Bedeutung von einem semantischen Bereich in einen anderen. Sie will ihren lexikalischen Mangel ausgleichen, indem sie den Anwendungsbereich mittels einer Verschiebung von einer universalen, denotativen in die konnotative, subjektive Bedeutung der Worte ausweitet.

Die Metapher stimuliert also eine aktive Neuorientierung des Denkens, eine originale Art, sich der eigenen Realität mit unterschiedlichen Sinnen zu stellen. Sie verrät ganz unverhofft den Reichtum der Bezugspunkte, die in der Welt der Worte enthalten sind, und kondensiert gleichzeitig die Variabilität der möglichen Relationen, die die Grundlage jedes Konzepts sind. Diese Relationen folgen selten linear den Gesetzen der Kausalität, sondern bewegen sich eher kreisförmig.

Die Funktion der Metapher besteht darin, mithilfe der Konkretisierung ihrer Bedeutungen neue Realitäten hervorzubringen. Sie zerstört den Bedeutungszusammenhang und lässt einen anderen entstehen, kreiert neue Wirklichkeiten und neue Erfahrungen, die auf eine andere Weise nicht zu beschreiben wären. Sie bietet sich also als Instrument der Erneuerung an, weil sie eine Sache bestätigt und sie gleichzeitig negiert. Sie drückt bestimmte Konzepte aus und verneint sie auf der logischen Ebene. Mit Kategorien, die sich nicht auf Logik, sondern auf Imagination stützen, beschreibt und interpretiert sie die Realität neu, regt die Lust zur Interpretation an und stimuliert beim Zuhörer die Suche nach Sinn oder Zuständigkeit.

Die Metapher will nicht die Wahrheit vortragen, sondern das Denken stimulieren, sie will Gefühle und Emotionen hervorbringen – dank der gleichzeitigen Präsenz von Logik und Imagination. Sie ist eine Form der Meditation, die Interaktion von zwei Begriffen, eine Grenzerscheinung, gekennzeichnet durch die Spannung zwischen Logik und Gefühl, zwischen Wahrheit und Emotion. Eine Spannung, die weder zu schwach sein darf, weil sie dann banal erscheint, noch zu stark, weil sie dann unglaubwürdig wird.

Die Metapher kann wie der Traum eine Identität transportieren und die Welt der Magie und der Märchen heraufbeschwören. Sie fordert dazu heraus, sich auf sie einzulassen, und eröffnet die Möglichkeit, sie zu vermischen und weiterzuverbreiten. Sie kann aber auch wie die rationale Sprache eine Ähnlichkeit aufzeigen und die Kombinationsfähigkeit des divergierenden Denkens als *problem solving* herausfordern. Die Metapher regt zur Lösung eines Problems an, weil sie den Verstand dazu anregt, die verschiedenen Ebenen – kognitive und emotionale, rationale und intuitive – zu verbinden. Sie lädt dazu ein, die relevantesten Bedeutungen zu erfassen und neue Assoziationen zu entwickeln.

1.1 Die Metapher in der Therapie

Im therapeutischen Bereich versteht man unter einer Metapher sowohl einen Begriff, der vom Klienten präsentiert und dann vom Therapeuten weiterentwickelt wird, als auch eine Geschichte, die sich der Prinzipien der rhetorischen Metapher bedient. Sie ist aber kein gekürztes Gleichnis, sondern im Gegenteil eine erweiterte und vertiefte Analogie – in Form einer Erzählung –, die bestimmten Regeln folgt. Die therapeutische Metapher ist eine eigens für einen bestimmten Adressaten konstruierte Geschichte, die sie oder ihn zum Nachdenken anregt. Die Geschichte kann mit der Absicht kreiert werden, Zweifel an negativen Überzeugungen zu schüren, entwicklungsfördernde Emotionen hervorzubringen, den Betroffenen zu motivieren, neue Beziehungsschemata zu entwickeln, innere psychische oder beziehungsrelevante Konflikte zu reduzieren oder Lösungen für Probleme am Arbeitsplatz zu finden. Sie lädt zum Nachdenken darüber ein, was die Geschichte über die betreffende Person und ihre aktuellen Probleme enthält.

Im therapeutischen Bereich benutzt man den Begriff Metapher auch als Synekdoche der rhetorischen Aktion. In der Rhetorik versteht man unter Metapher ein gekürztes Gleichnis, wie zum Beispiel »Mario ist ein Löwe«, und unter Synekdoche die Beziehung zwischen einer größeren und einer kleineren Dimension. Der Teil steht für das Ganze, das Ganze steht für den Teil, die Art für die Gattung, die Gattung für die Art, das Einzelne für die Gesamtheit, die Gesamtheit für das Einzelne.

Die therapeutische Metapher verstärkt und belebt die gleichen Regeln wie die rhetorische Metapher: Sie schafft einen impliziten

Vergleich, der auf einer Ersetzung basiert, die sich über den Unterschied des Subjekts, Tenor genannt, und dem Prädikat, Vehikel genannt, definiert. Diese Ersetzung macht eine logische Anomalie deutlich, die bestimmte Regeln zur Auswahl von Begriffen und Zusammenhängen verletzt und auf diese Weise einen Verfremdungseffekt provoziert. Der Satz »Die Wolke weint« ist z. B. in der Auswahl des Verbs »weinen« im Zusammenhang mit der Wolke irritierend. Der Satz »Die Mumie lacht« überrascht, weil die Mumie in Zusammenhang mit einer erstarrten Person gebracht wird, erkaltet und eingesperrt in einen Sarkophag – also in einen anderen Zusammenhang als den, der durch das Verb lachen kreiert wird.

Mit der Geschichte »Das Leben ist ein Glücksspiel« wird bewusst die Vorstellung über den Haufen geworfen, die das Leben als Ausdruck des Willens oder der Determination eines Subjekts sieht – es wird also die Annahme konterkariert, dass jeder sein eigenes Schicksal schmiedet. Die Metapher schreibt dem Subjekt (Tenor) Implikationen zu, die normalerweise mit dem Prädikat (Vehikel) verknüpft werden. Auf diese Weise provoziert sie eine neue Sichtweise auf das, worüber sie spricht, und dessen verschiedene Bedeutungsebenen. Dabei unterstreicht sie den Akt des Auswählens und die Organisation vom System der Allgemeinplätze, die derjenige in Kraft setzt, der diese Metapher gebraucht.

Die Metapher ist auch eine Transformation, die auf den bestehenden Ähnlichkeiten in der physischen Welt basiert, auf strukturellen, semantischen und transformierenden Isomorphismen, die durch die Wahrnehmung erfasst werden, wie z. B. bei dem Klassiker »nomen est omen«.

Im therapeutischen Bereich versteht man unter Metapher deshalb eine Geschichte, die nach einer bestimmten Strategie für den Klienten vorbereitet wird – mit dem Ziel, in ihr oder ihm persönliche, beziehungs- oder berufsbezogene Veränderungen zu fördern. Eine Geschichte, die eine Regression im Dienste des Ichs erleichtert, die den Betroffenen motiviert, seine ruhenden Ressourcen zu aktivieren und Blockierungen und Limitationen, die nicht mehr nötig sind, hinter sich zu lassen. Für diese Aufgabe kann sich ein Therapeut der Geschichten aus der Literatur bedienen: von klassischen Märchen bis zu Parabeln, von Zen-Geschichten bis zu Sufi-Erzählungen und biblischen Gleichnissen. Oder er lernt es, sie ad hoc zu bauen – im Bewusstsein, dass die Metapher einem erlaubt, indirekte therapeutische

Botschaften zu senden, die direkt an das konstruktive Unbewusste des Klienten gerichtet sind, besonders dann, wenn sein Bewusstsein auf verschiedenen Ebenen Blockaden und Widerstand zeigt.

Wer eine Metapher ersinnt, fügt strategische Botschaften in die Geschichte ein, die nicht in eine kognitive Dissonanz mit den Überzeugungen des Zuhörers treten dürfen, sondern seine Emotionen freisetzen und einen inneren Prozess der Sinnsuche wie auch den Wunsch nach Veränderung in Gang setzen sollen. Die Metapher ist also ein Ort, an dem sowohl die Mehrdeutigkeit des manifesten Inhalts regiert – die von demjenigen intendiert ist, der die Geschichte baut –, als auch die Spannung des Adressaten dieser Metapher, der die Mehrdeutigkeit aufheben will.

Die Metapher als Erzählung wird zur indirekten Kommunikation gezählt, zu den Botschaften, die sich eher an das Unbewusste als an das Bewusste wenden – mehr an die nichtdominante rechte als an die dominante linke Gehirnhälfte, mehr an die Emotionalität als an die Rationalität. Ihre Kraft ergibt sich aus ihrem Reichtum an Assoziationsmöglichkeiten, Implikationen und Suggestionen: So kann jeder Zuhörer sie nach seinen eigenen Parametern interpretieren. Da ein auf Projektionen abzielender Text für verschiedene Menschen verschiedene Bedeutungen haben kann, sollte jeder aus ihm die für ihn stimmigste Lehre ziehen – diejenige Botschaft, die die meisten Elemente seiner Persönlichkeit zufriedenstellt.

Da die Metaphern und Geschichten die emotionale und intellektuelle Entwicklung des Zuhörers organisieren, erleichtern sie eine Erkenntnis, die nicht von der Angst vor der Unwissenheit generiert wird, sondern gerade diese Unwissenheit erreichen will, indem sie durch die Evokation vertrauter Themen bekannte Gebiete neu erforscht. Die in der Geschichte enthaltene Fiktion und die evozierte Ähnlichkeit führen dazu, in einer anderen Art und Weise über die eigenen Probleme zu reflektieren. Wer eine solche Geschichte erfindet, nutzt das, was man besser kennt, um das zu klären, was man weniger gut kennt, verbalisiert das, was bisher als unsagbar galt, manipuliert das, was unberührbar schien.

Aus diesem Grund erscheinen die in der Metapher versteckten, therapeutischen Botschaften dem Betroffenen weniger bedrohlich und provokativ. Sie reduzieren seinen Widerstand, über neue Ideen nachzudenken – vorausgesetzt, dass sie in ein System von vertrauten Allgemeinplätzen eingebunden werden. Sie müssen nicht unbedingt wahr sein, aber so gebaut, dass sie vom Zuhörer sofort und freiwillig angenommen werden.

1.2 Die Metapher in der Erwachsenenbildung

Ausbildungsstätten sind Orte des Lernens und der Veränderung. Der Ausbilder tut sein Bestes, damit das, was dort vermittelt wird, von den Teilnehmern an den jeweiligen Arbeitsplätzen angewendet werden kann.

Der Ausbilder bemüht sich darum, didaktische Methoden zu finden, die das kognitive Lernen durch Theorie vermitteln, das experimentelle Lernen durch Demonstrationen und Übungen und das intuitive Lernen durch *Brainstorming*, Anekdoten, Zitate und Metaphern. Der Ausbilder soll, selbst wenn er Psychologe oder Psychotherapeut ist, keine versteckte Therapie durchführen, sondern Methoden, Techniken, Instrumente und Verfahren vermitteln, die den Teilnehmern in ihrem jeweiligen Arbeitsbereich von Nutzen sind. Der Ausbilder erwartet bei einer Ausbildungsveranstaltung nicht die besondere Beziehung der vertrauensvollen Zusammenarbeit, wie man sie im therapeutischen Kontext herstellen kann. Er bemüht sich jedoch, die besten Seiten der Teilnehmer herauszuarbeiten.

Es handelt sich um eine Gruppenbeziehung, und in einer Gruppe ist die zur Verfügung stehende Zeit begrenzt – meist sind es nur einige Stunden oder Tage – und das Ziel der Ausbildung ist es, ein eingegrenztes Thema zu behandeln. Ausflüge in andere Fachgebiete, Verschiebungen des Inhalts oder missbräuchliche Manipulationen sind weder erlaubt noch erwünscht. Oft nimmt der Ausbilder, wenn er die Arbeitsmethode erklärt, die didaktische Funktion der Metapher vorweg, um keinen unnötigen Widerstand oder unangebrachtes Misstrauen hervorzurufen. Es wird den Teilnehmern von vornherein gesagt, dass man möglicherweise auf dieses didaktische Mittel zurückgreifen wird, um ihre intuitiven und kreativen Ressourcen zu stimulieren.

Der Ausbilder benutzt die Metaphern und Geschichten, wenn das Vertrauensklima, das zu behandelnde Thema und die Empfangsbereitschaft der Teilnehmer es zulassen. Im Ausbildungsraum wird die Geschichte einer ganzen Gruppe erzählt, deren spezifische Dynamik dabei berücksichtigt werden muss. Das Erzählen einer Metapher schafft Nähe zwischen dem Ausbilder und den Zuhörern, erlaubt eine Pause der Intimität, öffnet eine Klammer des Vertrauens. Eine Klammer, die geschlossen wird, wenn der Ausbilder wieder dazu zurückkehrt, die Theorie zu erklären, etwas zu demonstrieren oder eine Übung vorzuschlagen, und so die formale, vorgegebene Distanz wieder herstellt. Der Ausbilder sollte aufmerksam abschätzen, ob die Teilnehmer bereit und empfänglich sind, in die besondere übertragene, symbolische und metaphorische Dimension einzutreten, die die Metapher bietet. Nur in einer Atmosphäre des besonderen Zuhörens ist es sinnvoll, sie zu erzählen. Andernfalls kann man sie leicht mit einem etwas gewollten schrägen Witz verwechseln, der alles andere als lustig ist.

Im Ausbildungsbereich wird die Metapher mit der Absicht erzählt, ein Konzept zu übertragen, einen speziellen Punkt hervorzuheben, Zweifel zu säen, zum Nachdenken anzuregen oder neue Optionen anzubieten. Wir können schon zufrieden sein, wenn es uns gelingt, wenigstens für einen Moment das kritische Urteilen auszusetzen, einen klärenden Zweifel oder einen innovativen Gedanken hervorzubringen und die innere Suche nach etwas Neuem in Gang zu setzen.

Metaphern und Geschichten im Ausbildungsbereich können sich sowohl im Inhalt als auch in der Form von therapeutischen Metaphern unterscheiden. Sie behandeln die wesentlichen Themen der Arbeitswelt – einer Welt von Beziehungen, die sich auf die Aufteilung von Rollen und Aufgaben, auf die Verbesserung von Kompetenzen, auf die angestrebten Ziele und die zu verfolgenden Strategien konzentriert, einer Welt, in der jeder seine professionellen Fähigkeiten herausstellt, während die persönlichen Aspekte eher im Hintergrund verbleiben. In dieser Welt ist es hilfreich, ein größeres Bewusstsein für die eigenen Ressourcen und eine professionelle Identität zu entwickeln.

Im Ausbildungsbereich können Geschichten mit dem Ziel erzählt werden, Konzepte zu illustrieren, Theorien zu erklären und komplexe oder schwierige Begriffe vertrauter erscheinen zu lassen. Sie ist ein nützliches Instrument zum Lernen und kann manchmal auch dazu dienen, Spannungen abzubauen, um die linke Gehirnhälfte der Teilnehmer ruhen zu lassen, um die Ebene der Aufmerksamkeit zu wechseln und um ein Konzept zu säen, das erst im Nachhinein vertieft wird.

1.3 Die Ebenen einer Metapher

Die Metapher enthält zwei Ebenen, die miteinander verbunden sind und interagieren: Eine oberflächliche der Erzählung und eine weitere, tiefere, deren Bedeutung in der Geschichte versteckt ist.

Die eine Ebene ist durch den Inhalt gegeben oder genauer: durch die in ihm enthaltene Geschichte. Es kann eine wahre oder halbwahre Geschichte sein, eine magische, dramatische oder lustige, mit einem glücklichen oder offenen Ende. Wichtig ist, dass sie so gewürzt ist, dass sie die Aufmerksamkeit des Zuhörers gewinnt und hält. Deswegen haben die verschiedenen Figuren eine besondere Bedeutung: ihre Abenteuer, die Abfolge und die Verkettung ihrer Handlungen, die Veränderungen, die sie erreichen wollen, und die, die sie erreichen, die Willenskraft, das Nutzen des Zufalls und der Kausalität. Der Inhalt der Geschichte dient dazu, Episoden einzufügen, die die Funktion haben, für positive Erfahrungen zu sorgen und negative Erfahrungen neu zu strukturieren oder neue Denkansätze vorzuschlagen.

Eine zweite Ebene der Metapher ist durch die Sprachstruktur gegeben, oder genauer durch einen bewussten, inhärent hypnotischen Sprachgebrauch, reich an evokativen Symbolen, an Vehikeln, die anzeigen, was typisch oder prototypisch ist – Botschaften zur Ichstärkung, Impulse zur Umstrukturierung und Veränderung. Durch den bewussten Gebrauch einiger symbolisch stark aufgeladener Ausdrücke gelingt es, Botschaften an das Unbewusste zu senden. Durch die Bildung von Verkettungen, Wechselbeziehungen und Implikationen gelingt es, diejenigen Konzepte zu transportieren, die Zweifel und Nachdenken anregen und zu einer Veränderung führen.

Die wörtliche Bedeutung wird mit dem Inhalt der Geschichte, die Bedeutung im übertragenen Sinn mit dem metaphorischen Anteil der Geschichte assoziiert. Diese beiden Elemente – die Geschichte auf der einen Seite und die angewendete Sprache beim Erzählen auf der anderen – richten sich jeweils an den bewussten bzw. an den unbewussten Teil des Individuums, und es ist der letztere, der die persönliche Erinnerung bei demjenigen heraufbeschwört, der die metaphorische Geschichte erzählt bekommt.

Wer eine Metapher benutzt, ist fest davon überzeugt, dass sie einen magischen Mechanismus enthält, durch den sich die intimsten Fasern der Zuhörerpersönlichkeit erreichen lassen, diejenigen, die

– wenn auch vielleicht sehr langsam – einen Prozess der Änderung einleiten können.

Die Metapher, die eigens für eine spezielle Person erfunden wird, hat das Ziel, kognitive, affektive, verhaltens-, beziehungs- und wertebezogene Veränderungen zu stimulieren. Dies tut sie, indem sie mögliche Realitäten vorschlägt und verschiedene Schicksale katalogisiert. Die Veränderung wird nicht so sehr bzw. nicht ausschließlich durch das Ende der Geschichte angeregt, sondern auch dadurch, dass über die Figuren allgemeines Wissen wieder aus der Versenkung auftaucht und eine Form von indirekter Erfahrung provoziert wird. Die Geschichte integriert bedeutsame Details, kreative Imaginationen, evozierende Symbole und lässt das Surrogat einer Erfahrung erleben.

Diese Eingriffe haben die Aufgabe, im Leben des Betroffenen neue Assoziationen zu schaffen, einen neuen Bezugsrahmen zu erstellen, seine Sensibilität der Wahrnehmung und seine Flexibilität zu steigern. Die Geschichte präsentiert die interne und externe Realität – als Quelle ständiger Umstrukturierung auf kognitiver und affektiver Ebene. Sie kann abhängig von den unterschiedlichen emotionalen Dynamiken interpretiert werden, provoziert Konflikte, die sie dann löst und dabei zu neuen Reaktionsmöglichkeiten ermutigt.

Die Metapher setzt eine unbewusste assoziative Recherche in Gang, die die Starrheit vorgegebener Denkschemata aufweicht, sie hält sich streng an die Trennung zwischen Außen und Innen und gibt die funktionale Flexibilität zurück. Diese Vorgehensweise reduziert den Widerstand, den neue Ideen hervorrufen, indem sie Zweifel und Loslassen stimuliert, sie bringt neue Gedanken hervor und fördert ein breites Spektrum von individuellen Antworten. Der Betreffende initiiert eine Vielfalt von mentalen Suchprozessen: ungewöhnliche Vergleiche, eine Recherche im Labyrinth des Gedächtnisses, der Erinnerungen und der Ressourcen, Zweifel und Hypothesen über die eventuellen Konsequenzen von bestimmten Handlungen, positive Erwartungen und Zukunftsprojektionen. Diese neuen Gedanken können den Betreffenden dazu veranlassen, die ausgetretenen Pfade auf seiner Landkarte zu erkennen, das Positive der vorgeschlagenen Wege zu erahnen und die frisch abgesteckten Horizonte zu erweitern.

Die Metapher erreicht diesen Effekt durch einige gewollte logische Fehler, die die Suche nach dem richtigen Bezugspunkt anregen. Die typischen Fehler bestehen in der Personifikation von Objekten und Situationen, in der Änderung des Bedeutungszusammenhangs oder darin, dass man bestimmte logische Einschränkungen ignoriert. Wenn man in einer Geschichte sagt, dass die trockenen Zweige immer noch Lebenssaft trinken, rebelliert die Logik und sucht nach dem richtigen Bezugspunkt. Wer ist das wirkliche Subjekt der Geschichte? Was repräsentiert ein trockener Ast? Diese logischen Fehler erlauben, auch delikatere Themen zu behandeln, die nur angedeutet werden, und so kann der Zuhörer andere Assoziationen und andere Bedeutungen entdecken.

Das ist die typische Vorgehensweise aller Märchen – der östlichen wie auch der westlichen –, Parabeln, Allegorien, Fabeln bis hin zu all den Erzählungen, die zu erzieherischen Zwecken erfunden und erzählt werden und die einen symbolischen Charakter haben – andeutend, moralisch, religiös oder philosophisch. Die logischen Fehler stimulieren die Kreativität desjenigen, der die Metapher ersinnt, aber vor allem ermuntern sie den Zuhörer zu einer unbewussten Weiterarbeit, die nach dem Sinn dessen sucht, was ihm erzählt wird. Er weiß, dass er kein Kind ist und auch nicht als solches behandelt wird, auch wenn er mit einer kindhaften Seele zuhört. Dank dieser Regression im Dienst des Ichs und auch dank der Einbeziehung seines reiferen und erwachseneren Teils sucht der Betreffende nach dem Sinn der Geschichte und versteht, dass die Irrtümer künstlich sind, auf die Botschaft ausgerichtet, die transportiert werden soll. Sie beschreiben nicht die Realität, sie schlagen keine Wahrheit vor, sondern sind eine bewusst ausgewählte und zweckdienliche Beschreibung von dem, was evoziert werden soll.

Die in diesem Buch verwendeten Geschichten sind hauptsächlich für Erwachsene gedacht. Das heißt, dass sie sich – auch wenn Konzepte benutzt werden, die mit Kindheit in Verbindung stehen – an den reifen Leser wenden, der in der Lage ist, vielschichtige Bedeutungen herauszulesen, die ihn betreffen. Erwachsene haben die nötigen Kompetenzen, um in die verschiedenen Bedeutungsebenen einzutauchen: Tatsächlich bemüht sich jeder, je nach seinem Erfahrungshorizont, die Bedeutung zu suchen, die für ihn einen Sinn ergibt. Der Verstand des Zuhörers mit seiner assoziativen Fähigkeit kann die verschiedenen Interpretationsebenen verbinden und sie auf Elemente abklopfen, die für ihn bedeutsam sind.

Wer Metaphern kreiert, hat in Bezug auf den Kontext keine Einschränkungen, er kann sich frei in Raum und Zeit bewegen. Er kann seine Geschichte in grauer Vorzeit oder in der Zukunft spielen lassen, in einer magischen, verzauberten oder auch in einer besonders realistischen Welt. Nur die innere Kohärenz der Geschichte muss gewährleistet sein, wobei alle Elemente zum gewählten Zusammenhang passen müssen. Außerdem muss der Protagonist die Veränderungen durchleben, zu denen der Klient hingeleitet werden soll.

1.4 Die Funktionen von Metaphern und Geschichten

Die therapeutische Metapher ist also eine Geschichte. Wenn der Begriff Metapher benutzt wird, ist von jetzt an eine *Geschichte gemeint, die mit der Absicht erzählt wird, neue Verhaltensweisen zu generieren, eine Geschichte, die darauf abzielt, beim Zuhörer Emotionen und Reflexionen zu stimulieren.* Sie erreicht ihr Ziel, weil sie ständig die reale Welt mit der imaginierten Welt vergleicht. Das passiert insbesondere durch eine *Verdichtung,* weil eine metaphorische Geschichte die essenziellen Elemente auswählt und kondensiert, ohne den Vergleich zu erklären. Durch die *sprachliche Vereinfachung* werden spezielle Begriffe mit vertrauten Worten ersetzt, durch die *konzeptionelle Vereinfachung* werden einige besondere wahrnehmungs- und ausdrucksbezogene Qualitäten hervorgehoben, andere ausgeschlossen und der evokative Mangel der technischen Zitate wettgemacht. Die Metapher kann darüber hinaus mit dem Mittel der *Assoziation* Implikationssysteme und ausgewählte Gemeinplätze projizieren. Als Letztes kann sie eine ästhetische Funktion als *Ausschmückung* haben. Es lohnt sich, diese fünf Funktionen im Detail zu analysieren.

1.4.1 Verdichtung

Wer eine Geschichte erzählt, geht von einer Analogie aus, in der die wesentlichen Elemente enthalten und verdichtet sind. Er lässt alles weg, was ablenkend, redundant oder sogar verwirrend sein könnte. Die Metapher stellt eine mögliche Synthese dar, eine Konfiguration, die das Wesentliche an die erste Stelle setzt und das Irrelevante in den Hintergrund drängt. Sie konzentriert mehrere Elemente in einer einzigen bedeutungsreichen Darstellung. Die Verdichtung unterstreicht die offenkundigen Elemente, mit denen eine Vielzahl von verborgenen nichtexpliziten Elementen korrespondiert.

In der folgenden Metapher entsteht die Verdichtung durch den Vergleich: »stagnierende Beziehung« gleich »trockene Zweige«. Es wird als selbstverständlich angesehen, dass die Geschichte eine Verschiebung in eine andere Zeit und an einen anderen Ort vollzieht, wo bestimmten Protagonisten bestimmte Dinge passieren. Der Zuhörer taucht sofort in diese andere Welt ein – mit allen Implikationen, die nun folgen. Es ist nicht nötig, den Vergleich zu erklären – im Gegenteil: Es ist sogar ratsam, dies gerade nicht zu tun, um somit dem Unbewussten des Zuhörers die Freiheit zu lassen, selbst Parallelen zu finden und eigene Schlüsse zu ziehen.

Die trockenen Zweige

Es war einmal ein Gärtnermeister, der die Fähigkeit besaß, den Menschen beizubringen, wie man Blumen, Zimmerpflanzen und Ziergewächse für den Garten und auch Obstbäume züchtet. Eines Tages erklärt der Meister die Kunst des Beschneidens. Er erklärt, wie und wann welche Schnitte gemacht werden müssen, zeigt ein paar Kunstgriffe und erläutert, warum diese so wichtig sind. Der Schnitt muss mit großer Sorgfalt gemacht werden, weil die trockenen Zweige immer noch Lebenssaft trinken und das Wachstum von neuen Trieben verhindern oder verlangsamen. Er erklärt die verschiedenen Schnitt-Techniken – von den ältesten bis zu ganz modernen.

Nach einiger Zeit fragt ein Schüler: »Und was machen wir mit den trockenen Zweigen?« Der Lehrer gibt die Frage an die Schüler zurück: »Was würdet ihr denn mit ihnen machen?«, will er wissen. Einer antwortet, dass er die schönsten auswählen und sie für ein Gesteck mit getrockneten Blumen nutzen würde. Ein anderer würde die kleinen Zweige auf den Kompost werfen und die größeren einem Freund geben, der als Hobby kleine Holzskulpturen anfertigt. Ein dritter würde sie benutzen, um sich zu wärmen. Er hat ein altes Haus, mit einem dieser schönen Holzöfen, die viel Holz verbrauchen – egal ob das Haus klein oder groß ist. Noch ein anderer würde die stärksten Zweige dazu benutzen, die anderen Bäume zu stützen oder Palisadenzäune zu bauen.

Irgendwann bemerkt der Meister, dass einer der Schüler sich nicht an dem Gespräch beteiligt, er scheint ganz in seinen Gedanken gefangen zu sein. Höflich wendet der Meister sich an ihn und fragt, an was er denke. Dieser antwortet: »Ich denke an meinen Großvater, der sein Talent als Gärtner mit dem Versuch vergeudet hat, trockene

Zweige zu kultivieren. Die einen hat er mit dem entsprechenden Dünger ins Wasser gestellt, andere ebenfalls gut gedüngt direkt in die Erde gesteckt. Er widmete seine ganze Zeit den trockenen Zweigen und vernachlässigte die Zweige der gesunden, lebenden Pflanzen. Es war für ihn eine große Leidenschaft, die wir nie verstehen konnten, weil wir sahen, dass sie keine Früchte trug.«

1.4.2 Sprachliche Vereinfachung

Diese Funktion ähnelt der oben beschriebenen Verdichtung. Sie muss nicht zwingend wissenschaftlich korrekt sein und muss auch nicht unmissverständliche, eindeutige, semantisch präzise Begriffe verwenden. Mit der Metapher versucht man, die gewünschte Botschaft auf möglichst einfache Art und Weise zu vermitteln, um zu vermeiden, dass die Person aufgrund der elaborierten Wortwahl Mühe hat, die Geschichte zu verstehen. Daher werden einfache Ausdrücke bevorzugt, die zum allgemeinen Wortschatz gehören und von denen angenommen werden kann, dass sie allen Zuhörern bekannt sind.

Wer eine Metapher erschafft, sollte darüber hinaus die Worte sorgfältig wählen und denjenigen den Vorzug geben, die eine positive Konnotation haben, und soweit möglich diejenigen eliminieren, denen eine negative Konnotation zugeschrieben werden könnte. Wenn wir z. B. von einer Gruppe von Tieren reden, wäre es wissenschaftlich korrekt, von einer Meute zu sprechen. Aber wenn wir beim Sprechen über diese Gruppe von Tieren den Teamgeist hervorheben wollen, könnte das Wort »Meute« unpassend sein: Im heutigen Sprachgebrauch wird es einer Gruppe von Menschen zugeschrieben, die sich wie wilde Tiere zusammentun, um kriminell und destruktiv zu handeln.

Das Schloss der Spiegel

Es war einmal ein mittelalterliches Schloss, das vom König, der Königin und dem gesamten Hofstaat bewohnt wurde. Jedes Zimmer hatte einen Spiegel, der aber kaum benutzt wurde. Niemand sah sich gern im Spiegel, im Gegenteil: Alle empfanden ein gewisses Unbehagen, wenn sie ihr eigenes Spiegelbild sahen.

Eines Tages – man weiß nicht, wie es geschah – zerbricht in einem Zimmer der Spiegel. Nach einigen Tagen bemerkt die Königin, dass sich in diesem Zimmer ohne Spiegel etwas verändert hat. Die Menschen halten inne, um miteinander zu reden, tauschen Meinungen aus, reden über ihre Kenntnisse und lachen miteinander. Es herrscht eine fröhliche und unbekümmerte Atmosphäre, die nicht nur vorher gefehlt hat, sondern in den anderen Zimmern auch weiterhin fehlt.

Die Königin spricht mit dem König und sagt ihm, dass der Grund für die Veränderung ihrer Meinung nach der fehlende Spiegel sei. Der König glaubt der Königin zunächst nicht, aber sie ist sich sicher und will die Richtigkeit ihrer Vermutung mit einem Experiment belegen. Sie bittet den König, in einem weiteren Zimmer auch den Spiegel zu entfernen und zu beobachten, was passiert.

Nach ein paar Tagen kann der König nicht umhin, der Königin recht zu geben. Auch in diesem Zimmer geschehen die gleichen Dinge: Die Menschen fühlen sich wohl, es herrscht nicht mehr die Angespanntheit, die Unbehaglichkeit, die vorher zu spüren war und die in den Zimmern mit Spiegeln immer noch spürbar ist.

Jetzt brauchen sie keine weiteren Beweise mehr, aber sie sind neugierig, etwas über die Herkunft dieser seltsamen Spiegel zu erfahren. Der König lässt in den Archiven des Königreichs nachforschen und findet heraus, dass sie von einem Alchemisten gebaut worden sind, der den Ehrgeiz hatte, die Vollkommenheit zu zeigen. Beim Zubereiten der Mischung für das Spiegelglas hatte er eine Zauberformel benutzt, wodurch die Fehler von jedem sichtbar gemacht werden, der sich darin spiegelt. Der Alchemist dachte, dass er auf diese Weise die Menschen dazu bringen würde, sich zu verbessern und ihre Fehler zu korrigieren. Das war die gute Absicht des Alchemisten, aber leider hat er stattdessen nur Verlegenheit, Unbehagen und Scham hervorgerufen. Menschen haben es nicht gerne, wenn sie in erster Linie die eigenen Fehler sehen, ohne gleichzeitig die eigenen Vorzüge zu erkennen.

Der König und die Königin beschließen, die alten Spiegel zu entsorgen und neue zu kaufen. Der König macht sich persönlich auf die Suche: Diesmal will er kein Risiko eingehen.

Er geht also in die Stadt der Spiegel und sucht in verschiedenen Geschäften nach dem geeignetsten Spiegel. Im ersten Geschäft trifft er auf einen Glasmacher, der auf Rahmen spezialisiert ist. Als der König darum bittet, einige Spiegel sehen zu dürfen, beschreibt der Glasmacher die Schönheit, die Vorteile, die Machart, die Feinheit und den Wert seiner Rahmen. Der König erkennt, dass dieser Glasmacher nicht das ist, wonach er sucht, und geht in ein anderes Geschäft. In diesem zweiten sieht der König wunderschöne Spiegelmosaike – aus vielen kleinen Stücken sehr elegant zusammengesetzt –, die es aber nur erlauben, einen kleinen Teil, nie aber die Figur in ihrer Gesamtheit zu sehen. Auch das ist nicht der Laden, den der König sucht. Er betritt ein drittes Geschäft und erkennt sofort, dass es hier Spiegel gibt, die denjenigen groß erscheinen lassen, der klein ist, und klein, wer groß ist, dünn, wer ein wenig dick ist, und ein bisschen dick, wer mager ist. Der König denkt bei sich, dass er schon genug davon hat, verformende Spiegel zu sehen: Das ist nicht das, was er sucht.

Der König ist jetzt etwas ratlos. Er hat sich nicht vorgestellt, dass es so schwierig sein könnte, einen einfachen Spiegel zu finden. Während er in Gedanken vertieft ist, hört er jemanden ein Lied trällern. Er lässt sich von dem Gesang leiten und kommt zu einer Werkstatt, in der ein Glasmacher gerade einen Spiegel fertigstellt. Der König beobachtet die Arbeit, und es genügen ihm schon wenige Anzeichen, um die Meisterschaft des Glasmachers verbunden mit einer tiefen inneren Zufriedenheit zu erkennen.

Neugierig geworden fragt der König ihn, was ihn so zufrieden macht. Und der Glasmacher antwortet: »Ich habe eine Arbeit, die mir gefällt, eine Frau, die mir Freundin und treue Begleiterin ist, zwei gesunde, nette Kinder. Es gibt nichts auf der Welt, was ich mir noch wünschen könnte.« Der König fragt ihn nun, was seine Spiegel für Besonderheiten hätten. Der Glasmacher antwortet, dass seine Spiegel sehr einfache Spiegel sind, die nur ihre wesentliche und natürliche Aufgabe erfüllen. Der König fragt, welches die natürliche Aufgabe eines Spiegels sei. Der Glasmacher antwortet: »Seine Aufgabe ist es zu spiegeln.« Der König scheint mit dieser Antwort nicht zufrieden zu sein. Er fragt den Glasmacher noch einmal: »Sag du mir, der du ein Meister bist, welches ist das Geheimnis, das in den Spiegeln eingeschlossen ist? Was ist ihr Zauber?« Der Glasmacher denkt einen Augenblick darüber nach und antwortet dann: »Das Geheimnis der Spiegel liegt im Auge desjenigen, der schaut.«

1.4.3 Konzeptionelle Vereinfachung

Die Metapher, die neue Verhaltensweisen hervorbringen soll, will elementare Reaktionen erzeugen, ohne Widerstand auszulösen. Aus diesem Grund vereinfacht sie auch die Konzepte, die komplexere Elemente enthalten, sowohl durch die Anschaulichkeit des konkreten Beispiels als auch durch die Zergliederung des Gesamtkonzepts in kleine, auch intuitiv besser zu erfassende Segmente. Auch kompliziertere Konzepte müssen in einfache Begriffe übersetzt werden, in etwas leicht Zugängliches, Vertrautes, etwas schon teilweise Bekanntes.

Wer zuhört, darf nicht das unangenehme Gefühl haben, etwas nicht zu verstehen. Besser ist es, wenn er den Eindruck hat, alle Ebenen der Metapher zu begreifen, sowohl die expliziten Aspekte der Geschichte als auch die impliziten darin versteckten Botschaften. Um dies zu erreichen, verwendet der Erzähler Ausdrücke, die ebenfalls schlicht sind – Konzepte, die Prototypen veranschaulichen, universale Allgemeinplätze und vertraute Ausdrücke, die zum Grundwortschatz gehören. Er zieht beschreibende und konkrete Ausdrücke solchen vor, die interpretierend und abstrakt sind. Technische Anweisungen, elaborierte Begriffe und veraltete Ausdrucksweisen könnten den eher kritischen Geist des Betreffenden wecken und ihn dadurch von der impliziten Bedeutung der Geschichte ablenken.

Das Album der Entscheidungen

Es war einmal ein Unternehmer, der ein Album der Entscheidungen angelegt hat, in dem er die wichtigsten Entscheidungen seines Lebens aufbewahrt. Immer wenn der Unternehmer eine neue schwierige Entscheidung treffen muss, blättert er das Album durch. Das Durchblättern beflügelt ihn zu neuen Ideen und erinnert ihn an das, was er schon gemacht hat, welche Methode er angewandt und was er verworfen hat. Während er das Album durchblättert, wird ihm klar, dass er im Moment der Entscheidung weder wusste noch wissen konnte, welche Konsequenzen sie haben würde: Aber er fühlte, dass die Entscheidung in diesem Moment die richtige war.

Er blättert das Album durch, um zu verstehen, wie er es fertiggebracht hat, mit einer plausiblen Wahrscheinlichkeit vorherzusehen, dass sich seine Erwartungen erfüllen würden. Erst jetzt werden ihm die Konsequenzen seiner Entscheidung klar, die er damals getroffen hat und die er zum damaligen Zeitpunkt nicht kennen konnte, weil damals Gegenwart war, was jetzt Vergangenheit ist, und er die Zukunft nicht kennen konnte, die jetzt gegenwärtig ist.

Er blättert durch das Album, um herauszufinden, welche Ressourcen er genutzt hat, wie er gedacht, empfunden und gefühlt hat. Beim Durchblättern des Albums bemerkt er, dass sich einige Elemente wiederholen. Er hat immer eine klare Vorstellung davon gehabt, was er auf kurze und auf lange Sicht erreichen wollte, er hat immer genügend Informationen eingeholt, hat sie bewertet, hat sich verschiedene Szenarien vorgestellt, die Risiken abgewogen und auf das Resultat vertraut. Das letzte sich immer wiederholende Element ist, dass er, wenn er eine Entscheidung erst einmal getroffen hat, nach vorne schaut und nicht mehr umkehrt.

1.4.4 Assoziationen

Wer therapeutische Metaphern oder Lehrgeschichten einsetzt, sollte sich nicht scheuen, einfache Assoziationen anzuregen und Allgemeinplätze zu verwenden: Im Gegenteil, er sollte diese wegen ihrer elementaren, allgemeingültigen Bedeutung als Inspirationsquelle nutzen, weil sie universal verfügbares Material sind, auf das die Zuhörer leichten Zugriff haben. Allgemeinplätze repräsentieren die allgemeinen Konzepte, die in der Gesellschaft existieren, mit denen wir leben und auf die wir uns beziehen, weil sie Assoziationselemente bereits bestehender Ideen sind und kulturelle Konditionierungen eines im Laufe der Zeit konsolidierten kollektiven Gedächtnisses darstellen.

Gerade weil sie konventionell sind, dürfen sie Stereotypen enthalten. Deswegen müssen wir uns, wenn wir einen Allgemeinplatz auswählen, über das System der Implikationen und Assoziationen, die er mit sich bringt, bewusst sein. Wenn wir uns entscheiden, die Geschichte in einem »Paradies« stattfinden zu lassen, müssen wir uns darüber im Klaren sein, dass im assoziativen Gedächtnis des Zuhörers für dieses Konzept augenblicklich eine Vielzahl assoziierter Erinnerungen auftaucht. Die Geschichte, die wir auf diesem Allgemeinplatz aufbauen, darf diese Assoziationen und Implikationen nicht verraten, sondern muss sie im Gegenteil voll bedienen, um die Wahl dieses Settings zu betonen und zu legitimieren.

Hölle und Paradies

Es war einmal, dass Dante zusammen mit Vergil einen Spaziergang macht, um neue Gebiete kennenzulernen und verborgene Gegenden zu erforschen. Als sie sich eines Tages einem Ort nähern, riechen sie den wunderbaren Duft von Geschmortem, der jedoch begleitet wird von Gebrüll über fürchterliche Qualen, von wütendem Geschrei und verzweifeltem Gejammer. Irritiert von diesem Widerspruch schickt Dante einen fragenden Blick an Vergil, der aber unbeantwortet bleibt.

Als sie kurz darauf an eine Lichtung kommen, sehen sie in der Mitte einen großen Topf mit einem verlockenden Schmorgericht. Drum herum sitzen Menschen, die Löffel mit sehr langen Stielen in der Hand halten. Mit denen versuchen sie, das Essen zu ihrem Mund zu führen. Aber sie schaffen es nicht: Der Stiel ist zu lang, das Essen fällt auf den Boden, und sie verharren dort mit ungestilltem Hunger. Vergil erklärt Dante: »Das ist die Hölle.«

Die beiden setzen die Erforschung des Gebietes fort und nach einiger Zeit riechen sie aufs Neue den appetitlichen Duft des Schmorgerichts. Dieses Mal wird er jedoch von Freudenschreien, Genussbekundungen und Ausrufen voller Dankbarkeit und Zufriedenheit begleitet. Als sie an der Lichtung ankommen, sehen sie einen großen Topf mit dem Schmorgericht und dieselben Löffel mit den langen Stielen, die den Menschen zum Essen zur Verfügung stehen. Der Unterschied besteht allerdings darin, dass jeder den anderen füttert – was zu großer wechselseitiger Zufriedenheit führt. »Das ist das Paradies«, kommentiert Vergil.

1.4.5 Ausschmückung

Die Geschichte wählt poetische Worte, sucht das Schöne und Gute, achtet sorgfältig auf die harmonische Beziehung der einzelnen Teile und möchte eine Idee oder ein Konzept verschönern, das anders erzählt banal erscheinen könnte und weder das Zuhören noch die Fantasie anregen würde. Oft werden in den metaphorischen Geschichten die glänzenden Tugenden der Figuren, die grandiose Schönheit der Orte oder die außergewöhnlichen Aspekte der einfachsten Dinge betont. Eine geschickt gestaltete und gut erzählte Geschichte stimuliert das Zuhören mit dem Ohr des Kindes, das wir in uns tragen.

Das Ohr des Kindes lässt sich in eine gut erzählte und wie ein Märchen erlebte Geschichte einwiegen, es lässt sich in eine magische, fantastische Welt entführen, in der Tiere Gefühle empfinden, in der Pflanzen Geschehnisse kommentieren, die sich vor ihnen ereignen, in der Gegenstände eine Seele haben und außerirdische Wesen gute Absichten mitbringen. Der schmückende und ästhetische Aspekt weckt die Aufmerksamkeit des Zuhörers und befreit das Unbewusste vom Misstrauen gegenüber dem Erzählten. Er dient auch dazu, die Aufmerksamkeit von den besonders tief greifenden Aspekten abzulenken – wie etwa eine elegante Verpackung auch den einfachsten Inhalt wertvoller erscheinen lässt.

Der schüchterne Pfau

Es war einmal ein schüchterner Pfau. Der war so schüchtern, dass er sein Rad im Geheimen drehte, damit ihn niemand sah. In dem sicheren Glauben, dass ihn niemand beobachtet, fühlt der Pfau eines Tages das körperliche Bedürfnis, seine Federn auszustrecken, und schlägt ein wunderschönes Rad. Aber er ist nicht allein. In der Nähe befindet sich eine Gruppe von Naturliebhabern, die von der Schönheit, der Harmonie und der Vielfalt der Farben fasziniert sind. Sie nähern sich dem Pfau, um ihm Komplimente zu machen, aber der Pfau ist so verschreckt, dass er flüchtet. Sie laufen ihm hinterher und versichern ihm, dass sie ihm nur ihre Bewunderung ausdrücken wollen. Der Pfau ist misstrauisch. Zu oft schon hat eine Gruppe von Eitlen ihn kritisiert, wenn er sein Rad schlug – eine für ihn ja vollkommen natürliche Bewegung. Die Eitlen dachten, er wolle sich spreizen, seine leuchtenden Farben, die Ausdruckskraft seiner Federn und die Größe seines Rades öffentlich zur Schau stellen. Die Naturliebhaber wissen jedoch, dass die Eitlen nicht in der Lage sind zu erfassen, wie natürlich die Bewegung des Pfaus ist – im Gegenteil: Sie sehen nur das Imponiergehabe. Also bestärken sie den Pfau und raten ihm, die Gesellschaft von Naturliebhabern zu suchen und die spöttischen Kommentare der Eitlen zu ignorieren.

2 Die Ziele: Wozu man Metaphern und Geschichten erzählt

Metaphern werden in der Therapie und im Ausbildungsbereich genutzt, weil sie – dank ihrer besonderen Art, die therapeutische Botschaft zu vermitteln – Veränderungen des Denkens, Fühlens und Handelns herbeiführen können. Sie funktionieren, weil sie das Unbewusste ansprechen und eine universelle Sprache benutzen; weil sie eine Welt der Möglichkeiten eröffnen; weil sie nicht direkt das Problem der Betroffenen aufgreifen und so auch keinen Widerstand erzeugen; weil sie Barrieren aus dem Weg räumen und so lange graben, bis sie schlummernde Ressourcen wecken; weil sie dem Betreffenden die Freiheit lassen, sein eigenes Tempo und seine eigene Vorgehensweise zu finden und ihn spüren lassen, dass er selbst der Urheber seiner Veränderung ist.

Sie funktionieren, weil sie versteckte Interventionen und Suggestionen nutzen; weil sie eine partielle und keine universale Wahrheit anbieten; weil sie Erinnerungen hervorbringen und bei Bedarf zitiert werden können; weil sie die Tradition pflegen und sie gleichzeitig infrage stellen; weil sie nicht nur eine einzige, sondern viele Sichtweisen enthalten; weil sie weder dogmatisch noch engstirnig, sondern pluralistisch und liberal sind; weil sie in einem geschützten Raum von einem vertrauenswürdigen professionellen Therapeuten oder Ausbilder eingebracht werden und weil sie sich nicht in festgelegten Schemata befinden, sondern neue Kräfte freisetzen.

Sie funktionieren, weil sie Hoffnung wecken, die Kreativität beflügeln, weil sie den Menschen mehr Selbstbewusstsein verleihen und weil dieses Bewusstsein die eigene Identität bereichert. Sie funktionieren, weil man sich nicht *nicht* verändern kann; weil man sich also verändert, indem man die Situationen und die entsprechenden Umstände abwägt; weil man immer mehr zu sich selbst findet, indem man immer wieder Vorbildern nacheifert, die einem gefallen.

Deswegen kann die Metapher zwei wichtigen Zielen dienen: erstens, die Flexibilität des Zuhörers zu stimulieren, und zweitens, dem Zuhörer die für den Therapeuten wichtigen Werte und Grundlagen zu vermitteln. Das sind zugegebenermaßen ziemlich ehrgeizige Ziele, dank der Aufnahmefähigkeit des Zuhörers sind sie jedoch realisierbar. Wir senden eine Botschaft in der Hoffnung, dass der Adressat sie erfasst. Wir tun das, was in unserem Kompetenzbereich möglich ist – nicht mehr und nicht weniger. Den Rest vertrauen wir dem aufnahmebereiten, mitarbeitenden Unbewussten des Zuhörers an.

Die Metapher als Erzählung wird im therapeutischen wie auch im Ausbildungsbereich für verschiedene Zwecke gleichzeitig genutzt. Der wichtigste ist, bei dem Betreffenden die Veränderung anzuregen, die jeweils gefördert werden soll: kognitiv, affektiv, beruflich, beziehungs- oder wertebezogen. Dazu erfindet der Therapeut entweder eine völlig neue Metapher oder er verändert eine Metapher aus seinem Repertoire so, dass sie den Bedürfnissen der Person und der Beschaffenheit des Problems so gut wie möglich entspricht.

Die Metapher hat jedoch auch allgemeine Aufgaben, die die Nebenaspekte der Veränderung betreffen, die man zu erreichen hofft. Es ist ein bisschen so, als ob man aus einem kleinen Flugzeug viele unterschiedliche Päckchen abwirft – jedes von ihnen enthält Nahrung für den Körper, für den Geist, für das Herz und für die Seele: Wer sie aufsammelt, nimmt sich das, was er benötigt. Es ist ein bisschen so wie bei einer Tageszeitung mit verschiedenen Ressorts, also z. B.: Sport, Gesundheit, Musik, Reisen. Der Leser wählt das aus, was seinen Interessen entspricht, und wirft das andere weg.

Die Metapher hat darüber hinaus die Aufgabe, das Ich des Zuhörers zu stärken, ihn an seine Ressourcen zu erinnern, auf die er sich verlassen kann, und sein Selbstwertgefühl zu erhöhen. Dies geschieht durch Botschaften, die es ermöglichen, bestimmte Verhaltensweisen zu verbessern und sich weiterzuentwickeln, die beabsichtigen, bestimmte limitierende Überzeugungen zu unterlaufen wie etwa »Ich kann nicht«, »Ich schaffe es nicht«, »Ich bin nicht in der Lage« und einige typische innere Barrieren wie »Ich bin eben so«, »Ich bin ein Pechvogel«, »Der Mensch ist ein Gewohnheitstier«, »Wenn sich jemand eine bestimmte Verhaltensweise erst einmal angewöhnt hat, ist dies durch nichts mehr zu ändern«. Wir Therapeuten oder Ausbilder können es uns nicht erlauben, diese limitierenden Überzeugungen bestehen zu lassen. Mit dem Signal, dass Veränderung möglich ist, stimulieren wir einen Veränderungsprozess und stellen dabei gleichzeitig kognitive, affektive und partnerbezogene Mechanismen zur Verfügung.

Unsere Botschaften werden eingefügt, weil sie selbstbewusstes Handeln bestärken, Hoffnung auf Bewältigung eines Projekts wecken, festgefahrenen Pessimismus lockern und kreative Energien freisetzen. Schauen wir uns jetzt die metaphorischen Geschichten an, die zu dem Zweck entwickelt wurden, die Flexibilität zu erhöhen, und dann diejenigen, die Werte vermitteln.

2.1 Die Flexibilität erhöhen

Eine der wichtigsten Funktionen der Metapher ist es, Möglichkeitsszenarien aufzuzeigen, Fenster zur Welt aufzustoßen, um die frische Luft anderer Kulturen, Gewohnheiten, Denk- und Gefühlsmuster hereinzulassen, die genauso plausibel sind. Die Metapher präsentiert nämlich einen Facettenreichtum und eine Vielgestaltigkeit, die allzu starre Normvorstellungen relativieren und denjenigen aufrütteln, der behauptet, zu festgefahren und unbeweglich zu sein.

Jede Metapher kann unterschiedliche Arten von Flexibilität stimulieren. Die Flexibilität auf der Ebene der Wahrnehmung lädt dazu ein, dasselbe Phänomen von ganz unterschiedlichen Standpunkten aus zu betrachten, den Blickwinkel zu wechseln, sodass der Betreffende nicht mehr durch seine Scheuklappen konditioniert wird. Die Perspektive zu wechseln, den Standpunkt von anderen, ebenfalls betroffenen Personen oder neutralen Beobachtern zu berücksichtigen, kann dem Phänomen eine größere Vielfalt und somit Flexibilität verleihen.

Die emotionale Flexibilität lädt dazu ein, sein Repertoire um Gefühle zu erweitern, die dem Betreffenden eine größere Freiheit in der Wahrnehmung und im Umgang mit seinen menschlichen Beziehungen geben und weitere Möglichkeiten zur Problemlösung eröffnen. Wenn die Person durch Angst blockiert ist, reicht es vielleicht aus, ein wenig Neugierde, Skepsis, Spielfreude, Kampfgeist und Mut zu wecken, und schon verwandelt sich die Angst.

Die kognitive Flexibilität besteht darin, die Daseinsberechtigung von Kenntnissen, Meinungen und Ideologien zu akzeptieren, die von den eigenen abweichen. Eine derartige Öffnung unterstützt oft die Suche nach Ergänzung bzw. Synthese zwischen dem, was vorher vollständig ignoriert oder rigoros abgespalten wurde, und den neuen Erkenntnissen.

Die verhaltensbezogene Flexibilität lädt den Betroffenen dazu ein, je nach Kontext, Umständen und Gesprächspartnern verschiedenartig zu reagieren; Gesten, Handlungen und Argumentationsweisen sollen modifiziert werden. Verschiedene Modelle bereichern das Repertoire der möglichen Aktionen, neue Verhaltens- und neue Handlungsweisen stimulieren neue, andere, manchmal überraschende Antworten, während das immer gleiche Verhalten eine vorhersehbare Antwort nach sich zieht.

Die Flexibilität auf der Beziehungsebene besteht in der Fähigkeit, auf eine neue Art Beziehungen einzugehen – je nach den beteiligten Personen, nach der vorhandenen Bindung, dem Kontext und den Umständen. Sie zeigt sich in der Fähigkeit, Signale des Wohlwollens oder der Ablehnung, des Vertrauens oder Misstrauens, einer großzügigen oder einer auf den eigenen Vorteil bedachten Haltung zu erfassen, und in der Fähigkeit, sich mit Personen zu umgeben, mit denen es möglich ist, eine auf liebevollem Respekt, Interesse und gegenseitiger Inspiration beruhende Beziehung aufzubauen und zu erhalten.

Als Letztes ist die funktionale Flexibilität zu nennen, die darin besteht, Dinge auch anders zu nutzen, als es ihre ursprüngliche Bestimmung vorgibt. Diese besondere Flexibilität erlaubt einem, die zur Verfügung stehenden Instrumente sinnvoller zu nutzen. Wenn wir keine Leiter haben, steigen wir auf einen Stuhl, wenn wir keine Schere haben, reißen wir mit den Händen oder Zähnen, und wenn wir keinen Hammer haben, benutzen wir irgendeinen anderen Gegenstand, um einen Nagel in die Wand zu hämmern.

Der Ausbilder bzw. der Therapeut bedient sich der Metapher als formbares Instrument, das dazu dienen kann, die Widerstände der betreffenden Person zu umgehen, Konzepte zu erklären, das Lernen zu erleichtern, die Motivation zu steigern, Ereignisse zu relativieren, eine Krise zu provozieren, Blockaden aufzulösen, die Intensität von Ängsten zu mildern, Beziehungen zu verändern und den Kopf freizubekommen. Schauen wir uns jetzt diese verschiedenen Funktionen der Metapher im Detail an.

2.1.1 Widerstände umgehen

Man kann eine Metapher benutzen, um Widerstände und Gegenwehr zu umgehen und den Prozess in Gang zu setzen, die eigenen, im Inneren schlummernden Ressourcen zu ergründen, die zum Befördern einer Veränderung nützlich sind. Der Betreffende errichtet gegenüber einer Metapher normalerweise keine so hohen Barrieren, dass sie ihn daran hindern, sich die Geschichte wenigstens anzuhören. Schließlich ist es nur eine Geschichte – kein Rat, kein Vorschlag, keine Verschreibung und kein Befehl. Sie ruft weder Schuldgefühle noch das Gefühl der Unfähigkeit hervor, sondern setzt im Gegenteil Energien und bisher unterdrücktes Potenzial frei. Auf diese Weise bedient sie sich der Kreativität des Zuhörers und verleiht ihm die Macht, selbst eine innere Einsicht zu entwickeln und etwas Neues aufzubauen. Die metaphorischen Bilder können durch die in der Geschichte enthaltenen Vorschläge zu kognitiven, emotionalen und verhaltensbezogenen Veränderungen führen.

Um das zu erreichen, bedient sich derjenige, der die metaphorische Geschichte kreiert, der indirekten Rede. Er redet über etwas anderes und lenkt den bewussten Teil des Zuhörers ab. Er geht davon aus, dass die inneren Barrieren des Betreffenden subjektiv und selbst auferlegt sind – als Folge von limitierenden Überzeugungen und Denkfehlern, während die Person selbst denkt, dass sie objektiv sind. Über diese unterschiedlichen Zuordnungen artikuliert und entwickelt sich eine wirkungsvolle Metapher.

Die Straßensperre

Es war einmal ein junger Mann, der jeden Tag den gleichen Weg von zu Hause zur Schule geht. Er ist froh, dass er jeden Tag an den gleichen Schaufenstern vorbeiläuft, die gleichen Verkäufer begrüßt und genau weiß, wie lange er braucht, um von einem Ort zum anderen zu gelangen.

Eines Tages, als er wie üblich die gleiche Straße entlang geht, sieht er ein Schild, auf dem steht: »Straßenarbeiten. Unbefugten ist der Zutritt verboten.« »Wie könnt ihr sagen, dass der Zutritt verboten ist? Ich muss unbedingt diese Straße benutzen, wenn ich pünktlich in der Schule sein will«, sagt der junge Mann dem Straßenmeister. Der antwortet ihm: »Es tut mir leid, aber diese Straße ist jetzt unpassierbar und auch sehr gefährlich. Sie ist voller Löcher, die wir jetzt reparieren.« Der junge Mann will sich nicht abweisen lassen, aber er muss aufgeben, weil er erkennt, dass der Straßenmeister nicht umzustimmen ist. Dieser erlaubt ihm den Zutritt einfach nicht.

Der junge Mann ist gezwungen, eine andere Straße zu nehmen – er hat keine andere Wahl. Aber er hat nicht die leiseste Ahnung, welche die beste Route sein könnte. Er muss es einfach ausprobieren. Er nimmt nach dem Zufallsprinzip die erste Straße rechts. Während er schnell geht, um die verlorene Zeit aufzuholen, bemerkt er, dass diese Straße von einem Duft belebt wird, den die andere Straße nicht hatte. Er schaut sich um und sieht, dass sie voller Grün ist, voller Bäume und voller Blumen auf den Balkonen. Er hätte nie gedacht, dass das Ändern der Route ihn dazu bringen würde, die Düfte der Straßen zu entdecken. Am nächsten Tag ist er froh festzustellen, dass die Straße immer noch gesperrt ist, und entschließt sich, die linke Straße zu nehmen. Dort entdeckt er, dass jedes Haus in einer anderen Farbe gestrichen ist: ziegelrot, sonnengelb, hoffnungsgrün. Er hat das Gefühl, durch einen Regenbogen hindurchzugehen. Er ist berauscht vom Anblick der vielen Farben und hält nach einiger Zeit an, um sich ein ganz besonderes Haus anzuschauen. Die Wände sind spiegelblank, um zu reflektieren, was sich in der Umgebung befindet: Es sind Wände, die ständig das Spiel von Licht und Schatten zwischen Himmel und Erde verändern.

Am dritten Tag nimmt er wieder eine andere Straße – neugierig darauf, was dieser neue Weg für ihn bereithält. Es ist die Straße der Musik. Es scheint, als ob sich alle Musikanten der Stadt in dieser Straße zusammenfänden. Aus jedem Fenster kommt eine andere Musik, die seine Schritte begleitet und ihn dazu einlädt, gemächlich, langsam, sehr langsam, »Andante ma non troppo«, »Maestoso« oder »Allegro« zu gehen. Der junge Mann ist jetzt dankbar für die Straßenarbeiten, die ihn dazu gezwungen haben, andere Straßen entlangzulaufen, die ihm die Möglichkeit gegeben haben, die vielen Überraschungen seiner Stadt zu entdecken. Dazu muss man einfach nur einen anderen Weg nehmen.

2.1.2 Konzepte erklären

Eine der Aufgaben des Ausbilders ist es, die Theorie zu erklären, abstrakte Begriffe zu präzisieren und die Lehren, auf die er sich bezieht, verständlich zu machen. Aber das ist nicht die Aufgabe eines Therapeuten. Der Therapeut wird vom Klienten nicht für seine theoretischen Konzepte bezahlt. Deswegen muss er, wenn er ein Konzept erklären will, eine Formel finden, die es ihm erlaubt, diese professionelle Aufgabe zu erfüllen, ohne in einen Bereich abzugleiten, für den er nicht geschaffen ist. Die Metapher kann ihm dabei zu Hilfe kommen.

Gewöhnlich werden durch die Metapher viele Lösungen vorgeschlagen, es eröffnen sich Welten von Möglichkeiten, das Bewusstsein für die eigenen Fähigkeiten weitet sich aus. Die Metapher macht verständlich, dass es dort, wo ein Problem besteht, auch eine Lösung geben muss. Der Vorgang, sich damit vertraut zu machen, von dem man denkt, es sei unbekannt oder schwierig, und zu konkretisieren, was abstrakt ist, hilft dabei, Konzepte besser aufzunehmen und auch in Erinnerung zu behalten. Die Metapher erleichtert den Lernprozess – sowohl, weil sie in Beispielen spricht, konkrete Fälle präsentiert und Anekdoten erzählt, als auch, weil sie vertraute Ausdrucksweisen verwendet. Wer der Geschichte zuhört, ist zunächst einmal aufnahmebereit, ohne unnötige Abwehrmechanismen zu errichten, weil er oder sie sich keineswegs bedroht fühlt. Es ist eben nur eine Geschichte, die das Konzept vermittelt, das sich in ihren Windungen versteckt.

Der Welpe, der nicht bitten konnte

Es war einmal ein Welpe, der nicht wusste, wie er das bekommen konnte, was er sich wünschte. Niemand hat es ihm beigebracht, und er befindet sich in der Situation, sich Dinge zu wünschen, die er dann nicht erreichen kann. In seinem Herzen ist er sich sicher, dass es irgendwo eine Lösung geben müsse. Er beschließt, im Wald der weisen Ratgeber danach zu suchen.

Als Erstes trifft er einen Hund und fragt ihn: »Wie mache ich es, das zu bekommen, was ich mir wünsche?«, und der Hund antwortet: »Mach es wie ich: Belle, und du wirst sehen, dass sich die anderen erschrecken und tun, was du von ihnen forderst.« Das kann bei dem funktionieren, der sich von jemandem erschrecken lässt, denkt der Welpe, und außerdem ist es ein bisschen laut, vielleicht gibt es noch eine andere Möglichkeit.

Er geht weiter und trifft auf eine Schlange, die auf seine Frage antwortet: »Das ist einfach, es reicht, ein klein wenig zu beißen, und du räumst jedes Hindernis aus dem Weg.« Das kann hilfreich sein, wenn ich mich unbedingt von jemandem befreien will, der mir ein Hindernis in den Weg stellt, aber es ist mir ein wenig zu drastisch, denkt der Welpe.

Er trifft auf eine Nymphe, die ihm sagt: »Sing – und mit deinem schönen Gesang verführst du alle. Du wirst sehen, dass du leicht das erhältst, was du dir wünschst.« Eine Verführungstechnik, denkt der Welpe, kann bei den Naiven und Gutgläubigen funktionieren, aber ich bin so unmusikalisch, dass ich alle eher verscheuchen würde, anstatt sie zu verführen.

Er trifft eine Eule, die dazu ansetzt, ihm eine Lektion in der Kunst des Verhandelns zu geben – bei der es notwendig ist, die Beweggründe des einen wie auch die des anderen zu berücksichtigen. Die Eule verliert sich so weit in den Einzelheiten, dass der Welpe einschläft und ihre wertvollen Ratschläge nicht mehr hört.

Er trifft eine Elster, die ihm vorschlägt: »Nimm dir das, was du brauchst, und ergreife die Flucht, so schnell du kannst – und lass dich nicht erwischen.« Das scheint mir sehr riskant zu sein, denkt der Welpe, und es gefällt mir auch nicht, die Flucht zu ergreifen, wenn ich das bekommen habe, was ich mir wünsche, denn das würde ja bedeuten, dass ich kein Recht darauf habe.

Er geht zu einem Löwen, der mit donnernder Stimme erklärt, dass die Lösung einfach sei: »Es reicht, wenn du per Gesetz festlegst, dass alle dir gehorchen müssen.« Das ist leicht gesagt für den König des Waldes, denkt der Welpe, aber ich bin kein König, und ich kann Gesetze nur für mich machen, nicht für andere.

Er trifft auf einen Maulwurf, der ihn beruhigt, weil er das Problem nicht sieht – im Gegenteil: Seiner Meinung nach existiert das Problem gar nicht. Die Begegnung mit dem Maulwurf lässt den Welpen denken, dass das vielleicht die Lösung sei: zu glauben, dass die Probleme nicht existieren und dass das, was die Augen nicht sehen können, auch nicht da ist.

Der Welpe ist entmutigt: Jeder hat ihm seine Lösung vorgeschlagen, aber niemand hat ihm wirklich eine Antwort auf seine Frage gegeben. In Gedanken versunken trifft er eine Möwe, die frei und unbeschwert dahinfliegt, sich dem Wind anvertrauend, der sie dorthin trägt, wo sie hin will. Der Welpe ist fasziniert, was die Möwe dem für die Augen Unsichtbaren für ein Vertrauen entgegenbringt, und als die Möwe landet, läuft der Welpe zu ihr und fragt auch sie, wie sie das erreicht, was sie sich wünscht. Die Möwe denkt einen Augenblick nach und antwortet dann: »Um das zu erreichen, was ich möchte, gebe ich mir selbst vor allem große Mühe, suche ganz tief in meinem Herzen danach, was ich will, und vertraue darauf, was ich tun kann. Aber das Wichtigste, was ich gelernt habe«, fügt die Möwe hinzu, »ist, den anderen die Freiheit zu lassen, mit ja oder nein zu antworten. Ich stelle Fragen, ohne sie je als Verlangen oder Forderung zu formulieren. Ich weiß, dass ich einen anderen einladen kann, mit mir zu fliegen, aber ich kann ihn nicht dazu zwingen.«

2.1.3 Steigerung der Motivation

Manchmal kommen Menschen ganz ausgelaugt in die Therapie und müssen ihre Akkus erst mal etwas aufladen – sie brauchen ein bisschen Energie, Antrieb oder auch die Befugnis, sich von der Last der Apathie und Willensschwäche zu befreien. Dabei beziehe ich mich natürlich nicht auf Personen, die unter Depressionen leiden, sondern auf Menschen, die einfach nur ein bisschen Motivation, einen Schuss Zuversicht, Selbstwertgefühl und Mut brauchen.

Metaphorische Geschichten können mit dem Ziel erzählt werden, die Motivation wachsen zu lassen, die Entschlossenheit zu steigern, die Ausdauer zu verbessern – die Ausdauer, eigene Projekte zu Ende zu bringen, ohne sich von den Schwierigkeiten behindern zu lassen, die das Leben für jeden bereithält. Oft sind in einer Geschichte Episoden enthalten, die betonen, welche Rolle und Funktion die Willenskraft als unverzichtbares Element für das Wachsen eines Individuums hat.

Die Metapher vermittelt, dass der Betreffende durch den Anstoß der Motivation und das Trainieren des Willens die treibende Kraft der eigenen Kompetenzen erfahren kann – die tiefe Zufriedenheit, auch schwierige Situationen zu meistern, und die Freude an der Erfahrung der Selbstwirksamkeit, die uns zu positiven Verhaltensweisen befähigt. Ein Abschnitt des achten Kapitels ist diesem Thema gewidmet.

Die Pyramide des Erfolgs

Es war einmal ein junger Mann, der einen Berg besteigen will. Er weiß, dass die Reise sehr lang werden kann, und um sich nicht unnötig zu belasten, nimmt er nur das zwingend Notwendige mit. Auf der langen Reise trifft er auf verschiedene Schwierigkeiten, und er weiß, dass er sie überwinden muss, wenn er sein Ziel erreichen will. Für den jungen Mann bedeutet das Überwinden eines Hindernisses, dass er etwas Neues lernt, also legt er bei jeder Schwierigkeit, die er hinter sich gebracht hat, einen Stein in seinen Rucksack, um sich daran zu erinnern, was er gelernt hat.

Als er schließlich am Gipfel des Berges ankommt, nimmt er die gesammelten Steine aus dem Rucksack und macht aus ihnen eine Pyramide. Er gibt ihr den Namen »Pyramide des Erfolgs«.

Ein Erfolg, der dank der Überwindung von Schwierigkeiten erreicht wurde.

2.1.4 Ereignisse ins richtige Verhältnis setzen

Manchmal tragen Klienten Probleme vor, die ihnen unüberwindlich, uns aber durchaus lösbar erscheinen. Wir können jedoch keine Ratschläge geben oder ihnen etwas verschreiben und wir können uns auch nicht an ihre Stelle setzen und ihnen einflüstern, wie sie ihre Probleme auf unsere Weise oder mit unseren Strategien lösen sollen. Es ist jedoch unsere Aufgabe, ihnen zu helfen, das, was sie quält, umzudeuten bzw. ins richtige Verhältnis zu setzen. Klienten, die dazu neigen, sich Erdbeben in Gebieten auszumalen, in denen es gar keine Erdbeben gibt, die Wirbelstürme voraussehen, wenn ein Schmetterling mit den Flügeln schlägt, oder die nach einer Woche ohne Regen von einer Dürrekatastrophe reden, brauchen Hilfe dabei, ihre Katastrophenängste abzubauen.

Andere wiederum müssen darauf gestoßen werden, dass sie sich am Rand eines Abgrunds bewegen oder dass sie ausgestreckt auf einer Rasierklinge liegen oder dass sie die vielen Löcher in ihrem Boot reparieren müssen, bevor sie in See stechen. Mit der Metapher öffnen wir einen Fensterspalt, lösen einen Durchzug aus, der uns einen Strom von neuen Ideen liefert, die für unser Gegenüber besser geeignet sind; wir helfen, dem Ereignis die richtige Dimension zu geben – weder zu groß noch zu klein. In solchen Fällen kann es hilfreich sein, die Technik der Mehrfachvorschläge anzuwenden, indem man verschiedene Facetten aufzeigt. Das Thema der Mehrfachvorschläge wird im vierten Kapitel näher behandelt.

Die Befreiung des Baumes

Es war einmal ein Gärtner, der gebeten wird, sich um einen verlassenen, längst von Brombeergestrüpp überwachsenen Baum zu kümmern. Der Gärtner begreift, dass er als Allererstes den Baum von der Überwucherung des Brombeergestrüpps, des Efeus und von all dem befreien muss, was seinen Stamm und die Zweige überzogen hat. Mit Ruhe und Hingabe befreit er den Baum von allem, was ihn zu ersticken droht.

Als der Gärtner diesen ersten Eingriff vollendet hat, bemerkt er, dass der Baum mit übertriebener Großzügigkeit eine Vielzahl an Parasiten beherbergt. Er befreit den Baum von den Parasiten, entfernt die kleinen und großen Tierchen, die ihn befallen haben und ihn ausnutzen, er befreit ihn und lässt ihn frische Luft atmen.

Erst nachdem er den Baum von den Parasiten befreit hat, beginnt er, die trockenen Zweige abzuschneiden. Der Gärtner passt sehr genau auf, dass er nur die trockenen abschneidet und die erhält, die noch Saft und Triebe haben. Mit seinem Schnitt bringt er den Baum in Form, um ihn das werden zu lassen, was er werden kann.

Nachdem er auch diese Arbeit vollendet hat, beschäftigt er sich mit den Wurzeln. Er lockert die Erde um den Baum herum auf, um ihm ein bisschen Sauerstoff zu verschaffen, er entfernt Steine, die die Wurzeln beschweren, und achtet dabei darauf, dass sie ungehindert in die Tiefe vordringen können, um die Nährstoffe aufzunehmen, die sie brauchen.

Jetzt ist der Moment des Düngens und Wässerns gekommen. Der Gärtner ist ein Fachmann, und er weiß genau, wie viel Dünger und Wasser nötig ist – nicht zu viel und nicht zu wenig. Und nun, als er den Baum von allem befreit hat, was sein Wachstum behindert hatte, kann dieser sein gesamtes Potenzial frei entwickeln. Der Gärtner verspricht, sich weiter um ihn zu kümmern, damit er nie mehr von Brombeergestrüpp und Parasiten befallen wird und die trockenen Zweige ihm nicht zu viel Lebenssaft wegnehmen. Er düngt und wässert ihn weiter, damit er die bestmöglichen Früchte tragen kann.

2.1.5 Eine Krise provozieren

Die Metapher regt zu Selbstreflexion, Zweifeln und Krisen an. Die Krisen repräsentieren die natürlichen, physiologischen Veränderungen, die jeder Mensch im Lauf seines Lebens durchläuft – Alterationen, die das Verhältnis zu sich selbst und zur Umgebung verändern und die ihn neue Beziehungen, Identifikationsmuster und Aufgaben entwickeln lassen.

Diese Krisen führen zu einer neuen Autonomie der Identität, einem neuen Gleichgewicht zwischen Loslassen und Festhalten, zwischen passiver Akzeptanz von äußerlichen Verpflichtungen und selbstbewussten Verhaltensweisen, die dazu dienen, die eigenen Bedürfnisse zu erkennen und ihnen den nötigen Respekt zukommen zu lassen. Die vom Therapeuten heraufbeschworenen Krisen dienen dazu, dem Willen des Klienten mehr Gewicht zu verleihen, und sollen seine Fähigkeit entwickeln, seinen natürlichen Neigungen frei zu folgen. Die Krisen dienen dazu, die betreffende Person vom Joch der von außen auf sie einwirkenden Kräfte zu befreien, von der selbst auferlegten Abhängigkeit – die fälschlicherweise Liebe, Hingabe, Pflicht oder Opferbereitschaft genannt wird. Die Krisen können Wahlmöglichkeiten schaffen, um das Verhalten auf definierte Ziele auszurichten, um Promotor und Erschaffer der Ereignisse zu bleiben, um selbst Verursacher zu werden und nicht nur der Wirkung ausgesetzt zu sein.

Die durch die Metapher stimulierte entwicklungsfördernde Krise hilft, Absichten in Handlungen umzuwandeln, die potenzielle in tatsächliche Energie, Unwissenheit in Fähigkeit, Ablenkung in Konzentration, Wankelmütigkeit in Entschlossenheit, Haltlosigkeit in Beständigkeit, Angst in Mut und Chaos in die Fähigkeit, das eigene Leben zu organisieren.

Der Rucksack, der zu schwer war

Es war einmal ein Land, in dem jeder Einwohner mit einem Rucksack ausgerüstet war, der seinem Alter und seiner körperlichen Beschaffenheit entsprach – nicht zu klein und nicht zu groß. In den Rucksack werden nämlich nur die Dinge gelegt, die die Person mit sich herumzutragen vermag, sodass er nicht zu schwer und nicht zu leicht ist. Dazu sind zwei Maßnahmen nötig: Die eine ist, dass jeder Einwohner dazu verpflichtet ist, das richtige Gewicht zu halten, indem er das herausnimmt, was den Rucksack zu schwer macht. Die andere Maßnahme wird vom Revisor der Rucksäcke vorgenommen, der den Menschen die zu ihren Eigenschaften passenden Rucksäcke zuweist.

Jedem Einwohner steht es frei, wie er das Gewicht seines Rucksacks regelt. Einige tun es jeden Tag und nehmen am Ende eines Tages regelmäßig das heraus, was sie am nächsten Tag nicht mit sich herumtragen wollen. Andere tun es wöchentlich, wieder andere vielleicht einmal im Monat. Manche tun es bei jedem Ereignis, das es verdient, im Rucksack zu landen. Dann leeren sie ihn und sortieren die alten Dinge aus, die entsorgt werden sollen, um Platz für die neuen zu schaffen.

In diesem Land gibt es einen jungen Mann, der mit dem Fassungsvermögen seines Rucksacks nicht zufrieden ist, er möchte einen größeren haben. Er hat viele Dinge, die er hineinlegen und die er immer bei sich tragen möchte. Er gibt sich nicht mit den wichtigsten Dingen zufrieden und protestiert gegen das Gesetz. Er ist groß und kräftig, er fühlt sich sehr stark und deswegen fähig und reif dafür, einen Rucksack mit einem größeren Fassungsvermögen zu wählen – also einen, der schwerer ist. Er hat breite Schultern.

Er beschließt also, zum Revisor der Rucksäcke zu gehen und ihn um einen größeren zu bitten. Der Revisor ist ganz und gar dagegen und versucht lange, sich dem Antrag oder vielmehr der Forderung des jungen Mannes mit unterschiedlichen Mitteln zu widersetzen. Aber irgendwann gibt er dessen Beharrlichkeit nach. Der Zufall will es, dass er gerade einen Rucksack für einen Riesen fertiggestellt hat, deswegen sagt er dem jungen Mann verärgert, er solle ihn nehmen und verschwinden.

Der junge Mann ist zufrieden, dass er das erhalten hat, was er wollte. Jetzt ist er endlich frei, den Rucksack mit all dem zu füllen, was ihm widerfährt, er ist nicht mehr gezwungen, Dinge zu entsorgen, die er eigentlich behalten will. Am Anfang ist das ganz einfach. Der Rucksack ist groß. Es ist noch viel Platz darin, und er legt immer nur etwas hinein, ohne im Gegenzug irgendetwas herauszunehmen.

Mit der Zeit füllt sich der Rucksack und wird immer schwerer, schwerer und schwerer – sogar für ihn, der breite Schultern hat –, und er schafft es nicht mehr, das Gewicht zu ertragen. Das führt dazu, dass er nicht mehr aus dem Haus gehen kann, er kann nicht mehr tun, was er früher gern getan hatte: an der frischen Luft spazieren gehen, sich mit Freunden treffen, ins Kino gehen. Alle Dinge, auch die allereinfachsten, fallen ihm schwer. Er ist durch das Gewicht, das er mit sich herumträgt, ganz und gar unbeweglich geworden.

Eines Tages im Frühling – wie immer ist er gezwungen, im Haus zu bleiben – öffnet er das Fenster, und wird von dem außergewöhnlichen Duft der frischen Luft betört, er hört die fröhlichen Stimmen von Menschen, die sich gegenseitig grüßen und den Beginn der schönen Jahreszeit kommentieren. Er fühlt das Wiedererwachen seiner Sinne und die verzehrende Sehnsucht nach kleinen und einfachen Dingen: die frische Luft zu spüren, unbefangen spazieren zu gehen, Freunde zu treffen, das Sprießen der Pflanzen zu beobachten, die abgestorben schienen, und die ersten grünen Triebe zu pflücken, die die Natur hervorbringt.

Er begreift sofort, was er tun muss. Er schnallt den Rucksack ab und leert ihn. Und er sieht, wie viele unnütze Dinge er in den letzten Jahren aufbewahrt hat, wie viele Dinge er eifersüchtig bewacht hat, weil er sie als wertvoll empfunden hat, die sich aber in ein unerträgliches Gewicht verwandelt haben. Er sieht, dass er den Rucksack mit Versprechen gefüllt hat, die er nicht gehalten hat, mit enttäuschten Hoffnungen, mit nicht gelösten Aufgaben, mit Schmerzen aus der Vergangenheit, die inzwischen nachgelassen haben. Er befreit sich von all diesem unnützen Gewicht, geht zum Revisor der Rucksäcke, um den Rucksack des Riesen zurückzugeben, und nimmt einen, der für ihn passend ist.

2.1.6 Ängste abbauen

Befürchtungen, Beklemmungen und Ängste sind Gefühle, die etwas Negatives antizipieren und die Initiative des Betroffenen lähmen können, Aktionen verhindern oder ihn zu einer falschen Risikoeinschätzung verleiten. Oft drücken Betroffene unbegründete oder nicht gerechtfertigte Ängste aus, oder Ängste, die einer genaueren Prüfung der Wirklichkeit einfach nicht standhalten. Eine Metapher kann dazu dienen, die Intensität von Ängsten zu verringern. Das heißt nicht, dass die Adressaten einer Metapher in mutige Anführer oder furchtlose Kämpfer verwandelt werden sollen, die kein Risiko scheuen, auch nicht in wagemutige Löwen – bereit, eine wehrlose Beute zu reißen. Es soll stattdessen die Kraft der Seele wachgekitzelt werden, der es gelingt, Ängste und Beklemmungen zu überwinden, die Wirklichkeit zu überprüfen, Risiken realistisch einzuschätzen und zu kontrollieren, inwieweit der Betroffene tatsächlich dem ausgesetzt ist, was er befürchtet.

Ich spreche jedoch nicht von Phobien, sondern von unbegründeten oder übertriebenen Ängsten, die die persönliche oder berufsbezogene Entwicklung bremsen. Wir können auf sie mit einer Metapher einwirken, die eine Welt der Möglichkeiten eröffnet und sich gegen Angst abschottet.

Der unerforschte Berg

Es war einmal ein junger König, der sich auf den Weg macht, ein Land zu besuchen, das am Fuße eines heiligen Berges liegt. Der König stellt erfreut fest: »Was habt ihr doch für ein Glück. Ihr habt sicherlich schon viele schöne Ausflüge auf diesen wunderbaren Berg gemacht.« Seine Untertanen schauen ihn erstaunt an und sagen: »Aber Majestät! Es gibt einen alten Erlass – man weiß nicht mehr, von welchem König –, der uns verbietet, den Berg zu betreten. Wir sind immer treue Untertanen gewesen und haben nicht gewagt, ungehorsam zu sein.«

Der junge König weiß nicht, was er darauf antworten soll. Er sagt, er werde sich informieren und lasse sie dann wissen, was zu tun sei. Er kehrt in seinen Palast zurück und entdeckt zwischen alten Akten einen uralten Erlass von einem seiner Ahnen, der den Einwohnern des Landes aus einem triftigen Grund verbot, den Wald zu betreten: In dem Land auf der anderen Seite des Berges herrschte die Pest. Der damalige König wollte mit diesem drastischen Verbot erreichen, dass sich sein Volk auf keinen Fall dem Risiko einer Ansteckung aussetzen sollte.

Jetzt hat es seit vielen Jahren keine Pest mehr gegeben, und dieser Erlass kann geändert werden. Der junge König begreift, dass es nicht ausreicht, das Verbot nur aufzuheben, da die Einwohner des Landes seit vielen Jahren keinen Fuß mehr auf den Berg gesetzt haben. Er ahnt, dass er den Einwohnern des Landes helfen muss, sich den Berg Schritt für Schritt zurückzuerobern. Sie müssen dabei allerdings auch lernen, seinen Gefahren zu trotzen.

Der junge König kehrt mit einem neuen Erlass in das Land zurück, mit dem er die Bevölkerung darüber informiert, dass von jetzt ab jeder Bürger den Berg erforschen dürfe. Der Erlass schreibt auch vor, dass jeder im Lauf seines Lebens mindestens eine Reise auf diesen Berg unternehmen müsse. Es müssten jedoch einige Bedingungen beachtet und ein paar strenge Regeln befolgt werden.

Vor allem sollen die alten Bewohner des Landes die erste Reise organisieren. Es soll eine Gruppe der Ältesten sein, die den ersten Pfad zum Berg hin anlegen. Sie sollen es sein, die zunächst mal einen Zugang freilegen und den ersten Weg bahnen. Wenn sie an dem Punkt angekommen sein werden, an dem ihre Kräfte versagen, werden sie ihre Kinder rufen, die sie ablösen sollen.

Diese können mit neuer Kraft weiter vordringen, um den Weg zu finden, der auf den Gipfel des Berges führt. Aber auch sie können innehalten, wenn ihre Kräfte erschöpft sind, und einen Ort bestimmen, an dem sie eine Hütte aufbauen können. In diese Hütte sollen sie Decken und Speisen bringen und eine Unterkunft für diejenigen bereiten, die bis hierher gekommen sind.

Dies könnte ein Ausgangspunkt für die Jungen sein, die der Spur der Großeltern und Väter folgen, um nun zu entscheiden, ob sie die Erforschung bis zum Gipfel fortsetzen wollen, indem jeder einen neuen Pfad baut und jeder seinen eigenen Weg ebnet. Es ist nicht gesagt, dass alle auf dem Gipfel des Berges ankommen, aber es ist sicher, dass derjenige, der ankommt, es aus eigenem Antrieb und mit eigener Entschlossenheit erreicht hat.

2.1.7 Beziehungen verändern

Metaphern helfen, stagnierende Beziehungen zu beleben oder diejenigen zu lösen, die schädlich oder zu einengend geworden sind. Auch hier kommt es auf das Ermessen des Therapeuten an, der Botschaften in die eine oder andere Richtung sendet. Manchmal kann er den Klienten zu der Einsicht bringen, dass er die Illusion einer Beziehung aufrechterhält, die ungesunde oder schädliche Aspekte aufweist; oder er kann darauf aufmerksam machen, dass der Betreffende eine Beziehung gefährdet, die erhaltenswert ist.

Man formuliert und erzählt Geschichten, um Veränderungen in familiären oder anderen Beziehungsmustern voranzubringen. Auch in diesem Fall wendet der Erzähler einer Geschichte seine Kriterien von guten zwischenmenschlichen Partner- und Familienbeziehungen an und weist auf das hin, was funktioniert und erhalten werden soll, oder eben auf das, was unbedingt verändert werden muss. Manchmal erteilt er vielleicht den Rat, Hoffnung und Geduld zurückzugewinnen und unvorhergesehene und zeitlich begrenzte Schwierigkeiten auszuhalten, weil die Beziehung sich auf fruchtbarem Boden befindet. Ein anderes Mal kann er zu einer Modifikation der Regeln in der Beziehung auffordern, um eine bessere Ausgewogenheit zu erreichen. Er kann aber auch zu einem Bruch ermuntern, wenn die Quantität und Qualität der Kränkungen das Maß übersteigt, das man noch mit Würde ertragen kann, und wenn es keinerlei Aussicht auf Besserung gibt.

Der Gärtner und das Unkraut

Es war einmal ein guter Gärtner, der seinen Garten sehr liebt und sorgfältig pflegt. Aber trotz seiner Pflege wächst in seinem Garten Unkraut. Und er reißt es, wenn er es sieht, jedes Mal mit großer Geduld aus – in der Hoffnung, auch die Wurzeln ausgerissen zu haben. Aber das Unkraut kommt wieder.

Die ersten Male ist er sehr unglücklich. Er denkt, dass seine Pflege das Unkraut für immer fernhalten müsse und dass wunderschöne Blumen und duftende Rosen den Platz der Brennnesseln und des anderen Unkrauts einnehmen sollten. Und jedes Mal, wenn er wieder Unkraut jätet, macht er sich die falsche Hoffnung, dass es das letzte Mal wäre und dass von jetzt an nie wieder ein Unkraut wachsen würde – eben weil er ein guter Gärtner ist. Aber trotz all seiner Bemühungen kommt doch immer wieder mal irgendein Unkraut zum Vorschein.

Mit der Zeit begreift der Gärtner, dass das Unkraut nicht von seiner Pflege, sondern von der Beschaffenheit des Bodens abhängt. Und als er sich dessen bewusst wird, ärgert er sich nicht mehr. Er passt nur sorgfältig darauf auf, das Unkraut, sobald es aus dem Boden sprießt, auszureißen, um zu verhindern, dass es sich ausbreitet und den Rest des Gartens überwuchert.

2.1.8 Den Kopf freibekommen

Was auch immer die anderen spezielleren Aufgaben der Metapher sein mögen: Ihre Hauptaufgabe ist es, den Kopf freizumachen, das Herz zu öffnen, den eigenen Wünschen Raum zu schaffen und bestimmten Hoffnungen und Projekten ein Existenzrecht einzuräumen. Es liegt in der Natur der Metapher, über Grenzen hinaus zu wirken und den Anreiz für neue Möglichkeiten zu schaffen. Sie macht den Kopf frei und erlaubt es einem, das versuchbare Unversuchte zu versuchen – auf der Ebene der Imagination auszuprobieren, was passieren würde, wenn der Traum sich in ein Projekt verwandeln und sich dann in der zu Verfügung stehenden Zeit und Weise realisieren würde.

Die Metapher lässt uns den Nervenkitzel erleben, wie es ist, sich Risiken zu stellen, auch wenn sie nicht ausreichend kalkulierbar sind; sich auf Unsicherheiten einzulassen; Ambivalenz zu spüren, die sich – statt Angst zu verstärken – in Neugierde verwandelt oder in eine Herausforderung, in Akzeptanz oder in etwas Vergnügliches. Die Metapher erweist sich dann als besonders nützlich, wenn die Person das Gefühl hat, ohne Hoffnungsschimmer in einem dunklen Loch zu stecken oder in einem dunklen Tunnel, dessen Ende sie nicht sehen kann. Sie kann nützlich sein, wenn der Klient sich in einer Übergangsphase befindet, in der er zwar die Elemente der Enttäuschung, des Identitätsverlusts und des nachlassenden Engagements erkannt hat, aber noch völlig desorientiert ist. In diesem Fall kann sie dabei helfen herauszufinden, wie er seine soziale Rolle neu definieren kann.

Der Anwalt Dr. Engel

Es war einmal ein Bürgermeister, der in seiner Stadt einige Neuerungen einführen wollte. Er beschließt, einen Kreativen, einen Wissenschaftler und einen Kunstkritiker zu Rate zu ziehen. Alle drei sind anerkannt und geschätzt für ihre Professionalität. Aber als die drei anfangen zusammenzuarbeiten, braucht es wenig, um zu erkennen, dass sie sich nicht einig sind: Sie streiten und kommen nicht zu den nötigen Ergebnissen.

Der Unzufriedenste ist der Kreative, der meint, durch die Einmischung der anderen ausgebremst zu werden. Er ist so unzufrieden, dass er dem Bürgermeister mitteilt, er habe vor, sich zurückzuziehen. Dem Bürgermeister tut das sehr leid, weil er weiß, dass dieser Kreative der Beste seines Fachs ist, und er will verstehen, warum das nicht klappt. Er bittet ihn, zumindest an einer weiteren Versammlung teilzunehmen, bei der der berühmte Anwalt Dr. Engel anwesend sein soll. Die Aufgabe des Anwalts ist es zu beobachten, wie die drei Fachleute arbeiten, und zu verstehen, wo es hakt.

Der Kreative und die anderen Berater akzeptieren die Anwesenheit des Anwalts. Der braucht nur einen Augenblick, um zu verstehen, warum der Kreative unzufrieden ist. Kaum äußert er eine Idee, wird er entweder vom Wissenschaftler oder vom Kunstkritiker niedergemacht. Jedes Mal sagen sie ihm, dass die Idee nicht funktionieren kann, dass es zu viel kosten würde, dass es auch gar keine besonders originelle Idee sei, und stellen Fragen, die nicht zur Sache gehören – also immer negative Einwürfe und Kommentare, typische Totschlagargumente, die jede kreative Idee ersticken würden.

Als Dr. Engel das verstanden hat, schlägt er den anderen vor, den Kreativen seine Gedanken erst mal vollständig ausführen zu lassen und ihm sogar dabei zu helfen, sie zu entwickeln und weiter auszuarbeiten. Das verlangt sowohl dem Wissenschaftler als auch dem Kunstkritiker eine große Anstrengung ab, doch dank der Anwesenheit Dr. Engels gelingt es ihnen, sich zurückzuhalten und dem Kreativen zunächst einmal zu erlauben, mit seinen Ideen zu experimentieren und sie auszugestalten.

Als der Kreative mit seiner Idee zufrieden ist, die er auch mit der Hilfe der anderen ausgearbeitet hat, kann der Wissenschaftler seine Arbeit aufnehmen. Es liegt an ihm, eine korrekte Machbarkeitsanalyse zu erstellen – den Zeitaufwand, die Kosten, die Schwierigkeiten und die Risiken einzuschätzen. An diesem Punkt mischt sich der Kritiker mit seinen eigensinnigen Ansichten in die Arbeit des Wissenschaftlers ein. Anwalt Dr. Engel begreift sofort, dass dafür jetzt trotz bester Absicht nicht der richtige Zeitpunkt ist. Er bittet ihn, den Wissenschaftler zunächst darin zu unterstützen, eine möglichst gute Gesamtanalyse – statt einer Teilanalyse – zu erstellen. Erst als der Wissenschaftler seine Machbarkeitsanalyse vollständig zu Ende gebracht hat und das Projekt Form annimmt, kann der Kritiker mit seinen Beiträgen zur Verbesserung einsteigen.

Dank der von Dr. Engel vorgeschlagenen Methode begreifen die drei Mitarbeiter des Bürgermeisters, dass die beste Art der Zusammenarbeit diejenige ist, bei der man die Verantwortlichkeit für die unterschiedlichen Arbeitsphasen aufteilt, um es jedem zu erlauben, sein Bestes einzubringen – ohne die störende Einmischung der anderen. Der Kreative soll als Erstes seine Ideen entwickeln, und erst, wenn er sie ausgearbeitet hat, soll der Wissenschaftler mit seiner Machbarkeitsanalyse eingreifen. Und dann, wenn das Projekt wirklich Form annimmt, kann der Kritiker seine Verbesserungsvorschläge unterbreiten.

Diese Arbeitsmethode erlaubt der Beratergruppe des Bürgermeisters, die erforderlichen Ergebnisse zu liefern und somit der Stadt – zur großen Zufriedenheit nicht nur des Bürgermeisters, sondern auch der Bürgerschaft – viele Neuheiten zu bringen.

2.2 Werte vermitteln

Durch Metaphern kann man die eine oder andere Tugend in Erinnerung rufen und bestimmte Verhaltensweisen empfehlen, die sich aus moralischen Grundsätzen ableiten. Damit lässt sich verdeutlichen, dass jede Tugend ihren eigenen Geltungsbereich besitzt. Je nach den Zusammenhängen, in die wir die Geschichte und die therapeutischen Ziele eingebettet haben, kann die Metapher die Tugenden aufzeigen, die den sozialen Rollen der Hauptfiguren unserer Geschichte entsprechen. Jede Figur kann sich streng an ihre jeweiligen deontologischen Grundsätze halten (von *deonta* = das, was passend und vorteilhaft aus einem gegebenen Anlass ist), indem sie die Verhaltenskriterien befolgt, die ihr durch die Rolle in der Geschichte zugeordnet sind.

Die metaphorische Geschichte kann einen Wertekatalog präsentieren, der zu den einzelnen Figuren besonders gut passt und für sie vorteilhaft ist. In bestimmten Zusammenhängen und für einige

Rollen empfehlen sich z. B. Besonnenheit, Tapferkeit, Gerechtigkeit oder Ausgeglichenheit – also die Kardinaltugenden. In anderen Zusammenhängen und für andere Rollen kann es hilfreicher sein, Tugenden zu evozieren, die mit Wissen, Klugheit oder Intelligenz verbunden sind, oder auch ethische, praktische oder soziale Tugenden – wie Mut, Freiheitsliebe oder Gerechtigkeitsempfinden.

Die Tugenden haben die Funktion, unsere Sinne, die Wahrnehmung der Dinge, die Hoffnungen und Entscheidungen zu formen. Die Besonnenheit z. B. betont die Vernunft; die Gerechtigkeit verwirklicht Gleichheit; die Tapferkeit ist die Tugend, mit Entschlossenheit vorzugehen, sie greift dabei auf die Fähigkeit zurück, Hindernisse beiseitezuräumen und sich den Schwierigkeiten zu stellen. Tapfer ist derjenige, der Mut hat und etwas bewegt, derjenige, der auf eine kluge Art kühn ist: Wer tapfer ist, ist gleichzeitig kraftvoll und geduldig, erkennt seine eigenen Grenzen und die der entsprechenden Angelegenheit.

Die Mäßigung lässt die Grenzen im positiven Licht erscheinen, sie ist die Feindin des Exzesses, der Illusion und der Omnipotenz. Es ist nicht etwa so, dass die Mäßigung uns unsere Wünsche verbietet, aber sie reduziert deren Intensität und hilft herauszufinden, was machbar ist. Sie lenkt unser Handeln mit dem Blick auf das richtige Maß und bringt mehr Harmonie ins Leben – ohne zu sehr zu hemmen oder auf der anderen Seite zu extrem zu stimulieren.

Eine Tugend, die in Metaphern oft genutzt wird, ist Sympathie bzw. Mitgefühl für Menschen, die leiden; sich in sie einzufühlen treibt einen dazu an, eine Welt anzustreben, in der es kein Leid und keine Not mehr gibt, und das Engagement für die Verbesserung des sozialen Lebens zu belohnen. Diese Haltung unterstreicht, dass das gegenseitige Vertrauen die Grundlage für das Leben in der Gemeinschaft bildet.

Metaphern können moralische Botschaften transportieren und sie mit universalen Werten und Prinzipien anreichern. Wer eine Metapher entwickelt, kann die Geschichten mit moralischen Verhaltensweisen seiner Protagonisten füllen, mit Weisheitspillen, die von den handelnden Figuren gereicht werden, mit wohlüberlegten Kommentaren der beobachtenden Figuren und mit moralischen Schlussfolgerungen. Er kann Wertvorstellungen als kreativen Akt präsentieren, als endgültiger Lösung, als Haltung, die der eine oder andere Protagonist der Geschichte bevorzugt oder auch als Antwort auf schwierige Lebensumstände. Er kann mit der Metapher bestimmte Prinzipien in den Mittelpunkt stellen – tiefe, fundamentale Wahrheiten und Tugenden, die für ein glückliches Leben unerlässlich sind.

Der Urheber einer Metapher kann von Mal zu Mal entscheiden, auf welchen Wert er die Aufmerksamkeit lenken will, z. B. auf die Selbstkontrolle und die Selbstdisziplin als Basis jeder Form von guten Beziehungen zu anderen. Dabei kann er unterstreichen, dass der wahre Respekt vor der eigenen Persönlichkeit Selbstbeherrschung und Unabhängigkeit von anderen voraussetzt. Oder er kann hervorheben, dass es der Respekt gegenüber anderen ist – das Akzeptieren von Meinungsverschiedenheiten und das Bemühen um Zusammenarbeit, die die menschlichen Beziehungen festigt. Es sind die beiden Seiten der gleichen Medaille, die Facetten eines Kaleidoskops, das das vielschichtige Spiel der menschlichen Beziehungen ständig verändert. Wer eine Metapher bildet, kann den Wert von Empathie unterstreichen – Empathie als wirksames Instrument, um den Standpunkt des Gegenübers zu begreifen und um eine durch Scheuklappen eingeengte Perspektive zu verändern.

Er kann die moralische Gesinnung eines Protagonisten hervorheben, seine Integrität und persönliche Glaubwürdigkeit, die andere dazu bringt, ihm zu vertrauen – eine Vertrauensperson, die mit *Pathos* und Gefühlen umzugehen weiß und in Einklang mit anderen Menschen steht, sich aber auch auf den *Logos* berufen kann, also den rationalsten und vernünftigsten Teil, der das eigene Leben gestaltet.

Wer eine Metapher konstruiert, weiß, dass er seinen eigenen Wertekatalog benutzt und sich auf Gesetzmäßigkeiten bezieht, die nicht zu umgehen sind, sondern die uns im Gegenteil lehren, das zu akzeptieren, was sich nicht verändern lässt. Sie folgen Grundsätzen, die wie Scheinwerfer funktionieren und eine Reise ins offene Meer erhellen. Man nutzt sie als tiefe und grundlegende Wahrheiten, die universal anwendbar sind und als beständige Richtlinien für das menschliche Verhalten dienen – wie Forschungsgebiete, die sich aus dem Katalog von Werten ableiten, die hervorgehoben werden sollen.

Die Moral, die in einer Metapher steckt, verlässt den Charakter der allgemeinen Betrachtungen, sie wird zu einer praktischen Wissenschaft und schlägt den Protagonisten einer Geschichte Verhaltensweisen vor, mit denen sie ihr Potenzial voll ausschöpfen können. Die Moral in einer Metapher betrifft die Gesamtheit der moralischen Werte, die tatsächlich realisierbar sind, sie bringt prinzipielle Kenntnisse davon ins Spiel, was richtig und was falsch, was gut und was böse ist, und macht die jeweiligen Machtverhältnisse sichtbar. Moral ist also die Doktrin des sozialen Dialogs, in dem sich die Werte und Regeln – die die Figuren der Geschichte annehmen – ausprobieren, konstruieren und dekonstruieren.

Bei dieser Betrachtung der Moral geht es um die Art, wie man mit sich selbst und seinen Fähigkeiten umgeht, um die Pflichten gegenüber anderen, die Regeln, die eine Beziehung bestimmen, die sozialen Werte, die wir respektiert sehen wollen, und die Gründe, mit denen wir unser Handeln und das Handeln anderer rechtfertigen. Auf diese Weise entstehen Aufrichtigkeit und Unparteilichkeit als lohnenswerte Ziele, die nie als bereits erreicht angesehen, sondern weiterhin angestrebt werden sollten. Der moralische Protagonist einer Geschichte achtet auf die Worte, die er benutzt, das Verhalten, das er an den Tag legt, die Einschätzungen, die er entwickelt, und die Entscheidungen, die er trifft: Er weiß, dass Egoismus und persönliche Interessen die Beziehungen zu anderen Menschen gefährden können.

Die Metapher kann unterstreichen, dass die Moral von Pflicht- und Strafmaßnahmen absieht sowie von der Sorge, ob man etwas verdient oder nicht verdient hat. Sie kann einem ans Herz legen, dass man nicht aus Furcht vor Sanktionen handeln sollte, sondern lieber um der Sache willen. Sie kann betonen, dass für das moralische Bewusstsein das Böse nicht etwas ist, das möglicherweise bestraft wird, sondern etwas, das für jedes menschliche Wesen gänzlich unangemessen ist. Es ist das Gefühl für Pflicht und Verantwortung, welches das Gewissen und die Moralvorstellungen eines Menschen konfiguriert, nicht die subjektive Reaktion auf eine befürchtete Strafe. Die in einer Metapher thematisierte Moral ist die Basis, um eine solide existenzielle Struktur zu bilden. Sie verwendet dabei die passenden Instrumente, die ein schönes, freies und von Leidenschaft erfülltes Leben gewährleisten: ein Leben, das schön ist, weil es gut ist. Und umgekehrt.

Wir greifen auf die Moral zurück, wenn die Figuren vor einer Wahl stehen und der Handlungsverlauf eine Entscheidung, eine Wahl zwischen verschiedenen Verhaltensweisen verlangt. Entscheidungen und Verhaltensweisen entwickeln sich aus Werten und der inneren Überzeugung von dem, was wichtig ist. Die Werte können sich je nach Umständen voneinander unterscheiden, aber die universalen Grundwerte wie Ehrlichkeit, Aufrichtigkeit, Offenheit und Respekt gegenüber anderen Menschen stehen über allem. Die Moral repräsentiert die doppelte Dimension der Subjektivität und Objektivität und setzt Normen für die gute Durchführung einer Handlung im vielschichtigen Netz der Beziehungen fest.

So kann man Metaphern benutzen, um den Wert der Freiheit, der Normen, des Leidens, der Großzügigkeit, des Respekts, der Zusammenarbeit und des Glücks schätzen zu lernen. Um die Moral als Liebe zu sich selbst zu vermitteln.

2.2.1 Freiheit verpflichtet

Mit der Metapher können zwei Ideale dargestellt werden: das Leben und die Freiheit. Das Ideal des Lebens umfasst alles, was mit Gesundheit, Lebenserhalt, der Sicherung des Status quo und der Pflege von Traditionen zu tun hat. Das Ideal der Freiheit umfasst das Erforschen, die Neugierde, das Neue, das Unbekannte, die Erkenntnis, das Überschreiten von Grenzen, das Rebellieren und die individuelle Autonomie. Für sich genommen tendiert jedes Ideal dazu, die entgegengesetzten Ideale zu ignorieren – besonders dann, wenn sie sehr stark ausgeprägt sind. Dabei sind die beiden jeweiligen Werte jedoch komplementär zueinander, sie wirken wechselseitig aufeinander ein und bestärken sich gegenseitig: Der eine kann ohne den anderen nicht existieren.

Die Ethik der Freiheit kann an die Ethik der Verantwortung gekoppelt sein, die darauf hinwirkt, dass man aufgrund der vermuteten Konsequenzen eine bestimmte Verhaltensweise an den Tag legt. Freiheit heißt, den Willen zum Zuge kommen zu lassen. Wir sollten gar nicht anders können, als zu wählen, was wir sein wollen. Die Freiheit beginnt bei der nötigen Selbstbestätigung des menschlichen Wesens, bei der einfachen Feststellung, dass wir gezwungen sind, frei zu sein, ohne Wenn und Aber – also ohne Missbrauch, Ausreden oder selbstauferlegte Abhängigkeiten. Die Freiheit ist eine Fessel, die Verpflichtung, zu sich selbst zu finden und seine Entscheidungen eigenständig und verantwortlich zu treffen.

Die Taube im Käfig

Es war einmal ein Prinz, der von der Schönheit einer weißen Taube so fasziniert ist, dass er für sie einen großen und komfortablen Käfig bauen lässt. Er lädt die Taube ein, dort zu wohnen. Die Taube fühlt sich von der Einladung geehrt und nimmt sie an. Der Käfig hat alles, was sie sich wünschen kann. In diesem Käfig zu leben bedeutet, dass sie sich um nichts kümmern muss, weil sie alles, was sie braucht, regelmäßig geliefert bekommt.

Mit der Zeit fühlt die Taube eine seltsame Unruhe in sich wachsen, die sie nicht zu deuten weiß. Sie fühlt die Sehnsucht nach dem offenen Himmel, nach Sonnenstrahlen und dem Regen auf ihren Federn. Manchmal hätte sie Lust, ihre Flügel ausbreiten, zu fliegen, sich an der Sicht der Dinge von oben zu berauschen, den Schwindel zu erleben und die Anstrengung zu spüren, das, wonach sie sich sehnt, aus eigener Kraft zu erreichen.

Stattdessen wird ihr alles, was sie wünscht, umsonst dargeboten, seit sie in diesem Käfig wohnt. Umsonst? Sie denkt intensiv nach. Nein. Das, was sie bekommt, hat einen sehr hohen Preis, nämlich ihre Freiheit.

Als ihr klar wird, dass sie in all diesen Jahren Sicherheit mit Abhängigkeit verwechselt hat, Dankbarkeit mit Zufriedenheit, die freie Wahl mit der Verpflichtung, begreift sie, dass für sie der Zeitpunkt gekommen ist, den Käfig zu verlassen, obwohl er so bequem ist. Sie will sich wieder auf freien Schwingen in die Lüfte erheben.

Sie weiß jedoch nicht, wie. Sie weiß nicht, ob sie den Prinzen um Erlaubnis fragen soll, denn sie hat Angst, dass er nein sagt. Sie weiß nicht, ob sie vielleicht jemanden bestechen soll, der sie hin und wieder besuchen kommt, sie weiß nicht, ob sie abwarten und auf ein Wunder hoffen soll.

Während sie ganz in diesen Gedanken gefangen ist, lehnt sie sich an die Gitterstäbe des Käfigs und bemerkt, dass der Käfig offen ist. Sie schaut vorsichtig nach, ob das nicht vielleicht eine Falle ist. Je genauer sie die Sache untersucht, desto klarer wird ihr, dass der Käfig schon immer offen gewesen ist. Sie dachte, dass sie in einem Käfig eingeschlossen wäre, aber die Tür ist immer offen gewesen, um der Taube die Wahl zu lassen, zu bleiben oder wegzufliegen. Es hängt einzig und allein von ihr ab.

2.2.2 Das Einhalten der Normen

Normen, Regeln und Verbote können eine beruhigende Stütze gegen überflüssige Impulse liefern; es sind ichstärkende Instanzen, die hilfreich sind bei der Unterscheidung zwischen angemessenem und unangemessenem Verhalten – wie ein Leuchtturm, der einen in dunkler Nacht davor bewahren kann, an den Klippen zu zerschellen. Sie regen auch zum Nachdenken darüber an, was wir bereit sind zu riskieren, wenn wir diese Regeln nicht mehr gelten lassen und die Verbote nicht mehr respektieren. Mit welchen Sanktionen haben wir zu rechnen?

Die Metapher erzählt oft von Figuren, die ungerechtfertigte Grenzen und Verbote zunächst respektieren, dann deren Sinnlosigkeit erkennen und sich von ihnen befreien. Oder besser gesagt: Die Figuren erkennen die Vorzüge der Normen, sie sehen aber auch, welche Vorteile es mit sich bringt, wenn man sich von ihnen befreit. Diese Dynamik und dieser innere Widerspruch dienen sowohl dazu, die Wichtigkeit von funktionalen, nützlichen und vorteilhaften Normen zu unterstreichen, als auch dazu, diejenigen zu hinterfragen, die sich im Lauf der Zeit und durch Erfahrung als schädlich erwiesen haben.

Insbesondere soll mit den Metaphern das Konzept gestärkt werden, dass Normen einen Wert für das gesellschaftliche Zusammenleben darstellen, der das zivile Verhalten verlässlich und vorhersehbar macht. So schützt die Norm die Fußgänger, wenn sie wissen, dass eine für sie grüne Ampel für die Autofahrer rot ist und dass diese anhalten, um es den Fußgängern zu ermöglichen, die Straße in aller Ruhe zu überqueren. Der Fußgänger kann sich jedoch erlauben, die Straße bei Rot zu überqueren, wenn kein Auto in Sicht ist.

Die Normen dienen dazu, uns zu schützen – nicht, um uns einzuschränken. In der Metapher unterstreichen die Vorschläge und Hinweise, die den einzelnen Figuren der Geschichte zugeschrieben werden, dass der Vorteil des einen nicht auf Kosten des anderen erlangt werden sollte, sondern im Gegenteil zum persönlichen Wohlergehen von allen beitragen sollte.

Der Turm der persönlichen Grenzen

Es war einmal eine Prinzessin. Obwohl sie weiß, dass sie Königin werden soll, weiß sie nicht, was für eine Art Königin sie werden will. Ihre Mutter ist nur eine einfache Königen auf dem Lande, aber die Prinzessin hat andere Vorstellungen. Sie fühlt sich wichtig. Sie denkt, dass sie alles kann, alles will, alles werden kann. Aber jedes Mal stößt sie an ihre Grenzen. Und das gefällt ihr nicht. Sie zieht es vor, an die unbegrenzten Möglichkeiten zu denken. Schließlich ist sie eine Prinzessin. Aber sie schafft es einfach nicht, all das zu machen, was sie möchte.

Sie beschließt, zu dem alten Weisen zu gehen und ihn um Rat zu fragen. Der Weise antwortet ihr, sie müsse, um ihre wahres Können und ihre wahren Möglichkeiten zu entdecken, zunächst ihre Grenzen kennenlernen – und dazu müsse sie den Turm der Grenzen besuchen. Die Prinzessin ist zu allem bereit, nimmt die lange Reise gern auf sich und erreicht schließlich den Turm der Grenzen.

Im ersten Stock tritt sie in ein Zimmer, in dem es warme und kalte Speisen, leichte und warme Kleidungsstücke, Hängematten, Betten und einfache Pritschen gibt. Der Anblick dieser einfachen Dinge, lässt sie verstehen, dass die erste Grenze durch körperliche Bedürfnisse gegeben ist: Sie muss essen, sie muss trinken, sie muss sich ausruhen und sie muss sich bekleiden. Es ist der Körper, der Hunger und Durst verspürt, unter Kälte und Hitze leidet, müde wird und Schlaf braucht. Der Besuch dieses Stockwerks lässt sie begreifen, dass sie die Bedürfnisse des Körpers respektieren und ihm das geben muss, was ihn gesund und unversehrt hält und ihm hilft, so lange wie möglich vital zu bleiben.

Als sie mit dem Besuch des ersten Stockwerks fertig ist, begibt sie sich ins zweite. Dort findet sie ein Zimmer voller Geräte, die dazu dienen, die Sinneswahrnehmung zu verstärken: Von einfachen Brillen und Fernrohren zu Mikroskopen, Teleskopen und Radargeräten, von einem einfachen Hörrohr bis zum Telefon, Radio und Fernseher. Sie geht herum und ist fasziniert zu entdecken, was es alles für Geräte gibt, mit denen man besser sehen kann – von ganz nah oder auch von ferne – oder besser hören oder fühlen kann. Sie entdeckt, dass ihre Sinne begrenzt sind, voreingenommen, subjektiv. Durch den Besuch dieses Stockwerks wird ihr bewusst, dass ihre Wahrnehmung begrenzt ist, und wie gut es ist, die Perspektive wechseln zu können, und wie nützlich es ist, dazu viele Instrumente zur Verfügung zu haben. Wie gut, dass es sie gibt, denkt sie und begreift, wie wichtig es ist, sie adäquat zu nutzen, wenn es nötig ist, die eigene begrenzte Wahrnehmung zu erweitern.

Als sie mit dem Besuch des zweiten Stockwerks fertig ist, steigt sie zum dritten herauf, wo sie auf verschiedene Fortbewegungsmittel trifft – vom ersten Wagenrad bis zu Schlittschuhen, Dreirädern, Fahrrädern, Mofas, Motorrädern, Autos, Zügen, Booten, Ozeandampfern, Flugzeugen und Raketen. Ihre Gedanken sind so schnell wie ihre Schritte und sie fragt sich, wie viele Tage, vielleicht sogar Jahre sie wohl brauchen würde, wenn sie zu Fuß zum anderen Ende der Welt gehen wollte, und wie wenige Stunden sie mit dem Flugzeug zum selben Ziel brauchen würde. Sie denkt darüber nach, wie hilfreich diese Maschinen für die Menschheit sind, die es ermöglichen, sich ohne große Mühe schnell von einem Ort zum anderen zu bewegen. Natürlich muss man auch wissen, wie man sie zu lenken hat, man braucht immer den entsprechenden Führerschein: Es ist ein Unterschied, ob man sich eines Transportmittels bedient, dessen Räder auf dem Asphalt aufliegen, oder eines, das die Wasseroberfläche berührt, oder ob man sich damit der Kraft des Windes anvertraut. Der Besuch dieses Stockwerks führt der Prinzessin vor Augen, dass ihre Fähigkeiten, die verschiedenen Verkehrs- und Fortbewegungsmittel bestmöglich zu gebrauchen, begrenzt sind.

Als sie mit dem Besuch des dritten Stockwerks fertig ist, ist die Prinzessin bereit für das vierte Stockwerk, wo sie viele Gegenstände vorfindet, einige für den täglichen Gebrauch im Haushalt, andere, die sie nie gesehen oder deren Existenz sie nie beachtet hatte. Sie schaut sich zunächst bei den allgemeinen Gebrauchsgegenständen um und entdeckt eine unvorstellbare Vielfalt von Schneidegeräten: Nagelscheren, Baumscheren, Scheren zum Flügelstutzen, zum Haareausdünnen, Geflügelscheren, Papierscheren oder Geräte zum Glasschliff. Einfaches und raffiniertes Werkzeug zum alltäglichen oder professionellen Gebrauch. Noch einmal macht sich die Prinzessin klar, wie viele Instrumente sie nicht kennt und wie viele sie nicht zu gebrauchen weiß, auch wenn sie weiß, dass sie lernen könnte, sich ihrer auf die bestmögliche Art und Weise zu bedienen. Der Besuch dieses Stockwerks lässt sie begreifen, wie wichtig es ist, das richtige Werkzeug zu kennen und es zum richtigen Zeitpunkt anzuwenden.

Als sie mit dem Besuch des vierten Stockwerks fertig ist, erreicht sie das fünfte, wo sie ein Raum erwartet, dessen Wände voll mit Bücherregalen sind. Ihre erste Reaktion ist: Staunen. Sie staunt unendlich. Nie hat sie so viele Bücher an einem Ort gesehen. Als das

Staunen abklingt, treibt die Neugier sie, die Titel zu lesen. Die Bücher sind nach Genres und Themen sortiert: Prosa, Gedichte, Naturwissenschaften, Sozialwissenschaften und so weiter. Sie entdeckt, dass einige Titel ihr vertraut sind, Bücher, die sie gesehen, gelesen oder durchgeblättert hat, andere dagegen sind ihr völlig neu. So entdeckt sie eine weitere Begrenztheit, die nicht nur ihr Wissen betrifft, sondern auch ihre Neugierde, ihr Interesse gegenüber dem Weltwissen. Sie begreift, dass sie nur an einem bestimmten Typ von Studium oder Lektüre interessiert ist, während anderes sie gleichgültig lässt. Sie erkennt in dieser Feststellung sowohl eine Einschränkung als auch eine Wahlmöglichkeit. Da sie weder alles vertiefen noch sich für alles interessieren kann, akzeptiert sie die Freiheit auszuwählen. Der Besuch dieses Stockwerks lässt sie ahnen, dass sich ihr bisheriges Dasein aus den Büchern ableitet, die sie gelesen hat, und dass ihr künftiges Leben durch die Bücher bestimmt sein wird, die sie noch lesen wird. Sie begreift, wie begrenzt ihr Wissen ist und wie wichtig es ist, sich mit Geografie und Geschichte zu befassen. Geschichte, um die Fehler der Vergangenheit nicht zu wiederholen; Geografie, um das Wesen der Existenz zu begreifen und auf diese Weise kulturelle, religiöse und sprachliche Unterschiede zu akzeptieren.

Als sie mit dem Besuch des fünften Stockwerks fertig ist, begibt sie sich in das sechste, in dem die unterschiedlichen Berufsbekleidungen ausgestellt sind, die Menschen im Laufe ihres Lebens anziehen können. Da ist der Kittel einer Ärztin mit dem Stethoskop, um das Klopfen der Liebe abzuhorchen, die Mütze der Köchin, die Speisen kocht, die die Seele ernähren, die Schürze der Schneiderin, die die Gewänder nach unseren Wünschen zuschneidet. Dann bemerkt sie, dass es eine Reihe von Outfits gibt, die sie auf gar keinen Fall je anziehen möchte: Sie wollte noch nie Schmugglerin oder Drogendealerin werden. Sie schaut sich langsam in diesem Zimmer um, um herauszufinden, was sie gerne werden, welchen Berufsweg sie gern einschlagen würde und welchen auf keinen Fall. Der Besuch dieses Stockwerks lässt sie begreifen, dass die Anzahl der Rollen, die sie ausüben kann, begrenzt ist. Im Augenblick trägt sie die Kleidung einer Prinzessin, und wenn sie Königin ist, muss sie ihre Garderobe wechseln und königliche Kleidung tragen – Kleidung, die ihrem neuen Status und dem, was sie dann sein will, entspricht.

Als sie mit dem Besuch des sechsten Stockwerks fertig ist, erreicht sie das letzte Stockwerk. Es ist voller Fotos von nie besuchten Orten, nie erlebten Situationen und nie gemachten Erfahrungen. Der

Besuch dieses Stockwerks lässt sie begreifen, wie wichtig die direkte Erkenntnis ist: das Lernen, das auf Erfahrung beruht. Sie wird nur wissen, was es heißt, eine Königin zu sein, wenn sie es wirklich geworden ist, wenn die konkrete Erfahrung es sie gelehrt hat. Nur dann wird sie die Grenzen und Möglichkeiten eines Wesens entdecken, das Königin geworden ist.

2.2.3 Wissen vermitteln

Die Metapher kann aufzeigen, dass wir vom Wissen profitieren können. Wissen hilft, Abhängigkeiten zu vermeiden und sich von abgegriffenen Gedanken anderer frei zu machen. Metaphern können vermitteln, dass es wichtig ist, den Verstand fit zu halten; Dinge zu erlernen, die das logische Denken schulen; sprachlich Marathon zu laufen; die Gewichte der Mathematik zu stemmen; den Pfaden der Geschichte zu folgen; auf den Meeren der Geografie zu surfen; die Inseln der Wissenschaft zu erforschen; in den Gewässern der Medizin zu schwimmen; und vor allem den Trainingsraum der Weisheit zu besuchen, der zeigt, dass Wissen dabei hilft, den Tunnel des Leidens zu verlassen. Das Wissen zu lieben heißt, die verschiedenen Facetten des Lebens zu erkennen, zu begreifen, dass das Leben einem Freude oder Leid gleichermaßen großzügig schenkt, und dass die Freuden unauflöslich auch mit Schmerzen einhergehen.

Es existiert ein »Circulus virtuosus« – eine Verbindung zwischen Leiden und Wissen. Das Leid ist Quelle und Stimulus des Wissens, und das Wissen versucht, das Leiden aufzuheben: Für jeden Schmerz wird ein Ausweg gesucht. Der Schmerz setzt die Suche nach Heilung, nach der Rückeroberung und Neuentdeckung der Lebensfreude in Gang. Es ist wichtig, die Nützlichkeit des Schmerzes zu verstehen – die Funktion und letztendlich auch die Notwendigkeit des Leidens als Quelle unserer Erkenntnis dessen, was verändert werden muss. Der Schmerz macht den Mangel, den Verlust, die Hoffnung auf etwas anderes oder Zusätzliches evident, auf etwas, das noch nicht da ist, das wir nicht kennen, und von dem wir nicht wissen, ob und wann wir es finden, erkennen und erhalten können.

Der Prinz mit der Mentalität eines Sklaven

Es war einmal ein Prinz, der keine Lust dazu hatte, etwas zu lernen, ein Buch zu lesen oder eine Reise zu unternehmen. Die Eltern versuchen auf verschiedenste Weise, ihm Anreize zu geben, aber er reagiert nicht. Er ist zufrieden mit dem, was er hat, und ist nicht im Mindesten neugierig, er hat keinerlei Verlangen, irgendetwas anzustreben, das sein starres Gleichgewicht stören könnte.

Die Eltern sind besorgt und fragen sich, was sie bei der Erziehung falsch gemacht haben könnten. Als der Prinz klein war, haben sie versucht, ihn vor jedem Schmerz und Leid zu bewahren. Er sollte glücklich sein, nur das Schöne und Gute kennen. Sie haben sich bemüht, jeder Laune nachzugeben und ihm die denkbar schönsten und besten Dinge zukommen zu lassen, bevor er überhaupt darum gebeten hat, und dabei vermieden, dass er den Schmerz des Verzichts kennenlernte.

Es war die fehlende Spannung zwischen dem, was er tun und was er nicht tun konnte, zwischen dem, was er wollte, und dem, was er musste, die den Prinz jener Energie beraubte, die die Unzufriedenheit über eine gegenwärtige Situation hervorbringt und die ihn dazu treibt, neue Welten zu erforschen, um den Mangel auszugleichen. Und es war die exzessive Aufmerksamkeit seitens der Königin und des Königs, die bei dem Prinzen die Mentalität eines Sklaven geschaffen hat – ein Sklave seiner Ignoranz, seiner Faulheit und seiner Selbstgefälligkeit.

2.2.4 Der »Circulus virtuosus« der Großzügigkeit

Großzügigkeit ist die Gabe einer edlen Seele, die in der Lage ist, für das materielle und moralische Wohlergehen anderer auf ihren eigenen Vorteil zu verzichten. Sie ist die Bereitschaft, die eigene Zeit und das eigene Wissen zu verschenken, und die Fähigkeit, etwas umsonst zu geben, die Edelmütigkeit, etwas zu geben, ohne etwas zurückbekommen zu wollen, ohne ewigen Dank zu erwarten. Keine Entsagung, kein Opfer, keine Uneigennützigkeit, kein Verzicht auf den eigenen Vorteil, keine Verwischung der Grenze zwischen einem selbst und anderen sind erforderlich für die einfache Erkenntnis, dass die Großzügigkeit der Zwilling des Altruismus ist. Beide zeigen sich in der Überwindung von egoistischen Positionen und verwirklichen sich in einem Verhalten, das sich nicht nur für denjenigen von Vorteil erweist, auf den sich die Fürsorge bezieht, sondern auch für denjenigen, der sich fürsorglich verhält.

Großzügige Handlungen, Gefühle und Gesten lassen sich in eine Metapher einbauen, um ein Gegengewicht zu Geiz, Gier und Egoismus zu bilden. Eine Großzügigkeit, bei der man nie primär an sich denkt und bei der man sich nicht gezwungen fühlt, einem abgenutzten Automatismus zu folgen, sondern Großzügigkeit als Verhaltensweise, die sich der impliziten Gesetzmäßigkeit von Austausch und Gegenseitigkeit bewusst ist. Ein Akt, der bei zahlreichen sozialen Anlässen nützlich ist, der helfen kann, eine Beziehung am Leben zu halten, zum Gruppenerfolg eines Projekts beizutragen, oder der jemanden unterstützt, der mehr Beistand braucht als wir.

Die Warmweichel

Es war einmal ein Land, in dem alle Einwohner glücklich und zufrieden leben.

In diesem Land, das nicht anders ist als viele andere Länder auch, gibt es aber eine Tradition: Jedes Neugeborene bekommt als Geschenk eine Schachtel mit Warmweicheln. Das reicht, um die heranwachsenden Kinder innerlich und äußerlich stark, gesund und schön werden zu lassen. Die Warmweichel bergen ein Geheimnis, und die Kinder lernen schnell, es zu entdecken: Wenn jemand sie ausschließlich für sich behält, sind sie bald alle, wer sie jedoch an andere verschenkt, dessen Schachtel ist immer voll. Es ist ein Circulus virtuosus: Je mehr du davon gibst, desto mehr bekommst du zurück, und desto stärker und gesünder entwickelst du dich innerlich wie äußerlich.

Und da alle glücklich sind, gelingt es der Hexe des Landes nicht, ihre Kaltkrotzen zu verkaufen. Aber sie gibt nicht auf, sie will eine Lösung finden. Sie veranstaltet eine Werbekampagne, in der sie erklärt, dass ihre Kaltkrotzen die einzigen sind, die die Zeit überdauern, weil sie aus künstlichem Material gefertigt sind, während die Warmweichel weniger haltbar sind, da sie aus Naturstoffen gemacht sind. Ihre dagegen sind mehr wert, weil sie aus wertvollem Plastik bestehen – deshalb sind sie auch sehr teuer, während die Warmweichel, eben gerade weil sie natürlich sind, nichts kosten und deswegen auch nichts wert sind. Das eine oder andere Kind lässt sich von der Werbung für die Kaltkrotzen beeinflussen, und ein paar unbedarfte Eltern kaufen sie prompt, um dem Wunsch der Kinder nachzukommen. Und so verdient die Hexe daran allmählich immer mehr.

Bis zu dem Tag, an dem eine neue Grundschullehrerin in das Land kommt. Sie liebt es, auf dem Schulhof mit den Kindern zu spielen. Sie kann Warmweichel sehr gut von Kaltkrotzen unterscheiden und vermittelt den Kindern mit viel Geduld den wirklichen Wert der Warmweichel. Sie bringt ihnen auch bei, sich nicht mehr von der Werbung für die Kaltkrotzen täuschen zu lassen. Sie bringt den Kindern bei, dass es ein sicheres Mittel gibt, um ein echtes Warmweichel zu erkennen: Nur die Warmweichel werden mit warmem Herzen und offenen Händen dargeboten. Die Kaltkrotzen dagegen werden mit der distanzierten Teilnahmslosigkeit eines kalten Herzens und mit klammen Händen feilgeboten. Von diesem Moment an werden die Kinder Experten darin, die Warmweichel zu erkennen, und wollen von den künstlichen Kaltkrotzen nichts mehr wissen.

2.2.5 Die Höflichkeit des Respekts

Der Respekt ist eine moralische Haltung, die auf der Anerkennung der eigenen und der Würde des anderen basiert. Er übersetzt sich in Verhaltensweisen, die dem folgenden Gefühl entsprechen: Jedes menschliche Wesen sollte immer so behandelt werden, dass es selbst den Zweck darstellt – nie das Mittel zum Zweck. Sich selbst zu respektieren, kann sich darin zeigen, dass man die eigenen Talente erkennt und sie pflegt, seine eigenen Neigungen herausfindet und ihnen folgt, seine Rechte kennt und darauf achtet, dass sie auch von denjenigen respektiert werden, die meinen, sie könnten sie ignorieren. Sich selbst zu respektieren kann heißen, die eigenen Grenzen zu akzeptieren, die zu überschreiten nicht möglich sind.

Sich selbst zu akzeptieren ist eine Kunst, die gelernt und erhalten werden muss, zusammen mit dem Respekt anderen gegenüber und gegenüber den Dingen. Es ist ein altruistisches Gefühl, dass dazu motiviert, andere Menschen aus unterschiedlichen Gründen mit Ehrerbietung zu behandeln, aus Gründen des Alters oder wegen ihrer familiären oder sozialen Funktion. Der Respekt fungiert als Vermittler zwischen leerer Toleranz und Gleichgültigkeit auf der einen Seite und auf der anderen Seite der Erlaubnis, in das Leben anderer Menschen eintreten zu dürfen, auf der anderen Seite, wobei das Recht der Menschen anerkannt wird, ihren geheimen und privaten Teil zu schützen. Respekt weist auf Sorgfalt, Anerkennung, Wertschätzung der Menschen und der Dinge hin und bildet damit ein Gegengewicht zur Nachlässigkeit, Oberflächlichkeit, Unverbindlichkeit und Verflachung. Der Respekt wird von der Kunst der Höflichkeit begleitet, die dazu einlädt, sich nicht aufzudrängen, andere nicht zu manipulieren und sie nicht dazu zu nötigen, etwas zu tun, wozu sie nicht bereit sind.

Der Zauberer, der sich als Bettler verkleidete

Es war einmal ein Zauberer, der die wahre Großzügigkeit der Einwohner seines Landes erkunden will. Alle Einwohner wissen, dass der Zauberer es liebt, sich zu verkleiden und dass er früher oder später bei ihnen zu Hause auftauchen wird, aber sie wissen weder wann noch in welcher Gestalt. Und jeder möchte eine gute Figur machen, um als Gegenleistung in den Genuss einer Wohltätigkeit zu kommen.

Eines Tages klopft der Zauberer als Bettler verkleidet an ein Haus. Der Herr, der ihm öffnet, erkennt ihn, und als der Bettler ihn um etwas zu essen bittet, offeriert er ihm ein opulentes Mittagessen mit den besten extra für diese Gelegenheit zubereiteten Speisen. Der Bettler genießt das gute Essen. Irgendwann lässt er ein Stück Brot fallen, und der Gastgeber ist sofort zur Stelle, es aufzuheben. Als er sich bückt, gibt ihm der Bettler einen Schlag auf den Kopf und verschwindet. Der Gastgeber ist verwirrt und kommentiert das Geschehnis verärgert: »Es war wirklich ein Bettler und dazu noch ein undankbarer. Ich bin großzügig gewesen und habe dafür einen Schlag auf den Kopf bekommen.«

Nach einigen Tagen klopft der Zauberer, der immer noch als Bettler verkleidet ist, an einem anderen Haus. Ihm wird sofort geöffnet und man begleitet ihn ins Esszimmer, wo die Leute sich gerade zum Essen gesetzt haben. Der Tisch ist mit einem goldbestickten Leinentischtuch fein eingedeckt, und die Speisen werden auf Silbertellern serviert. Auch hier lässt der Bettler, nachdem er gegessen und getrunken hat, ein Stück Brot fallen. Der Hausherr hebt es schnell auf, der Bettler gibt ihm einen Schlag auf den Kopf und verschwindet. Auch dieser Herr ist über das Benehmen des Bettlers, der seine Gastfreundschaft nicht zu schätzen wusste, zornig.

Nach einiger Zeit klopft der Zauberer erneut als Bettler verkleidet an ein drittes Haus. Von drinnen sagt ihm jemand, dass er eintreten solle, die Tür sei auf. Er bittet um etwas zu essen, und der Mann, der sehr beschäftigt ist, bedeutet ihm, dass er den Vorratsschrank öffnen und sich nehmen solle, was er möchte. Der Bettler isst, und der Herr geht weiterhin seinen Aufgaben nach. Als der Bettler zu Ende gegessen hat, lässt er wiederum ein Stück Brot fallen. Der Herr bemerkt es nicht einmal. Der Bettler macht ihn darauf aufmerksam. Der Gastgeber erklärt: »Tut mir leid für dich. Man sollte die Speisen mit Respekt behandeln, auch wenn sie einem geschenkt werden. Aber wenn du es aufheben willst, kannst du das ruhig machen, der Fußboden ist sauber.«

Der Zauberer verschwindet – nachdem er das Stück Brot in Gold verwandelt hat.

2.2.6 Die Vorteile der Zusammenarbeit

Zusammenarbeit – also die Bereitschaft, die eigenen Kenntnisse und Fähigkeiten anderen zur Verfügung zu stellen, anderen zu helfen, wenn sie Hilfe nötig haben – heißt, den eigenen Beitrag wertzuschätzen. Die Bereitschaft zur Zusammenarbeit setzt die Einsicht voraus, dass das endgültige Ergebnis, das Erreichen eines Ziels und das Erledigen einer Aufgabe sehr viel wichtiger sind, als ständig darauf zu achten, wer was macht und wessen Verdienst es ist.

Kooperieren heißt gemeinsam arbeiten, heißt, mit den eigenen Mitteln und der eigenen Arbeit zum Erreichen eines allgemeinen Ziels beizutragen; heißt, sich einzubringen, Teilnahmebereitschaft zu zeigen, die weder die Überheblichkeit kennt, sich selbst genug zu sein und es allein schaffen zu können, noch den Egoismus, sein kleines Häufchen Wissen schützen zu wollen.

Zusammenarbeit bremst das Allmachtsgefühl, das einen glauben lässt, man könne es allein schaffen, den Stolz, der suggeriert, dass man unersetzlich sei, und den Neid, der die Qualitäten anderer nicht anerkennen will. Zusammenarbeit bedeutet, auch den allerkleinsten Beitrag als möglichen Anstoß zu einer großen Idee wertzuschätzen.

Das Zauberpulver des Kochs

Es war einmal ein Koch, der durch das Land einer Gräfin zieht, um den Menschen beizubringen, wie man gut gewürzte Gerichte kocht. Es ist ein berühmter Koch. Jeder weiß, dass er ein Zauberpulver besitzt, durch das seine Gerichte so großartig werden, und jedes Dorf – sicher, dass man etwas Neues lernen werde – erwartet seine Ankunft mit banger Vorfreude und Neugierde. Der Koch ist in der Tat sehr kreativ und weiß die verschiedenen Ressourcen der einzelnen Orte gut zu nutzen. Im Dorf der Fischer lehrt er, Fisch zu fangen und zuzubereiten, im Dorf der Jäger lehrt er, zu jagen und das Fleisch zuzubereiten, und im Dorf der Bauern lehrt er, das Land zu bestellen und das Gemüse zu verarbeiten.

Eines Tages kommt er in ein sehr armes Dorf, und er beschließt, den Leuten das Rezept für eine Gemüsesuppe beizubringen. Er stellt sich mit seinem großen Topf auf den Dorfplatz, tut Wasser hinein, gibt ein wenig Salz und sein Goldpulver hinein – eben die magische Zutat, die seine Gerichte so großartig macht.

Nach einer Weile probiert er und sagt – mehr zu sich selbst –, dass noch eine Zwiebel reingehöre. Sofort rennt einer, der das gehört hat, nach Hause, um eine Zwiebel zu holen. Als er mit der Zwiebel kommt, gibt der Koch sie in den Topf. Ein bisschen später probiert er erneut und sagt: »Hm, es fehlt noch eine Kartoffel.« Einer, der das gehört hat, holt schnell eine Kartoffel, die der Koch dann in den Topf gibt. Nach einer Weile probiert er wieder und sagt: »Hm, es fehlt noch eine Karotte.« Und der, der das gehört hat, ist froh, dass er seine Karotte beisteuern kann. Nach und nach merkt der Koch an, dass eine Paprika fehlt, und noch Zucchini, ein bisschen Petersilie, eine Knoblauchzehe und so fort, bis er schließlich mit dem Geschmack der Gemüsesuppe zufrieden ist. Sie ist wirklich sehr gut geworden. Die Dorfbewohner probieren, und jeder sagt, dass er noch nie so eine gute Suppe gegessen habe. Das alles sei das Verdienst des besonderen gelben Pülverchens.

Der Koch weiß, dass das nicht stimmt. Seine Kunst liegt ganz woanders. Aber das ist sein Geheimnis.

2.2.7 Die Freude des Glücks

Das Glück ist ein befriedigendes Lebensgefühl, das bewirkt, dass man den positiven Gefühlen den Vorrang gibt. Wer sich glücklich fühlt, weiß, was sie/ihn glücklich macht, weiß, wie man sich selbst genügt, legt Wert auf soziale Beziehungen, respektiert die Welt der Gefühle und schätzt seine Arbeit. Wer glücklich ist, hat gelernt, dass man im Leben nicht nur den Schmerz und das Unglück zu tolerieren hat, sondern dass man vor allem wissen sollte, wie man sein eigenes Glück schmiedet. Glück ist eine Verpflichtung gegenüber sich selbst und auch gegenüber den anderen. Es ist die Angewohnheit, gut zu handeln und die eigenen Fähigkeiten bewusst einzusetzen, um die persönliche Integrität zu bewahren.

Ein glücklicher Mensch will zufrieden sein und sorgt vor. Er hält sich für kompetent, schätzt und bewertet seine persönlichen Talente und strengt sich mit hartnäckiger Beharrlichkeit an, um das, was er sich vorgenommen hat, zu erreichen. Er verbündet sich mit der

Vernunft und stellt dem Glück keine Hindernisse in den Weg. Ein glücklicher Mensch übt eine innere Kontrolle aus, um das Geschehen im Griff zu behalten. Er glaubt nicht, dass die Ereignisse von anderen Menschen, vom Schicksal oder vom Glück abhängen. Er fühlt, dass er selbst die nötigen Ressourcen besitzt, um die Kontrolle über die Ereignisse und ihre Auswahl zu beeinflussen. Er fühlt sich in der Lage, sich Bedenken und Problemen zu stellen, und ist durch Stresssituationen nicht so leicht aus dem Gleichgewicht zu bringen.

Die innere Kontrolle hilft, flexibel zu bleiben, sich der entsprechenden Mittel zu bedienen, um schwierige Situationen zu bewältigen, über viele verschiedene Verhaltensoptionen zu verfügen – wissenschaftliche, magische, religiöse, mystische, praktische und philosophische –, um den Schlüssel zu benutzen, der die Türen zur vielschichtigen Komplexität des Lebens öffnet. Ein glücklicher Mensch verbündet sich mit der Kraft der Vernunft und des Willens und ist sich bewusst, dass er dem Gedanken die Wahl und die Freiheit zugestehen kann: die Freiheit, zwischen Notwendigkeit und Zweckmäßigkeit zu wählen, zwischen Vermögen und Möglichkeit.

Wer glücklich ist, nimmt die Problematik seiner Freiheit ernst und weiß, dass ihn niemand aus der kreativen Verantwortung entlassen kann, seinen eigenen Weg zu wählen. Verantwortung heißt, sich zu erkennen, sich zu definieren, sich in dem, was man tut, zu erfinden, und dabei bereit zu sein, sich zu verändern, um dem, was man sein möchte, immer näher zu kommen. Jeder findet das Glück in den Bereichen des Lebens, in denen er in der Lage ist, etwas allein zu bewältigen, in denen er sich als Erschaffer seiner Welt sieht und die Verantwortung für das von ihm Geschaffene übernimmt. Man erlangt das Glück mit der Kraft des Willens, mit dem Vermögen, etwas anzunehmen oder abzulehnen, mit desinteressiertem Interesse, mit der Freude am Leiden und unter Anwendung angemessener Strategien für das Glücksstreben, indem man das Leben bejaht, indem man das bejaht, was ist bzw. was man für existent hält.

Die Torte des Glücks

Es war einmal eine alte Konditorin, die, nachdem sie bei verschiedenen Wettbewerben bereits die Bronze- und Silbermedaille gewonnen hat, nun die Goldmedaille erringen will. Mit viel Energie und Kreativität bereitet sie das Rezept für den nächsten Wettbewerb zu. Sie will die Torte des Glücks backen.

Sie geht ins Land der Hoffnung, um sich Wurzeln vom Baum des Mutes zu besorgen, Samen von Baum des Willens und Blätter vom Baum der Ausdauer. Als sie nach Hause kommt, legt sie sie in den Mörser der Geduld und mischt sie mit dem Öl des glücklichen Zufalls. Als alles gut vermengt ist, gibt sie die Mischung in den Topf des Vertrauens, kocht sie mit der Wärme der Liebe und gibt hin und wieder einen Tropfen vom Extrakt der Geduld, einen von der Essenz der Vergebung, eine Messerspitze Zufall und einen Hauch von Gebet hinzu. Wenn der Teig auf dem Herd des Schicksals aufgekocht ist, füllt sie die Masse in verschiedene Formen der Selbstständigkeit – Herzformen, Sternformen, Halbmondformen – und besprüht sie mit einem Schleier aus Frohsinn. Sie lässt sie im Wind der Akzeptanz auskühlen.

Es ist eine Torte, die mit der Temperatur der Gelegenheit serviert wird – zusammen mit einem Tee der süßen Tränen über das gute Ende.

2.2.8 Die Ethik als Liebe zu sich selbst

Die Ethik als Liebe zu sich selbst bezieht sich nicht auf den banalen Egoismus des Vorteilsdenkens, ohne abzuschätzen, wie sich unser Handeln auf andere auswirkt, sondern vielmehr auf eine Form der Liebe, die von tiefem Respekt für sich selbst und andere durchtränkt ist. Liebe zu sich selbst heißt, anderen weder die Macht einzuräumen uns zu schaden, noch an sie zu delegieren, was uns glücklich macht. Es heißt, sich selbst die Pflicht aufzuerlegen, auf die eigene physische, psychische und moralische Integrität zu achten.

Die Metapher kann über Vergnügen und Moral reden, ohne sie als Gegensätze zu sehen, und sie kann dabei das ihr innewohnende komplementäre Einverständnis deutlich machen und unterstreichen, dass es keine anderen ethischen Beweggründe gibt als die Suche und die Verteidigung dessen, was den Betreffenden am meisten zufriedenstellt und ihm Vorteile verschafft. Die Ethik bestätigt sich auf ganz entschiedene Weise selbst und treibt zur Vollendung dessen, was wir sind und was wir sein können. Die Ethik will nichts anderes als die vollständige Verwirklichung dessen, was der Mensch ist – seiner Talente und seines Potenzials. Wer sich selbst liebt, strengt sich an, das Richtige zu tun, und gesteht sich die schönsten und besten Dinge zu: Es ist moralisch, das zu erlangen, was man möchte. Sich selbst zu lieben heißt nicht, dass man die anderen nicht liebt – im Gegenteil: Es ist die Conditio sine qua non, um anzuerkennen, dass auch die anderen die gleiche Liebe verdienen, die man für sich selbst hegt.

Der junge Mann im Wald

Es war einmal ein junger Mann, der in einem See inmitten des Waldes badet. Als er aus dem Wasser kommt, findet er seine Kleider nicht mehr. Deswegen ist er gezwungen, nackt durch den Wald gehen. Als er an eine bestimmte Stelle kommt, hat er das merkwürdige Gefühl, er werde beobachtet. Er schaut sich genau um und bemerkt, dass es dort Kreaturen gibt, die vollständig mit Fell überwachsen sind: Sie starren ihn mit einer Mischung aus Enttäuschung und Verachtung an. Der junge Mann fragt: »Wer seid ihr, warum schaut ihr mich so an?« Einer aus der Gruppe, wahrscheinlich der Anführer, sagt: »Wir sind vom Stamm der Gerechten, und wir sind sehr besorgt über deinen Anblick. Wir haben bemerkt, dass du keine Haare auf dem Bauch hast. Du hast nur hier und da ein Büschelchen, du scheinst sehr schwach zu sein – einer, der sich von anderen betrügen lässt. Und das ist nicht richtig. Komm mit uns, bleib bei uns, damit wir dir beibringen, wie du deinen Körper mit dem nötigen dicken Fell bedecken kannst, um dich gegen jede Form von Ungerechtigkeit zu wappnen.«

Der junge Mann denkt darüber nach. Er versteht, dass ein dickes Fell ihm helfen würden, ein bisschen selbstsicherer zu werden, sich besser gegen manche Anfeindung oder ungerechtfertigte Forderung zu verteidigen. Was ihm nicht gefällt, ist, dass er den ganzen Körper mit Haaren bedecken müsste. Das erscheint ihm doch übertrieben. Er bedankt sich für das Angebot und geht seines Weges.

Als er ein bisschen weitergegangen ist, hat er aufs Neue dieses merkwürdige Gefühl, beobachtet zu werden. Er schaut sich um, und diesmal sieht er um sich herum Kreaturen mit einem vollständig von Schuppen bedeckten Körper. Ihr Anführer wendet sich mit Bedauern an ihn und sagt: »Wie kannst du mit einem Körper leben, der so nackt und ungeschützt ist, komm, lebe mit uns, und wir bringen dir bei, deinen Körper mit einem schönen Schuppenpanzer zu bedecken, der dich schützt und verteidigt. Komm, lebe bei uns, denn wir sind das Volk der Gewissheit. Nur wir geben dir die Gewissheit darüber, welche Dinge zu tun und welche zu lassen sind.«

Der junge Mann denkt ein wenig nach – gerade genug, um festzustellen, dass ein guter Schuppenpanzer ihn hin und wieder vor überraschenden Angriffen schützen könnte, vor unsachlichen Beleidigungen und unerwarteten Gemeinheiten, und dass eine solche vollkommene Sicherheit ihn vor vielen Zweideutigkeiten und Anspielungen bewahren könnte. Dann denkt er darüber nach, dass er mit einem von Schuppen bedeckten Körper zu unbeweglich und hart werden würde. Das würde ihm nicht gefallen und das Sicherheitsgefühl würde ihm den Spaß an Spontaneität und Überraschungen verderben. Ideal wäre es, wenn er sich dann einer ordentlichen Rüstung sicher sein könnte, wenn er sie braucht, ohne jedoch gezwungen zu sein, immer hinter so einem starren Schild zu leben. Er bedankt sich für das Angebot und geht seines Weges.

Als er schon mitten im Wald ist, bemerkt er zum dritten Mal dieses merkwürdige Gefühl, und zum dritten Mal schaut er sich um und sieht, dass es diesmal Kreaturen mit großen Flügeln sind, die ihn mit Bedauern und Verachtung anschauen. Und sie sagen ihm: »Es ist doch unangenehm, immer gezwungen zu sein, auf den Beinen zu gehen, anstatt zu fliegen wie wir. Wenn du dich uns anschließt, leihen wir dir unsere Flügel und lehren dich, hoch in den Lüften zu fliegen. Wenn du dich uns anschließt, wirst du entdecken, dass wir das Volk der Wahrheit sind. Nur wir kennen und lehren die Wahrheit.«

Er denkt, dass ihm das gefallen könnte. Er hat sich immer gewünscht, hoch in den Lüften zu fliegen, und hat sich immer gewünscht, die Wahrheit zu kennen. Aber dann denkt er noch einmal darüber nach und begreift, dass jeder nur mit seinen eigenen Flügeln fliegen kann, nicht auf den Flügeln von jemand anderem. Und er weiß auch, dass die Wahrheit im Herzen des Einzelnen versteckt ist und nicht vorgegeben werden kann – auch nicht vom Volk der Wahrheit. Auch diesmal lehnt er die Einladung ab und geht seines Weges.

Auf diese Weise gerät er immer tiefer in den Wald hinein und erforscht ihn bis in den hintersten, noch unerforschten Winkel. Und je weiter er geht, desto mehr gelingt es ihm, Dinge zu sehen, die er vorher nicht wahrnehmen konnte. Er ist demjenigen, der seine Kleider weggenommen hat, sehr dankbar, weil er durch ihn diese merkwürdigen Kreaturen kennengelernt hat – und die Art und Weise, wie sie ihre Körper bedecken. Jetzt hat er endlich das Gefühl der Leichtigkeit und der Authentizität. Am Beginn seiner Reise wusste er nicht genau, was er suchte, aber jetzt hat er es endlich begriffen.

Während er weitergeht, fühlt er, dass die Luft frischer wird, er bemerkt eindeutig die typischen Gerüche von Orten, die am Wasser gelegen sind. Von Weitem sieht er einen kleinen See, er nähert sich langsam, um sich ein wenig zu erfrischen, und beugt sich hinab zum Wasser. Der See spiegelt sein Bild. Nachdem er sich so vieles ringsherum angeschaut hat, kann er nun endlich sich selbst sehen und feststellen, dass er einen Menschen vor sich hat, der schöner ist, als er je einen gesehen hat – auch wenn sein Körper nicht völlig von Fell überzogen ist, wie der des Volkes, das zu wissen glaubt, was gerecht ist. Noch ist er mit Federn versehen, wie bei dem Volk, das glaubt zu wissen, was die Wahrheit ist. Er ist auch nicht von Schuppen bedeckt, wie das Volk, das glaubt, Gewissheiten für sich beanspruchen zu können.

All das erlaubt es ihm zu akzeptieren, dass es in seinem Körper jeweils nur ein bisschen Gerechtigkeit, ein bisschen Sicherheit und ein bisschen Gewissheit gibt. Aber vor allem gibt es das Gespür dafür, was angemessen, erfolgversprechend und zweckmäßig ist. Jetzt weiß er, was die richtige Kleidung für ihn ist: Es ist die, die ihn beschützt, ohne ihn einzuengen, die ihn gut aussehen lässt, ohne seine Schwächen zu verstecken, und die es ihm erlaubt, seine Möglichkeiten auszubauen, ohne allzu viel zu erwarten.

3 Die Zauberformel: Wie man eine Metapher entwickelt

In diesem Kapitel soll Ihnen eine Methode dargeboten werden, wie man in drei Schritten Metaphern bzw. metaphorische Geschichten baut: zuerst die Fall- und Problembeschreibung, die der Betreffende mitbringt, dann die Wahl des Inhalts der Geschichte und den Aufbau der Erzählsequenzen. Wer in der Therapie oder Ausbildung Metaphern benutzt, kann auf die zurückgreifen, die in diesem Buch präsentiert werden, und sie an den speziellen Fall anpassen oder lernen, selbst welche zu bauen. Wer gerne selbst Metaphern kreiert, tut das nicht nur zum eigenen Vergnügen, sondern, um die Botschaft, die er vermitteln will, zu personalisieren, und um die Seele des Zuhörers bzw. der Zuhörerin, der sie gewidmet ist, so gut wie möglich zu erreichen.

Wer es liebt, Metaphern zu erzählen, weiß, dass er seine Botschaften auf viele verschiedene Arten senden kann: durch moralische Appelle, Verhaltensanweisungen, Ratschläge zur Vorgehensweise, operative Hinweise, theoretische Lektionen oder durch die Beschreibung der Probleme, die das System stören können. Er wählt jedoch die Metapher als Instrument der indirekten Kommunikation, und zwar wegen ihrer Kraft, eine Botschaft nicht so sehr an den bewussten, rationalen, kritischen Persönlichkeitsanteil zu richten, sondern vielmehr an den kreativen, evokativen, intuitiven; an das Lager der Ressourcen; an den Teil, der außerhalb des Bewusstseins steht, aber dennoch eine wichtige Rolle spielt, um Veränderungen zu fördern. Wer die Metapher – das bevorzugte Instrument der indirekten Kommunikation – nutzt, vertraut darauf, dass das Unbewusste des Zuhörers in der Lage ist, implizite Botschaften der Metapher zu konkretisieren.

Ich stelle Ihnen jetzt die Methode zum Konstruieren einer metaphorischen Geschichte vor – eine Methode, die sich in drei Teile gliedern lässt. Der erste Teil besteht darin, die Informationen über den Betroffenen und sein Problem zu sammeln. Der zweite besteht in der Übertragung der gesammelten Informationen, insbesondere im Herausarbeiten einer wirkungsvollen Analogie zum Fall des Betroffenen, angereichert um die nötigen Isomorphismen zwischen dem Fall und der zu entwickelnden Geschichte. Die Analogie und die

Isomorphismen beeinflussen die Wahl des Kontextes, in den die Geschichte eingebettet werden soll. Sie erlauben, die Bedeutungen neu zu strukturieren und vertraute Erfahrungen einzufügen, die dann zur beabsichtigten Lösung führen. Der dritte Teil besteht in der sorgfältigen Auswahl der Worte und Sätze, mit denen sich eine evokative und suggestionsreiche Geschichte konstruieren lässt. Die sprachlichen Aspekte bei der Ausformulierung von Metaphern werden im 4. Kapitel beschrieben.

3.1 Informationen sammeln

Eine wirkungsvolle Metapher zeichnet sich durch die Nähe zwischen dem Problem des Betreffenden und der Geschichte aus, die geeignete Umdeutungen oder Lösungen anbietet. Deswegen ist es sehr wichtig, Informationen zu sammeln, die helfen, das zugrunde liegende Weltbild und die kognitiven Muster der betreffenden Person zu erkennen und die erfahrungsbedingten Haltungen, seine perzeptive, affektive, kognitive und verhaltensbezogene Landkarte zu erfassen. Dazu kommen einige besondere Elemente, die dazu dienen, diese Landkarte zu charakterisieren.

Die allgemeinen Elemente sind diejenigen, die die Struktur des Problems – oder genauer: ihre Darstellung seitens des Betroffenen – darstellen und die Schwierigkeiten und Hindernisse, aus denen es besteht. Diese Schwierigkeiten und Hindernisse können zur inneren oder zur äußeren, objektiven Welt des Betroffenen gehören.

Um eine Metapher zu konstruieren, müssen Informationen gesammelt werden zu:

- der Hauptperson,
- dem Problem, das der Betreffende darstellt,
- der Dynamik der Situation und zu den Ereignissen, die das Problem charakterisieren,
- den an dem Problem beteiligten Personen und ihren Beziehungen,
- den bisher unternommenen Lösungsversuchen: zu den Hemmnissen, Hindernissen, Blockaden und Schwierigkeiten,
- den nötigen Veränderungen (gut strukturiert? nachhaltig wirksam? nachvollziehbar?) und
- den Lösungen, die plausibel und möglich sind.

3.1.1 Informationen über den Klienten sammeln

Die dem Zuhörer gewidmete Metapher beginnt mit einer sorgfältigen Sammlung der Informationen. Vor allem muss die Dynamik des Problems verstanden werden, wie und wann es entstanden ist, wo sein Ursprung liegt, wie es sich aufrechterhalten und weiterentwickelt hat. Darüber hinaus ist es wichtig zu verstehen, welche Personen beteiligt sind, welche Beziehungen diese Personen zu dem Betroffenen haben, wie sie das Entstehen beeinflusst haben oder das Fortschreiten des Problems bewirken, wie sie es verstärken oder abschwächen können.

Es ist auch wichtig zu wissen, welche Versuche der Betroffene unternommen hat, um das Problem einzudämmen oder sich von ihm zu befreien, und welche Haltung er in Bezug auf die Lösbarkeit des Problems einnimmt. Meint er, dass nichts mehr zu machen sei, ist er misstrauisch oder verzweifelt, enttäuscht oder frustriert? Fühlt er sich ohnmächtig oder ist er bereit, alles zu tun, um das Problem zu lösen? Nützliche Fragen berücksichtigen auch, welche Ressourcen er braucht, um das Problem zu bewältigen, was passieren würde, wenn er es lösen könnte, und was für Veränderungen sich aus der Lösung des Problems ergeben würden.

Diese Informationen sammelt man in der Regel in einem ganz normalen diagnostischen Erstgespräch, um zu verstehen, worunter der Betreffende leidet, wie seine Sicht auf das Problem ist und wie er sich eine Lösung vorstellt. Sie zielen darauf ab, die therapeutische Intervention vorzubereiten – nicht in Form einer Interpretation oder einer Verschreibung, sondern in Gestalt einer Metapher. Auf diese Weise lässt man der Person die Freiheit, in sich selbst unter den vielen Antworten, die die Metapher indirekt anbietet, diejenige zu finden, die er sucht.

Der Betreffende kann Probleme präsentieren, die mit seiner biologischen, sozialen, beruflichen, spirituellen oder geheimen Identität verbunden sind, die sich aus seiner persönlichen Geschichte ergeben oder sich aus erlittenen Traumata und Geschehnissen ableiten. Die Probleme können auch kognitiver Art sein, sie können durch ein System von limitierenden, krankmachenden Überzeugungen und Glaubensvorstellungen verursacht sein, durch eine begrenzte und begrenzende Denkweise. Oder sie können die Gefühlswelt betreffen – die Emotionen, die dem Betreffenden eigen sind oder die ihn gelegentlich aus heiterem Himmel überfallen.

Sie können sich auf die Verhaltensweisen beziehen, auf einen Mangel an Flexibilität, auf die Starrheit des Betreffenden, auf die Normen und Verbote, die ihn in einen Käfig einschließen und ihm verbieten, Kontakt mit der Außenwelt zu halten.

Die Volkszählung

Es war einmal ein König. Er ruft die besten Forscher zusammen, weil er eine Einschätzung der menschlichen Ressourcen in seinem Land vornehmen will. Die Berater verbringen viele Stunden damit, eine Einigung zu erzielen, welches die wichtigsten Themenbereiche seien, die man ermitteln müsse. Als sie sich geeinigt haben, bringen sie dem König den Entwurf eines Fragebogens, der an alle Einwohner des Reichs verteilt werden soll.

Der Fragebogen hat fünf Teile. Der erste erforscht Daten zur Bevölkerungsstatistik: Die Bevölkerung wird nach Geschlecht, Alter und körperlichen Eigenschaften eingeteilt. Denn es ist wichtig zu wissen, ob man es mit Frauen oder Männern, mit Kindern oder Erwachsenen zu tun hat, mit kleinen oder großen Menschen, mit Menschen von gesunder Konstitution oder mit einem Handicap. Nach diesen Fakten richtet sich der König bei seinen Entscheidungen, ob er Kindergärten schaffen soll oder Hospize, Grundschulen oder Universitäten.

Der zweite Teil des Fragebogens erforscht die familiären und sozialen Netzwerke. Jeder ist Teil einer Familie, einer Gruppe von Verwandten oder Freunden, Bekannten oder Mitglied in einem Verein. Es ist wichtig zu wissen, ob ein Individuum allein und isoliert lebt oder ob es von der Zuneigung und der Unterstützung von Verwandten und Freunden umgeben ist. So kann der König besser entscheiden, ob er Mini-Apartments oder große Wohnanlagen, soziale Einrichtungen oder Privatclubs bauen lässt.

Der dritte Teil erforscht die Berufswelt – die unterschiedlichen Tätigkeiten, denen jeder Bürger nachgeht. Es ist wichtig zu wissen, welche Berufskategorien im Königreich vertreten sind, ob die Menschen die Studienreife erlangt, ob sie ein Universitätsstudium abgeschlossen haben, ob sie spezialisiert sind, welches die im Land am häufigsten vorkommenden Berufe sind, ob es mehr Bauern oder Maurer, mehr Ärzte oder Schamanen, mehr Astronomen oder mehr Astrologen gibt. So kann der König entscheiden, ob er Schulen für Ingenieure oder Sozialarbeiter, für Apotheker oder Drogisten fördern soll.

Der vierte Teil des Fragebogens dient dazu, etwas über die religiösen Gruppierungen im Land herauszufinden. Es ist wichtig zu wissen, ob die Einwohner des Königreichs an einen einzigen Gott glauben oder an viele verschiedene Götter. Es ist wichtig, den Grad der Spiritualität und die Werte der Einwohner zu kennen, damit der König weiß, ob er Kathedralen, Moscheen, Kibbuzim, Tempel, Aschrams oder Klöster bauen soll.

»Und der fünfte Teil?«, fragt der König. Der fünfte Teil ist derjenige, der den Einwohnern helfen könnte, ihre Geheimnisse zu entdecken – Geheimnisse, die sich aus versteckten Wünschen, in Schubladen abgelegten Träumen und Projekten, die noch nicht realisiert sind, zusammensetzen. Der fünfte Teil des Fragebogens soll helfen, Teile von sich selbst besser kennenzulernen, die zu lange vor sich und vor anderen versteckt worden sind. So kann der König seinem Volk helfen, seine Träume zu realisieren.

3.1.2 Informationen über das Problem sammeln

Es gibt verschiedene Elemente, die zu einem dargestellten Fall gesammelt werden müssen. Sie sind nicht immer und nicht alle gleichermaßen relevant, aber dennoch verdienen sie es, zumindest erforscht zu werden.

Zu dem Problem muss man zuallererst wissen, wie viele und wer die signifikanten, an dem Fall beteiligten Personen sind: Wer sind sie, was haben sie für eine Beziehung zu dem Betroffenen, welchen Verwandtschaftsgrad, welchen Einfluss üben sie aus? Der Betreffende lebt wie jeder Mensch in einem Netz von Beziehungen, über das er sich definiert und das ihn unterstützt. Von diesem Netz muss man erfahren, auf welche Art und Weise es gewoben ist, wie die Konsistenz ist und wo die wichtigsten Knoten sitzen: Wer sind die einflussreichsten Personen, wer die wichtigsten, wer von ihnen hat die Funktion einer liebevollen Unterstützung, wer die eines bremsenden Hindernisses, wer die eines wohlwollenden Geringschätzens?

Das Beziehungsnetz zu verstehen, das einen beschützt oder einengt, das ermutigt oder Zweifel sät, das antreibt oder bremst, hilft zu verstehen, wieso der Betroffene Schwierigkeiten hat, sich zu bewegen, wieso er Gefahr läuft, in vorhersehbare Fallen zu tappen, oder warum er den Wunsch hegt, auf einem fliegenden Teppich zu entkommen.

Es ist nützlich zu wissen, welche Ereignisse das Problem verursacht, erhalten und verschlimmert haben, wie und wann es entstanden ist, ob es schon Jahre besteht – trotz mannigfacher erfolgloser Lösungsversuche; ob es ein kürzlich aufgetretenes, völlig unerwartetes Problem ist; ob es etwas ist, dem gegenüber sich der Betroffene verantwortlich oder schuldig fühlt oder sich als unschuldiges Opfer sehen kann; ob es eine Laune des Schicksals ist oder das Ergebnis von Ignoranz und hartnäckiger Blindheit desjenigen, der nicht sehen will, was er doch vor der Nase hat. Dies sind alles Facetten und Nuancen, die bei dem Bau einer Metapher wichtig sein können.

Der Gelehrte und der Zirkus

Es war einmal ein Gelehrter, der ein komplexes Problem lösen muss, das seine volle Aufmerksamkeit erfordert. Leider geht das Fenster seines Studierzimmers zu einem Hof hinaus, in dem eine Gruppe von Kindern mit viel Getöse Ball spielt. Ihr Geschrei beim Spielen stört ihn. Er beschließt, etwas zu tun, um die Kinder von seinem Hof fernzuhalten, damit er ungestört weiterarbeiten kann. Er öffnet das Fenster und sagt mit einer Stimme voll augenscheinlicher Freude: »Kinder, warum seid ihr hier und nicht am Seeufer, wo gerade ein Zirkus angekommen ist?« Die Kinder nehmen diese Nachricht begeistert auf, verlassen sofort den Hof und rennen voller Vorfreude hinunter zum See.

Endlich kann sich der Gelehrte auf sein schwieriges Problem konzentrieren. Als er eine durch und durch zufriedenstellende Lösung gefunden hat, bemerkt er die ungewöhnliche Ruhe, die im Hinterhof herrscht. Er fragt den Hausmeister, warum die Kinder nicht wie gewöhnlich im Hof Ball spielen. Und der Hausmeister sagt, dass sie zum Seeufer gelaufen sind, um den Zirkus zu sehen, der gerade angekommen ist. »Wie schön«, sagt der Gelehrte«, da gehe ich auch hin, ich brauche dringend mal ein wenig Zerstreuung.«

Es ist nützlich, die komplexe Dynamik der Situation zu erfassen, um wertvolle Hinweise zu erhalten, die dann beim Bau der Metapher benutzt werden. Unter Dynamik verstehen wir die Entwicklung der Ereignisse, die Notwendigkeit oder die Zufälligkeit, Einfachheit oder Komplexität, Banalität oder Originalität. Handelt es sich um etwas Zufälliges und Überraschendes oder um die Kraft des Wunsches, die Hartnäckigkeit des Willens, das Lähmende der Furcht oder die

Zerbrechlichkeit der Illusion? All dies muss auf irgendeine Art mit den Veränderungen kombiniert und verbunden werden, die sich der Klient erhofft und die wir als Therapeuten für gesund, nachhaltig wirksam und entwicklungsfördernd halten.

Der Urheber einer Metapher kann nur die essenziellen Informationen zur Natur des Problems sammeln, aber er ist sehr präzise beim Definieren oder Aushandeln des zu erreichenden Ziels, beim Vorschlagen einer Lösung für den Fall. Manchmal kann der Klient eine Richtung einschlagen, die der Therapeut nicht befürwortet, ein anderes Mal weiß der Betroffene nicht, was er will, ist unsicher, ambivalent und undurchsichtig – dann kann man ihm helfen, seine Aufmerksamkeit ganz präzise in eine bestimmte Richtung zu lenken.

Der Urheber einer Metapher nutzt darüber hinaus seine diagnostischen Fähigkeiten und seine Voraussicht, um einzuschätzen, was von dem, was der Betroffene erreichen möchte, realisierbar ist. Er baut die Metaphern nicht, um überhöhte Ambitionen oder unrealistische Illusionen zu bestärken, sondern um besser definieren zu können, was ein realistisches Ziel ist, sodass Mittel und Wege gefunden werden, es zu verfolgen.

Er bildet sich ein Urteil darüber, was realistisch, angemessen, zweckmäßig und sogar moralisch ist. Sein Berufsethos beeinflusst auch seine Konstruktion von metaphorischen Welten, in denen es möglich ist, Traum und Fantasie ineinanderfließen zu lassen, aber in denen immer die ethischen Grundsätze gewahrt bleiben müssen – die universalen Prinzipien, mit denen sich der Urheber einer Metapher identifiziert und die seiner Kreativität Grenzen setzen.

Um mehr Informationen darüber zu bekommen, was der Klient zu erreichen oder zu verändern beabsichtigt, erkundet der Therapeut, was der Betreffende bis dahin unternommen hat, was er schon versucht hat: War er passiv und unbeweglich, hat er schon mal eine Lösung ausprobiert – wenn auch nicht ausreichend lange –, hat er völlig falsche Wege und Ansätze gewählt oder sich dem Problem falsch genähert, sind die äußeren Schwierigkeiten tatsächlich so schwerwiegend, dass eine zusätzliche Hilfe nötig ist?

Der Bauer und der Brunnen

Es war einmal ein Bauer, der Wasser brauchte, um seine Felder zu bewässern. Er beschließt also, so lange zu graben, bis er welches findet. Am ersten Tag gräbt er ungefähr fünf Meter, aber er findet kein Wasser. Am nächsten Tag gräbt er, enttäuscht von der vergeblichen Mühe des vorhergehenden Tages, an einer anderen Stelle seines Gartens, diesmal ungefähr zehn Meter. Aber auch hier kommt kein Wasser. Am dritten Tag – noch enttäuschter von den Ergebnissen der vorangegangenen Tage – gräbt er an einer dritten Stelle fünfzehn Meter tief, und auch dieses Mal findet er kein Wasser. Am nächsten Tag, als er wieder an einer anderen Stelle graben will, macht ein Freund ihn darauf aufmerksam, dass die Wahrscheinlichkeit, auf Wasser zu stoßen, höher ist, wenn er das schon gegrabene Loch vertieft, statt dass er jedes Mal ein neues Loch an einer anderen Stelle gräbt.

Es ist wichtig, sich über die Beschaffenheit der Hindernisse klar zu werden, die den Betreffenden bis dahin vom Erreichen des Ziels abgehalten haben. Hilfreich ist es, zunächst zu unterscheiden, ob die Hindernisse objektiver oder subjektiver Natur sind, ob sie zu einer äußeren Welt gehören oder zu dem, was sich für die entsprechende Person als schwierig erfassbar darstellt. Diese Unterscheidung dient dazu, die Lösungsvorschläge in metaphorischen Begriffen zu formulieren.

Wenn die Hindernisse und Blockaden von außen kommen, muss die Intervention sich auch externer Ressourcen, Mittel, Instrumente und Hilfestellungen bedienen. Wenn sie dagegen von innen herrühren und zu der Welt der Überzeugungen, Emotionen oder Verhaltensweisen des Betroffenen gehören, muss eine kognitive, emotionale und verhaltensbezogene Umstrukturierung stattfinden, die zu einer veränderten Einsicht führt.

Dies sind zwei verschiedene Arten, das Problem zu lösen, zwei Ansätze, die konzeptionell auseinander-, aber operativ zusammengehalten werden müssen: Wenn der Betreffende Auto fahren will, muss ich verstehen, ob er bis jetzt nie gefahren ist, weil er nicht wollte oder nicht konnte, oder weil es ihm an Selbstwertgefühl mangelte, oder weil er keine offizielle Befugnis hatte. Hat die Person den Führerschein oder muss sie ihn noch machen?

Eine andere interessante Anregung geben die Kommunikationsmodelle der betreffenden Person, ihre bevorzugten Sprachschemata. Diese zuletzt genannten Informationen dienen der syntaktischen Konstruktion der Metapher, der anzuwendenden sprachlichen Form.

Wenn die allgemeinen und besonderen Charakteristiken des Problems herausgefunden sind, bringt der Therapeut eine oder mehrere für das Problem geeignete Lösungen ein. Aber er führt sie dem Betroffenen nicht klar und logisch vor Augen, etwa in Form eines Ratschlags, einer Verschreibung, eines, »jetzt sage ich dir mal, was du tun musst«. Er arbeitet sie mithilfe seiner therapeutischen Mittel aus, die je nachdem, welcher Schule sie angehören, unterschiedlich sind, und findet die Komponenten heraus, die er für den Bau der Metapher braucht.

Jeder Therapeut bezieht sich auf einen Kodex, der Erklärungen für intrapsychische und interpersonale Phänomene und Lösungen für menschliches Leiden anbietet. Jeder Therapeut bringt sein Wissen ein und nimmt daraus die Anregungen, um seine Metaphern zu kreieren.

Die Metapher ist de facto mit unterschiedlichen psychotherapeutischen Ansätzen (psychodynamischer, kognitiv-verhaltenstherapeutisch, systemisch-familientherapeutisch oder humanistisch-existenziell) kompatibel. Abgesehen von den verschiedenen Schulen, denen die Therapeuten angehören oder auf die sie sich beziehen, ist es für den Bau einer Metapher in jedem Falle opportun, einigen strukturellen und formalen Hinweisen zu folgen.

Die Lösung des Problems bzw. Falles muss Folgendes beinhalten:

- das gewünschte und erhoffte Resultat
- die Strategie, um dieses Resultat zu erreichen
- eine Bewertung und Neubewertung der fehlgeschlagenen Versuche
- die Umstrukturierung des ursprünglichen Problems
- die erzielten Erfolge
- die durch den Erfolg hervorgerufenen Gefühle
- die Konsequenzen des Erfolgs

3.2 Informationen in Metaphern verwandeln

Eine wirkungsvolle Metapher zu bauen bedeutet, ein Auge für die Ähnlichkeiten zu haben, Gleichheiten und Gegensätze sowie Parallelen zu erfassen. Das Denken in Analogien ist die Basis der Metapher, weil es erlaubt, so von dem Fall zu reden, als rede man von etwas anderem. Gleichzeitig liefert es glaubhafte Modelle und Hypothesen und keine absoluten Standpunkte.

Die auf einen bestimmten Menschen zugeschnittene Metapher geht also von einer deutlichen Analogie zwischen dem vom Betroffenen dargestellten Problem und dem Thema der Geschichte aus. Diese Analogie muss dann durch Isomorphismen ausgeweitet werden, in denen eine parallele Struktur zwischen den wichtigen Beziehungen der Protagonisten des Falls und denen der Geschichte konstruiert wird. Alles dies muss in einen geeigneten Kontext gebracht werden. Der Begriff Analogie wird in seiner etymologischen Bedeutung gebraucht im Sinne von Entsprechung, der Bestätigung einer Nähe oder Ähnlichkeit von Beziehungen, in denen einige wahrnehmungs- und ausdrucksbezogene Qualitäten hervorgehoben, andere vernachlässigt werden.

Der Prinz, der König werden muss

Es war einmal ein Prinz, der sich der Aufgabe nicht gewachsen fühlt, König zu werden. Er weiß, dass das sein Schicksal ist und dass er nichts dagegen tun kann, aber er möchte es so lange wie möglich hinauszögern. Er bittet den König, eine Reise um die Welt machen zu dürfen, um etwas zu lernen und reifer zurückzukehren – bereit für sein neues Amt. Der König gibt ihm die Erlaubnis, und der Prinz macht sich auf den Weg.

Er kommt in der ersten Stadt an: der Stadt des **Wer**. Er ist ein bisschen verlegen, als die Leute ihn fragen, wer er ist. Er antwortet: »Ich bin ein Prinz.« Aber mit dieser Antwort können die Einwohner dieser Stadt gar nichts anfangen. Sie sehen wohl, dass er männlich ist, aber das reicht ihnen nicht. Sie beginnen eine sorgfältige Befragung über sein Alter, sein Gewicht und seine Größe. Dann wollen sie wissen, ob er auf dem Land oder in der Stadt geboren ist, ob er gesund ist oder irgendwelche Krankheiten hat. Viele minutiöse Fragen, um etwas über seine persönliche, soziale, berufliche, spirituelle und geheime Identität herauszufinden.

Am Anfang ist er irritiert, aber mit der Zeit spürt er ein wohltuendes wachsendes Vertrauen, als er den Sinn dieser Fragen versteht. Er begreift, dass sie nicht dazu dienen zu urteilen, sondern herauszufinden, welche Tätigkeiten jemand übernehmen kann. Ein sieben Jahre altes Kind von zarter Statur kann keine schweren Gewichte bewegen;

eine schwangere Frau kann nicht an einem Wettlauf teilnehmen; ein alter Mensch, der immer in der Stadt gelebt hat, kann den Bauern nicht die Kunst des Apfelanbaus beibringen. Das Sammeln von vielen Informationen über die verschiedenen Aspekte der Identität eines Menschen dient dazu, ihm den richtigen Platz zuzuweisen.

Der Prinz findet diese Überlegungen nützlich. Sie sind einfach, aber profund. Er denkt, dass sie ihm nützlich sein können, sobald er König sein wird. Jede Person hat ihre Charakteristiken, durch die sie einzigartig ist, und diese Einzigartigkeit ist wertvoll und muss respektiert werden. Das Vertrauen, das eine Person verdient, reicht noch nicht aus: Die Möglichkeiten, Fähigkeiten, Bestrebungen, Motivationen und Wünsche müssen unvoreingenommen anerkannt werden.

Als der Prinz den Besuch dieser Stadt beendet hat, setzt er seinen Weg fort, um andere Städte zu besuchen. Er geht, bis er an ein Schild kommt, auf dem steht: Die Stadt des **Hier**. Was für ein seltsamer Hinweis, denkt der Prinz. »Wo ist denn ›Hier‹?«, fragt er sich. Er schaut auf seine Karte und sieht, dass dort alle angrenzenden Städte und die Entfernungen eingezeichnet sind – und zwar ausgehend von dem Punkt auf der Karte mit dem Standorthinweis »Sie sind hier!«.

Der Prinz beschließt, diese Stadt zu erkunden. Als er mit den Einwohnern spricht, bemerkt er, dass sie sehr auf die speziellen Eigenschaften des Ortes fokussiert sind, an dem er sich mit ihnen unterhält. Wenn sie in einem Café sind, führen sie Kaffeehausgespräche, wenn sie im Foyer eines Kinos sind, reden sie über Filme, im Restaurant über Essen, im Gerichtssaal über Gerechtigkeit, zu Hause über den Haushalt. Jeder Ort dient den Bürgern dieser Stadt dazu, ihre Aufmerksamkeit ausschließlich auf bestimmte Themen zu konzentrieren und andere auszuklammern. Und das gefällt dem Prinzen: Es erscheint ihm beruhigend, und er beschließt, sich daran zu erinnern, wenn er König wird. Jeder Ort trägt dazu bei, dem, was man mitteilt, eine Bedeutung zu geben.

Er beendet den Besuch dieser Stadt des Hier und setzt seine Reise fort, um die Stadt des **Jetzt** zu erreichen. Er erkennt sie an einem Schild, auf dem »Jetzt ist der richtige Moment« steht. Der junge Prinz versteht den Sinn des Satzes nicht so recht und betritt die Stadt mit großer Neugierde. Während er eine Weile mit den Einwohnern der Stadt zusammenwohnt und ihre Gewohnheiten kennenlernt, fällt ihm eine Eigenart auf, die er bei den Einwohnern seines eigenen Königreichs nie bemerkt hat.

Die Menschen sind auf die Gegenwart konzentriert, auf das, was sie gerade tun. Der Prinz ist fasziniert von dieser Aufmerksamkeit, die sich in kleinen und großen Dingen zeigt, in den täglichen und in außergewöhnlichen Handlungen. Für die Einwohner der Stadt des Jetzt ist jede Handlung in die Gegenwart eingebettet und ergreift die Möglichkeiten, die die Gegenwart anbietet. Sie nutzt die Besonderheiten und vernachlässigt die winzigen Unterschiede zur Vergangenheit, aus der sie ja kommt, projiziert sich gleichzeitig in die Zukunft und sieht die Konsequenzen einer Handlung auf kurze und lange Sicht voraus. Jemand, der eine Entscheidung trifft, weiß, dass seine Handlungen immer in ein Kontinuum eingefügt sind – damit sie nicht den Fesseln der Vergangenheit oder den Illusionen der Zukunft ausgeliefert zu sein. Aufmerksam untersucht er die Möglichkeiten und Hemmnisse der Realität.

Der junge Prinz versteht, dass diese Art der Zeitwahrnehmung dazu dient, den jetzigen Moment, die Vergangenheit und die Zukunft zu respektieren – und dazu, die Zeit als eine Ressource mit all ihren Möglichkeiten zu nutzen und zu genießen, ohne das aufzuschieben, was in der Gegenwart gemacht werden kann oder besser gemacht werden sollte, und ohne zu sehr zurückzuschauen, als könne man zurückkehren und noch mal erleben, was letztlich schon durchlebt worden ist. Er ist fasziniert davon, die Vergangenheit als etwas Vollendetes zu sehen, mit alldem, was sie ihn hat verstehen lassen – und die Zukunft als Quelle der noch nicht erforschten Möglichkeiten.

Jetzt bleibt für den Prinz nur noch, die Stadt des **Wie** zu erforschen. Er erkennt sie am Ortsnamen. Jede Straße ist einem Beruf zugeordnet. Es gibt die Straße der Schlosser, der Bäcker, der Käsehersteller und der Glaser. So weiß jeder, wo er hingehen muss, um zu finden, was er sucht – ohne die Angst, sich zu verlaufen. Der Prinz hat Hunger und geht in die Straße der Bäcker, um Brot zu kaufen. Er erwartet, dass er dort bestimmt viele gleichartige Läden findet. Stattdessen entdeckt er, dass jeder sein Brot auf eine andere Weise herstellt. Der eine backt weißes, der andere schwarzes Brot, wieder andere verwenden Kleie oder Roggen, Körner oder Vollkornmehl, andere arbeiten mit vielen würzenden Zutaten – wie Eiern, Nüssen oder Zwiebeln, noch andere machen das Brot süß oder fad, salzig oder scharf. Aus jedem Geschäft kommt ein sehr einladender Duft, und jeder Käufer kann wählen, in welchem Geschäft er das Brot kaufen will, das er am liebsten hat und das seinen Gaumen und Geschmack am besten zufriedenstellen kann.

Dem Prinzen macht es Spaß, durch die Straßen zu gehen und zu entdecken, dass jeder seinen eigenen Stil, seine eigene Methode und seine eigene Vorgehensweise hat. In der Stadt des Wie ist es wichtig, dass jeder seine Arbeit macht, dass er zu seinen eigenen Ergebnissen kommt: das »Wie« hängt vom persönlichen Stil ab, den ein jeder im Lauf der Zeit perfektioniert hat.

Auch dies ist eine wichtige Lektion für den Prinzen: Er versteht, dass es eine persönliche Art und Weise gibt, seinen Beruf auszuüben – im Bewusstsein des angestrebten Ziels. Wenn das Ziel einmal festgelegt ist, ist jeder frei, seiner eigenen Kreativität, seiner Intuition und seinem Stil zu folgen.

Jetzt fühlt sich der Prinz bereit dazu, König zu werden, weil er gelernt hat, wie wichtig es ist, sich selbst zu kennen – mit seinen Vorzügen und Fehlern –, sich den Zusammenhängen entsprechend zu verhalten, die zeitliche Dimension des Ziels zu respektieren und sich frei zu fühlen, den eigenen Weg zu wählen.

3.2.1 Die Analogie

Der erste Schritt bei der Ausgestaltung einer Metapher besteht darin, eine Analogie zu kreieren zwischen dem, was der Betreffende darstellt, und dem, was uns herauszufinden gelingt. Die Analogie ist der tragende Pfeiler der Metapher: Wenn sie ungeeignet ist, gerät die ganze Metapher in Schieflage und kann sogar zusammenbrechen. Sie kann der Ausgangspunkt für eine wunderschöne Geschichte sein, die aber beim betreffenden Zuhörer keine Saite zum Klingen bringt.

Um Analogien herzustellen, gilt die Formel: »X« ist wie »Y«. »X« steht für den Fall, den Betroffenen, das Problem, und »Y« ist das Konzept, das für seine Struktur stehen kann. Mit dieser Formel können wir spielen, viele Varianten bilden und so lange probieren, bis wir diejenige finden, die die Voraussetzungen zu einer erzieherischen und entwicklungsfördernden Geschichte liefert. Wir dürfen nicht vergessen, dass wir eine Metapher mit der Absicht gestalten, eine Veränderung hervorzurufen, etwas zu lehren, eine entwicklungsfördernde, therapeutische Botschaft weiterzugeben. Die Analogien sind die Basis der Geschichte: Davon hängen die nächsten Schritte ab.

Einige Beispiele:

- Ein Therapeut ist wie ... ein Mechaniker, der den Motor repariert, aber nicht sagt, wie ein Auto zu fahren ist.
- Ein Coach ist wie ... ein Fahrschullehrer: Er gibt Anweisungen, die dazu dienen, das Fahren zu lernen und den Führerschein zu machen.
- Eine Therapie ist wie ... eine Schatzsuche.
- Ein Aus- oder Weiterbildungskurs ist wie ... eine Oase, in der man sich während eines langen Marsches stärken kann.
- Eine positive Überzeugung ist wie ... ein Passepartout.
- Eine limitierende Überzeugung ist wie ... in einem Tunnel zu stecken und kein Licht zu sehen.
- Eine positive Emotion ist wie ... das Benzin für ein Auto.
- Eine negative Emotion ist wie ... eine dunkle Wolke am Himmel.
- Eine gesunde Paarbeziehung ist wie ... zwei Möwen, die fliegen.
- Ein Paar in der Krise ist wie ... ein erloschener Kamin.
- Eine Familie ist wie ... eine Musikband.
- Vertrauen ist wie ... ein Lieblingssessel.
- Herzklopfen ist ... wie jemand, der dich ruft, um dir etwas zu sagen.
- Eifersucht ist ... wie ein Kanarienvogel, der den Minenarbeitern das Entweichen von Gas anzeigt.
- Ein Rat ist wie ... ein Kompass.
- Eine Metapher ist wie ... eine Landkarte.

Jede der hier aufgeführten Analogien kann die Grundlage für eine andere Geschichte werden – mit anderen Implikationen. Es ist jedoch wichtig, bei der Wahl der Analogie einige Vorsichtsmaßnahmen zu beachten, um nicht den gegenteiligen Effekt von dem zu bewirken, was man erhofft. Wenn wir den Fall einer schüchternen Person behandeln, können wir z. B. nicht ein solches Schüchternheitsklischee wie den Hasen auswählen. Wenn wir den Hasen zum Protagonisten einer Geschichte machen, die um einen schüchternen Menschen kreist, wird es schwer, glaubhaft darzustellen, dass es ihm gelingt, seine Natur zu ändern und sich in einen Löwen zu verwandeln – es sei denn, es handelt sich um Zauberei.

Die Metapher muss glaubwürdig sein: Sie nutzt das magische Denken, aber sie befeuert es nicht. Sie evoziert entwicklungskonforme Verwandlungen, keine übernatürlichen. Die Metapher ist sich ihrer natürlichen Grenzen bewusst und respektiert die Überprüfung der Realität. Es ist also empfehlenswert, Protagonisten zu wählen, die natürlicherweise die Eigenschaften haben, die wir dem Betroffenen zuschreiben wollen, und die der Betroffene nicht zu haben glaubt. Es ist wie in dem Buch »Der Zauberer von Oz«: Der Löwe glaubt, dass er feige sei, der Blechmann glaubt, er sei herzlos, und die Vogelscheuche, dass sie keinen Verstand habe – aber ihre Natur und ihr Verhalten zeigen das Gegenteil. Der Zauberer von Oz beschränkt sich darauf zu bestätigen, welche Eigenschaften sie – ohne es zu wissen – besitzen.

Wenn man betonen will, wie wichtig das Erkennen der eigenen natürlichen Schönheit ist, kann man von einem schüchternen Pfau sprechen. Die Wahl des Pfaus lässt sofort an die Schönheit seiner Federn denken, an seine natürlichen Gaben, die er erkennt oder auch nicht. Das ist das Geheimnis der Auswahl von Analogien: Schon in der Wahl des Protagonisten steckt das Potenzial seiner Entwicklung, die Natürlichkeit seines Wachstums. Wenn der Protagonist ein Prinz ist, wird er in der Regel König, auch wenn er denkt, dass er dem nicht gewachsen ist. Wenn der Protagonist ein König ist, liegt es an ihm, Gesetze zu erlassen, zu regieren und Entscheidungen zu fällen. Wenn der Protagonist ein Landwirt ist, ist es klar, dass er mit Geduld gesegnet ist und abwartet, wie der Samen sich die Zeit nimmt, die er braucht, um das zu werden, was er werden kann und soll.

Der Eichelhäher

Es war einmal ein schöner Eichelhäher, der es liebt, die Eicheln um sein Nest herum zu verstecken. Manchmal versteckt er sie in der Nähe von Nachbarbäumen, manchmal in der Nähe von Bäumen, die weit weg stehen: Er versteckt so viele, weil er sicher sein will, dass er immer genügend Futter hat.

Aber da er mehr versteckt, als er braucht, bleiben die Eicheln dort liegen und keimen mit der Zeit. Deswegen gibt es um das Nest des Eichelhähers herum einen üppigen Eichenwald.

3.2.2 Die Figuren

Aus der Wahl der Analogie ergeben sich die Figuren der Geschichte, die in der Lage sind, das hervorzurufen, auf das wir abzielen. Dadurch können wir mit den Prototypen trainieren, die nützliche Modelle liefern. Wenn wir sagen, dass der Protagonist ein Welpe ist, rufen wir nicht die Assoziation zu einem Zebra- oder Elefantenjungen hervor, sondern die zu einem Hund. Wenn wir ein Stachelschwein auswählen, wissen wir, dass es klein und stachelig ist, wenn wir von einer Prinzessin sprechen, ist klar, dass sie jung ist, bei einem Gärtner wissen wir, dass er mit den Unvorhersehbarkeiten des Wetters zurechtkommen muss. Wir müssen die Hauptfigur der Geschichte auf der Basis dessen auswählen, was sie als Prototyp und Stereotyp repräsentiert, sodass sich die Person, der sie gewidmet ist, mit dieser Figur identifizieren kann und die indirekt an sie gerichteten Botschaften begreift.

Bei der Auswahl der Figuren ist es nicht nötig, rigoros vorzugehen: Wenn der Betroffene ein Mann ist, muss der Protagonist der Geschichte nicht unbedingt dem gleichen Geschlecht angehören. Die Geschichte folgt den gleichen Gesetzen wie ein Traum. Die Hauptfigur unterliegt Veränderungen: Sie kann eine Frau, eine Gruppe, ein Tier, eine mythologische oder eine erfundene Figur sein. Es ist nicht die Identität, die zählt, sondern es sind die Attribute, die der Identität zugeschrieben werden.

Wenn wir die Geschichte in einem Supermarkt spielen lassen, empfiehlt es sich z. B., von einer Hausfrau zu sprechen, weil sie am ehesten dort einkauft; wenn die Geschichte in einer Kneipe angesiedelt ist, ist es glaubhafter, dass der Gast männlich ist – es sei denn, man möchte einen Kontrast betonen, indem man von einer Frau an einem Ort spricht, der vorzugsweise von Männern besucht wird.

Oft ist der Protagonist eine Gruppe: Das erlaubt, die Facetten von verschiedenen kulturellen Charakteristika hervorzuheben, und jede Figur kann einen Teil des Ganzen darstellen. Ein anderes Mal möchte man eine ganz besondere Eigenschaft evozieren und wählt einen Protagonisten, der die Fähigkeit in sich trägt, diese Qualität zu entwickeln. Ein Hund jault, knurrt, bellt und beißt, und wenn man eine bissige, aggressive Figur braucht, kann der Hund geeignet sein. Wenn wir das Konzept evozieren wollen, in die Höhe zu fliegen, können wir einen Adler nehmen – also einen Vogel, der sehr kräftige Flügel hat, aber möglicherweise genügt auch irgendein anderer Vogel. Versichern Sie sich, dass der Zuhörer »Vogel« nicht nur in ein Tier übersetzt, das fliegt, sondern in einen Prototyp seiner Art.

Daher wählen wir entweder ganz allgemeine Begriffe aus, die dem Hörer die Freiheit lassen, den Sinn zu spezifizieren, oder spezielle Begriffe, die das Interpretationsfeld eingrenzen. Eine Person kann weiblich oder männlich sein, aber wir stellen sie als erwachsen dar. Die Bezeichnung Jugendlicher ist z. B. männlich, aber wenn wir eine weibliche Jugendliche darstellen wollen, müssen wir den Artikel und die entsprechende Endung besonders betonen.

Für bestimmte Berufe spielt das Geschlecht keine besondere Rolle: Wir können die Begriffe mit einer männlichen Endung benutzen – ein Gärtner, ein Koch, ein Bauer, es sei denn, man möchte die Wichtigkeit des weiblichen Geschlechts unterstreichen. Wenn wir wichtige Aufgaben betonen wollen, ist die Figur des Königs in der kollektiven Vorstellungswelt jemand, der sein Volk durch sein Geburtsrecht und aus Respekt vor den Traditionen regiert und dessen Rolle es hauptsächlich ist, Gesetze zu erlassen. Andere für Metaphern geeignete Berufe sind Richter, Alchemisten, Zauberer oder Figuren, die zwischen konkreten, wahren und realen Dingen einerseits und der Welt der Vorstellungen, der Fantasie und Wünsche andererseits angesiedelt sind.

Oft zeigen die Figuren einer Metapher Liebe zu sich selbst als authentische Basis für die wichtigsten menschlichen Werte. Jeder kann seine moralische Haltung als gesunden Egoismus darstellen, als angemessenes Interesse an der eigenen existenziellen Integrität, als Indikator des mentalen Gleichgewichts: Jeder organisiert sein Leben für sein eigenes Wohlergehen, für die volle Nutzung seiner eigenen Fähigkeiten und Ressourcen.

Manchmal sind die Figuren jedoch instabil, haben eine Ausstrahlung, die nichts Gutes verheißt. Sie beunruhigen den Zuhörer, weil sie die Opfer von verwirrenden Wahrnehmungen sind, überhäuft von allzu starken Gefühlen. Diese Beunruhigung provoziert jedoch nicht nur Unbehagen, sondern vor allem auch eine Suche – also nicht nur schmerzhafte Lähmung, sondern auch Stimulation. Die Hauptfigur bewertet sich, steckt die eigenen Grenzen ab, entscheidet, etwas nicht zu ertragen, sondern den Moment zu nutzen, und packt die Gelegenheit gemäß den eigenen Fähigkeiten beim Schopf.

Manchmal sind es stolze Figuren, die mit sich selbst und ihren Tugenden, mit ihrer Schönheit, Macht und ihrem Reichtum zufrieden sind: Stolz als ein Akt der Gerechtigkeit gegen sich selbst, im Bewusstsein der eigenen Würde, mit Aufmerksamkeit für den eigenen Anstand und mit dem ausgeprägten Sinn für Ehre. Ein Stolz, der die Fähigkeit, die eigenen Grenzen zu erkennen, bewahrt hat und zugleich die Bescheidenheit, sich dem Impuls zu verschließen, eine Lösung zu verfolgen, die nicht im Bereich der Möglichkeiten liegt.

Manchmal sind es Figuren, die Geduld – die Tugend der Starken – kennen, die sich nicht dem Schmerz hingeben, sondern ihn in den Griff bekommen. Eine geduldige Figur weiß abzuwarten, sie schaut nach vorne, bedenkt das Ende, sucht Alternativen, gibt sich nie geschlagen und ist stark in ihrer Beharrlichkeit. Sie kann warten, weil sie weiß, dass sich die Dinge ändern können, weil das, was zunächst ein Verlust zu sein scheint, sich mit der Zeit zu einer Bereicherung entwickeln kann. Oder manchmal ist die Figur auch ungeduldig, impulsiv, in dem Moment gefangen, verzweifelt und aggressiv, um auf diese Weise die Wirkungslosigkeit ihrer Antwort zu unterstreichen.

Einige Figuren verdeutlichen den Unterschied zwischen Illusion und Hoffnung. Die Illusion schließt die Hypothese eines schlechten Ausgangs aus, die Hoffnung schließt sie ein, stellt aber gleichzeitig die Hypothese eines positiven Ausgangs auf dieselbe Ebene. Die Hoffnung entspringt der Freude am Dasein, dem Willen, zu leben und dem Menschenunwürdigen, dem Schmerz und dem Leiden die Stirn zu bieten. Die Hoffnung ist gezeichnet von Zweifel, Angst und Unsicherheit, aber sie lässt sich davon nicht aufhalten. Sie berücksichtigt diese, befasst sich mit ihnen, und mit der Zeit realisiert sie das, was im Bereich des Möglichen liegt.

Manchmal sind es pessimistische Figuren, die das Schlimmste befürchten, oder sie sind defätistisch, hoffen sogar, dass die schlimmste Befürchtung eintritt. Die Figuren einer Geschichte können ganz unterschiedliche Facetten haben – ein Repertoire von Eigenschaften der menschlichen Seele, das Ambivalenz, Unsicherheit, Zweifel, Polarität und Widersprüchlichkeit einschließt. Aber vor allem muss die Metapher eine entwicklungsfördernde Botschaft enthalten.

Der Gärtner, die Prinzessin und das Stachelschwein

Es war einmal eine junge Frau, die nicht genau weiß, was sie werden soll, wenn sie erwachsen ist. Auf der Suche nach Inspirationen macht sie eine Reise um die Welt. Auf ihrem Pilgerweg trifft sie viele Persönlichkeiten, einige sympathische, andere unsympathische, aber nur drei von ihnen regen sie zu brauchbaren Überlegungen an.

Die erste ist ein Gärtner, der mit den Pflanzen spricht. Dieses eigenartige Verhalten weckt ihre Neugier, und sie fragt ihn nach dem Grund. Er antwortet, dass er vor allem dann mit den Pflanzen spricht, wenn sein Verhalten für sie unverständlich sein könnte. Denn die Pflanzen sind empfindlich, nicht nur gegenüber Wärme und Kälte, Regen und Wind, sondern auch gegenüber seinen Stimmungen. Er spricht mit ihnen vor allem dann, wenn sie wissen sollen, dass er sie immer noch gern hat, auch wenn er sie an einem Tag ein wenig vernachlässigt. Er hat vielleicht nur schlecht geschlafen oder leichte Kopfschmerzen oder ist mit einer anderen Angelegenheit beschäftigt. Er spricht auch zu ihnen, wenn sie wissen sollen, dass er sie nur deswegen manchmal überfordert, schlecht behandelt oder antreibt, weil er alles aus ihnen herausholen will, was in ihren Samen steckt, damit sie die besten Früchte tragen, zu denen sie bestimmt sind.

Der jungen Frau gefällt diese Art, mit den Pflanzen zu sprechen, und sie nimmt sich vor, dass sie sie auch anwenden wird, wenn eine unbeabsichtigte Nachlässigkeit oder eine übertriebene Forderung falsch interpretiert werden könnte und möglicherweise die Beziehung schädigt oder wenn sie die Diskrepanz zwischen ihren Absichten und ihrem Tun kompensieren will.

Die zweite Persönlichkeit, die sie zum Nachdenken anregt, ist eine wunderschöne Prinzessin, die sich beklagt und schlecht über sich selbst spricht. Die junge Frau ist überrascht, weil sie sieht, dass die Prinzessin alles hat: Sie ist schön, jung, reich, gesund und dazu noch eine Prinzessin. Was fehlt ihr? Warum beschwert sie sich? Die Prinzessin erkennt, dass die junge Frau recht hat, und bittet sie, ihre Klagen nicht allzu ernst zu nehmen. Im Grunde ihres Herzens weiß sie, dass sie Königin werden wird. Hin und wieder gefällt es ihr jedoch, sich zu beklagen, manchmal braucht sie das sogar wie ein kleines Beschwörungsritual. Die junge Frau versteht sie nicht, und die Prinzessin erklärt: »Wenn ich es eilig habe, wenn ich nicht warten kann, wenn ich Angst habe, dass nicht das passiert, was ich mir wünsche, wenn ich denke, dass ich all die schönen Dinge, die ich habe, gar nicht verdiene, dann beklage ich mich, um mich daran zu erinnern, dass ich mich anstrengen muss. Die Klagen dienen mir als Ansporn, mir immer die größte Mühe zu geben, damit ich das, was ich erreiche, auch verdiene, und um sicher zu sein, dass ich das, was ich verdiene, auch wirklich erreiche.«

Der jungen Frau gefällt diese Antwort. Es ist eine schöne Vorstellung, dass das Klagen vielleicht dazu dient zu erkennen, dass man noch nicht alles tut, was man tun könnte, und darüber hinaus dem, was man wirklich will, mehr Gewicht zu geben. Es könnte als Denkpause dienen, um eine Idee reifen zu lassen, die sich, wenn sie ausgereift ist, ihren Weg bahnt und wahrgenommen wird. Sie überlegt, dass auch sie, wenn sie mal nicht weiß, was sie tun soll, sich erlauben wird zu klagen, um ihr eigenes Bemühen und die eigene Entschlossenheit in die richtige Richtung zu verstärken.

Die dritte Persönlichkeit, die ihre Neugier weckt, ist ein kleines, schwarzes, stacheliges Tier, das sie mit zwei boshaften Äuglein anschaut und flüchtet, um sich zu verstecken. Die junge Frau folgt ihm, und als sie es in die Hand nimmt, sticht es. Sie hat sich noch gar nicht beschwert, als das Stachelschwein sich schon entschuldigt. Es sagt, es sei nicht seine Absicht gewesen zu stechen. Unglücklicherweise reagiere es auf diese Weise, wenn es auch nur die kleinste Gefahr vermutet. Es kann nichts dagegen machen. Aber es geht in die Schule, um zu lernen, wie es die Stacheln weicher werden lassen kann, um sich zu verteidigen, ohne jemandem weh zu tun.

Auch diese einfache Kunst, sich selbst zu verteidigen, ohne die Absicht, jemand anderen anzugreifen, und vor allem die Bitte um Entschuldigung, sofort nachdem man jemanden – wenn auch vielleicht vollkommen unbeabsichtigt – verletzt hat, gefallen der jungen Frau, die auf diese Weise die dritte Inspiration gefunden hat, nach der sie gesucht hat.

3.2.3 Isomorphismus (Strukturgleichheit)

Die Analogie wird durch den Isomorphismus erweitert: Die Parameter, die Prozesse und die Beziehungen des realen Falls müssen ein Äquivalent bilden zu denjenigen, die in der Metapher präsentiert werden. Der Isomorphismus sorgt dafür, dass die wichtigsten Figuren und die Ereignisse der Metapher mit denjenigen des vorliegenden Falles/Problems korrespondieren: Sie müssen ähnliche Eigenschaften besitzen und ähnliche Beziehungen unterhalten. Die Situation wird dann mithilfe der Analogie in einen passenden Kontext gestellt – der Analogie, in der unterschiedliche Figuren unterschiedliche Perspektiven aufzeigen können. Die isomorphe Transformation bezieht sich hauptsächlich auf die Beziehungen der Figuren in der Geschichte untereinander und nicht auf den Kontext: Es gibt keine Beschränkungen im Hinblick auf die Beschaffenheit des Kontextes oder der Identität der verwendeten Charaktere.

Wenn es sich bei dem dargestellten Fall um einen Vorgesetzten innerhalb einer Firma handelt, der angegriffen wird, wenn er die Firmenpolitik und die Strategien der Firma präsentiert, kann die Metapher eine Geschichte von dem Herold eines Königs erzählen, der von den Einwohnern des Landes angegriffen wird, als er die neuen Erlasse des Königs verkündet. Wenn der dargestellte Fall eine Person betrifft, die immer weiter in eine Beziehung investiert, die bereits abgekühlt ist, spreche ich von einem Gärtner, der seine Energie verschwendet, indem er trockene Zweige pflegt. Wenn der Betroffene in einer Beziehung die Perfektion sucht, spreche ich von einem Gärtner, der gegen Unkraut kämpft. Oder ich erzähle auch die folgende Geschichte.

Der Prinz der Träume

Es war einmal eine Prinzessin, die jede Nacht davon träumt, dem Märchenprinzen zu begegnen. Morgens wacht sie dann aber auf und lächelt ihren Ehemann liebevoll an. Eines Nachts, während sie wie in allen anderen Nächten träumt, den Märchenprinzen zu treffen, fragt dieser sie verärgert: »Warum träumst du jede Nacht davon, mich zu treffen, und gibst dann deine ganze Liebe deinem Ehemann?« Und die Prinzessin antwortet: »Weil du der Traum einer Nacht bist, er ist der Traum des Lebens.«

Ich benutze oft das Gleichnis vom Gärtner, um auf eine isomorphe Art die Mühe und die nötigen Fähigkeiten zu betonen, die eine Beziehung aufbauen und erhalten wie einen Garten; das Gleichnis von der Prinzessin, um Folgendes zu verdeutlichen: Wenn eine reife Person ihre Ressourcen erkennt, kann sie Königin werden; das Gleichnis vom Stachelschwein, um zu zeigen, dass jeder sich selbst erziehen und seine Instinkte in den Griff bekommen kann.

Wenn es sich um typische individuelle Probleme handelt, kann man mit der Analogie zu einem Tier oder mit einer mythologischen Figur anfangen und sie dann mit Beispielen erweitern, die die subjektiven Einschränkungen repräsentieren, die der Betroffene zu haben meint und die es zu überwinden gilt. Der Isomorphismus ist logischerweise mit dem Kontext verbunden, dessen Einschränkungen durch die ausgewählte Analogie bedingt sind.

Wenn es sich dagegen um Gruppenprobleme handelt, kann man von der Analogie zu einem Stamm, einem Dorf, einer Gemeinschaft oder einer Stadt ausgehen. Jede dieser Gruppen erlaubt eine Hervorhebung von Besonderheiten, Unterschieden oder Eigentümlichkeiten und legitimiert bestimmte Verhaltensweisen innerhalb eines bestimmten Zusammenhangs. Und sie unterstreicht die Notwendigkeit, sie zu verändern, wenn die Voraussetzungen sich ändern.

Ein Beispiel für Isomorphismen

Maria hat einen Verlobten und einen Geliebten. Sie heiratet den Verlobten und geht auf Hochzeitsreise. Als sie wiederkommt, entdeckt sie, dass der Geliebte beschlossen hat, die Beziehung zu ihr zu beenden.

- Maria = Prinzessin
- Verlobter/Ehemann = Garten
- Geliebter = geheimer Garten
- Hochzeitsreise = die Prinzessen macht eine Reise um die Welt
- Beziehung zum Ehemann = der Garten wird vom Hofgärtner gepflegt
- Beziehung zum Geliebten = der geheime Garten wird in ihrer Abwesenheit vernachlässigt
- Der Geliebte beschließt, sie zu verlassen = ohne ihre Pflege verwelken die Pflanzen des geheimen Gartens – und als sie zurückkehrt, entdeckt sie, dass die Pflanzen tot sind

3.2.4 Der Kontext

Es gibt keine Einschränkungen im Hinblick auf die Wahl des Kontextes, in den die Geschichte gestellt werden soll. Der Konstrukteur einer Metapher kann sich frei in den Welten bewegen – von der Natur bis zur Wissenschaft, vom Reich der Tiere bis zu dem der Pflanzen, von der Astrophysik bis zur Technik, von der Geschichte bis zur Mythologie, von der Evolution des Menschen bis zu religiösen Doktrinen. Eine Begrenzung ergibt sich jedoch durch die Wahl der Analogie. Wenn man von Robotern spricht, kann man die Geschichte nicht im Mittelalter spielen lassen, wenn man die Geschichte im Mittelalter spielen lässt, kann keine Informationstechnologie eingebaut werden. Wenn man von Bären spricht, kann es nicht um Raumschiffe gehen. Dem Zuhörer sollten weder zu viele logische Sprünge zugemutet werden, noch sollte er durch offensichtliche Widersprüche abgelenkt werden. Es ist unsere Aufgabe, die Unstimmigkeiten zu beschränken und nur die auszusuchen, die für die Ziele der Metapher eine Funktion erfüllen.

In diesem Zusammenhang erinnere ich mich an den Beitrag eines Kursteilnehmers. Er machte mich darauf aufmerksam, dass das Einfügen des Begriffs »elektrische Säge« in eine Geschichte, die in längst vergangenen Zeiten spielt, ihn abgelenkt hatte und er dem Rest der Geschichte nicht mehr folgen konnte.

Die Metapher bietet darüber hinaus verschiedene Kontexte an, in denen die Hauptfigur verschiedene Verhaltensweisen ausprobiert, unterschiedliche Reaktionsweisen auf Stimulationen beobachtet und Dinge lernen kann, die in einem gewöhnlichen Kontext nicht zugänglich sind.

Die Wahl kann auf jedes beliebige Land fallen, auf Orte der Vergangenheit oder der Zukunft, man kann Themen der Meditation oder der verschiedenen religiösen Traditionen benutzen, mit ihren spirituellen oder anderen abstrakten Symbolen, die für den Betroffenen eine repräsentative Bedeutung haben können.

Die Wahl des Kontextes dient dazu, die nötigen Veränderungen einzufügen und Umstrukturierungen vorzuschlagen. Umstrukturieren bringt mit sich, dass man den vom Klienten gemachten Erfahrungen andere Bedeutungen beimisst. Man schlägt andere Reaktionsmöglichkeiten vor und verbindet die alte Erfahrung mit einer neuen Antwort. Dadurch lässt sich ein geeigneter Kontext finden, und der Wert und die Nützlichkeit auch von schmerzhaften Geschehnissen wird neu bestimmt, indem man positive Umdeutungen und Konnotationen benutzt.

Der Delfin im neuen Aquarium

Es war einmal ein Delfin, der es gewohnt ist, in den berühmtesten Aquarien aufzutreten. Er hat viel Spaß an den Shows: Er mag den Applaus der Zuschauer, er mag die Fische, die der Trainer ihm gibt, wenn er einen dreifachen Salto macht oder wenn er mit der Leichtigkeit einer Ballerina auf seiner Schwanzspitze kreiselt.

Eines Tages wird dieser Delfin in ein anderes Aquarium gebracht. Er macht weiterhin seine Shows, wie er es gewohnt ist, aber in diesem neuen Aquarium bekommt er weder Applaus von den Zuschauern noch Fische von seinem Trainer. Im Gegenteil: Er spürt, dass das Publikum irritiert und verärgert ist, und dass der Trainer ihn ablehnt. Aber er versteht nicht, warum.

Seine erste Reaktion ist es, seinem alten Aquarium nachzutrauern, in dem alles so gut lief; er findet die hiesigen Zuschauer inkompetent und geschmacklos und den Trainer kleinlich. Er führt weiterhin seine Nummern vor – in der Hoffnung, dass es ihm früher oder später gelingen wird, beim Publikum und beim Trainer eine andere Reaktion hervorzurufen.

Eines Tages nach einem spektakulären dreifachen Salto schaut er sich um und bemerkt, dass er die Zuschauer nassgespritzt hat. Jetzt begreift der Delfin: Er hatte nicht wahrgenommen, dass dieses Delfinbecken kleiner als das vorhergehende ist und dass die Zuschauer bei seinen Nummern nass werden. Jetzt weiß er, was er tun muss, um Applaus und Fische zu bekommen. Es reicht schon aufzupassen, dass er die Zuschauer bei seiner Show nicht in Mitleidenschaft zieht.

3.2.5 Erfahrungen als Bezugsrahmen

Die Änderungen des Kontextes helfen dabei, verschiedene Erfahrungen zu machen. Sie dienen hauptsächlich dazu, Verbindungen zwischen Ereignissen zu vermuten, die vorher unverbunden waren, sowie dazu, Emotionen hervorzurufen und Umstrukturierungen zu präsentieren, die Veränderung vorbereiten und mögliche Lösungen anbieten.

Innerhalb der Geschichte macht der Protagonist verschiedene Erfahrungen in verschiedenen Zusammenhängen, die einzig und allein dem Zweck dienen, einen Zweifel, eine Reflexion oder einen Lernschritt anzustoßen. Oft erscheinen die Erfahrungen zufällig und unerwartet. Sie transportieren damit die Botschaft, dass in allem, was passieren kann, auch eine Möglichkeit zur Veränderung enthalten ist.

Manchmal sind die Erfahrungen vorprogrammiert, beabsichtigt oder von einem Weisen angeraten – in der Absicht, den Sinn für Verantwortung, den Willen, die Entschlossenheit und die nötigen Wechselbeziehungen zwischen Ursache und Wirkung zu schärfen. Auch das ist eine Wahl, die im Ermessen des Urhebers einer Metapher liegt – je nachdem, welche Botschaft er senden möchte. Häufig braucht es überraschende Erfahrungen, damit der Klient seine Flexibilität erhöhen kann.

Es ist nicht unbedingt nötig, dass die Erfahrungen einzig und allein an den Protagonisten der Geschichte gebunden sind. Sie können als Nebenereignisse präsentiert werden, als marginal – als ob sie anderen Personen passierten und auf diese Weise mit den Erlebnissen des Protagonisten verbunden sind. Die Hauptfigur beobachtet sie, lernt durch sie und assimiliert andere verhaltensbezogene Perspektiven. Das zu berücksichtigende Ziel besteht also darin, durch Erfahrungen einen Denkprozess in Gang zu setzen, der zu einer emotionalen, kognitiven, perzeptiven und verhaltensbezogenen Öffnung führt.

Das Stachelschwein, das sich Freunde wünschte

Es war einmal ein Stachelschwein. Es ist traurig darüber, dass es ihm nicht gelingt, Freunde zu haben, weil es sich aus lauter Angst jedes Mal mit seinen spitzen Stacheln verteidigt, wenn sich ihm ein Tier des Waldes nähert. Es ist überzeugt davon, dass es nichts dagegen tun kann – dass das eben seine Natur und sein Schicksal ist.

Eines Tages, als es allein im Wald spazieren geht, sieht es viele Stachelschweine, die mit anderen Tieren spielen. Es ist überrascht und kann seinen Augen kaum trauen. Für eine Weile bleibt es stehen, um die Szene zu beobachten, als wolle es herausfinden, inwieweit das, was für ein anderes Stachelschwein möglich ist, auch in seinem Falle denkbar wäre. Trotz aller Zweifel meint es, dass es zumindest einen Versuch wert sei.

Es beschließt, im Wald herumzustreifen, um wie die anderen Tiere zu lernen, seinen Instinkt zu beherrschen.

Als Erstes trifft es einen Hund, der seinen Herrn auf die Jagd begleitet. Das Stachelschwein hält ihn an und fragt ihn, wie er gelernt hat, seine Instinkte zu beherrschen. Der Hund denkt einen Augenblick nach und antwortet: »Es war mein Herr, der es mir mit viel Geduld beigebracht hat. Ich habe es jedoch auch lernen wollen, weil ich verstanden habe, dass ich viele Vorteile daraus ziehen würde.« Er sagt es und leckt sich die Schnauze. »Welche Vorteile?«, fragt das Stachelschwein. »Der größte Vorteil ist es, mit ihm zusammenzuleben: Er gibt mir zu fressen, er nimmt mich zur Jagd mit, er lässt mich spielen, er streichelt mich. Mit ihm zusammen zu sein ist viel besser, als ein Streunerleben zu führen.« Das Stachelschwein versteht und bedankt sich bei dem Hund, der schwanzwedelnd zu seinem Herrn läuft.

Nach einer Weile trifft es eine Katze, die auf Mäusejagd ist. Er hält sie an und fragt sie ebenfalls, wie sie es gelernt hat, ihre Instinkte zu beherrschen. Die Katze antwortet, ohne auch nur eine Sekunde nachzudenken: »Weil es besser ist.« »Wie meinst du das?«, fragt das Stachelschwein. »Schau mal«, sagt die Katze mit scheinheiliger Miene, »es ist schon aus reinem Opportunismus besser. Du bist es, der bestimmt, wann es der richtige Moment ist, den anderen zahm und vertrauenswürdig zu erscheinen, während du in Wirklichkeit in dir drin einen absolut freien Geist bewahren kannst, den nie jemand vollständig zähmen kann. Das ist der Vorteil – mehr noch, es ist die einzige Art, die Freiheit zu bewahren, dich von deinen Instinkten zu befreien.«

Das Stachelschwein beginnt zu glauben, dass dies nicht nur möglich ist, sondern dass es vielleicht tatsächlich von Vorteil ist – so, wie es sowohl der Hund als auch die Katze gesagt haben. Es will jedoch noch einen weiteren Beweis.

Es streift weiter durch den Wald und trifft ein Chamäleon. Es stellt auch ihm die gleiche Frage. »Wie hast du gelernt, deine Instinkte zu beherrschen.« Und das Chamäleon antwortet: »Ich habe nicht gelernt, meine Instinkte zu beherrschen, ich habe gelernt, sie zu benutzen, um mich zu verteidigen.« »Was soll das heißen?«, fragt das Stachelschwein. »Das soll heißen, dass ich gelernt habe, meinen Instinkten zu vertrauen. Es ist nämlich mein Instinkt, der mich warnt, wenn es eine gefährliche Situation gibt, wenn ich so schnell wie möglich das Weite suchen muss, wenn ich entscheiden muss, ob ich mich verteidigen kann oder angreifen muss, ob ich mich verbergen muss oder ob ich mich zeigen kann.« »Aber wie macht er das: dich zu warnen?«, fragt das Stachelschwein. »Ich weiß es nicht genau«, antwortet das Chamäleon. »Was ich dir sagen kann, ist, dass ich in einem bestimmten Moment etwas spüre, eine Art Juckreiz. Dann halte ich inne, schau mich sorgfältig um, um den Ursprung des Juckreizes zu verstehen. Ich benutze meine wachsamen Sinne und auch mein durch Erfahrung gewonnenes Wissen, und dann entscheide ich, welche die geeignetste Reaktion ist, um den Juckreiz abzustellen. Erst dann reagiere ich und bis jetzt habe ich immer eine unterschiedliche Antwort für die verschiedenen Situationen gefunden.«

3.2.6 Umstrukturierungen

Die Metapher bietet Anstöße dazu, zahlreiche Umstrukturierungen vorzunehmen und ein System von verkrusteten Überzeugungen infrage zu stellen. Die Umstrukturierung erlaubt, den Erfahrungen, Ereignissen und Situationen andere Bedeutungen zu geben. Sie kreiert deshalb eine emotionale, kognitive und perzeptive Flexibilität, der die verhaltensbezogene Flexibilität folgen kann. Die Umstrukturierung basiert auf systemischem Denken, auf der Konzeption einer zirkulären, vielschichtigen, rekursiven Vernetzung, auf der kognitiven Revolution, die auf die eindimensionalen und limitierenden kausalen Modelle verzichtet und sie durch interaktive kausale Modelle ersetzt.

Mit notwendigen und geeigneten Umstrukturierungen können Krisen ausgelöst werden. Es können die Voraussetzungen geschaffen werden, die Methode zu ändern, wie Menschen ihre Erfahrungen organisieren und der Welt Bedeutungen zuordnen. Umstrukturieren bedeutet, einen anderen Rahmen zu schaffen, eine andere Bedeutung, einen anderen Sinn – normalerweise einen positiven, aber wenn nötig auch einen negativen. Mit der Umstrukturierung wird die Fähigkeit erweitert, zu beobachten und die relevanten Elemente zu erfassen, geeignete Verknüpfungen vorzunehmen und den Erscheinungen einen vollständigen Sinn zu geben.

Der König, der dachte, er sei böse

Es war einmal ein Geschichtsgelehrter, der einen König kennenlernen will, der damit prahlt, dass er sehr böse sei. Der Gelehrte will verstehen, auf was diese Überzeugung beruht. Er bemerkt nämlich einen Unterschied zwischen dem, was der König zu sein glaubt und den Reaktionen, die er von seinem Volk bekommt. Der König prahlt mit seiner Boshaftigkeit – angefangen damit, dass er sagt, er habe seinen Untertanen immer nur wenige Privilegien zugestanden. Sie müssten sich das, was sie haben, verdienen.

Der Gelehrte versteht nun, wieso dieses Volk so erfahren auf dem Gebiet der Kunst des Landbaus, der Jagd und der Fischerei geworden ist. Es ist dank der Restriktionen des Königs geschehen. Die Menschen wurden erfindungsreich, um eine Überlebensstrategie zu finden, und so sind sie im Lauf der Zeit wahre Experten geworden. Der König, der damit prahlt, böse zu sein, ist erstaunt. So hat er die Sache noch nie betrachtet.

Er gibt aber nicht auf und setzt mit einem nach wie vor prahlerischen Ton hinzu: »Ich habe meinem Volk die Freiheit genommen, ihre Ideen offen zu äußern, ich dulde keine Kritik.« Der Gelehrte erwidert darauf, dass er jetzt versteht, warum es in dem Land so viele Dichter gibt. Dadurch, dass sie ihre Ideen nicht frei äußern dürfen, sind sie spitzfindig geworden, sich auf indirekte Art auszudrücken, anspielungsreiche, evokative Formen der Kunst zu benutzen, die nicht bloß beschreibend und vordergründig sind. Indem der König ihre Redefreiheit eingeschränkt hat, hat er sie dazu angespornt, andere, kreative Möglichkeiten des Ausdrucks zu finden.

Der König, der damit prahlt, böse zu sein, ist nun noch erstaunter. Er hat nicht bedacht, dass er mit der Einschränkung der Redefreiheit die Kreativität anspornen könnte.

Er will eine weitere Demonstration seiner Bosheit geben. Er betont, dass er sehr strenge und restriktive Gesetze im Hinblick auf das soziale Verhalten und das zivile Zusammenleben erlassen hat, die von allen aus Angst vor Sanktionen respektiert werden.

»Gut«, sagt der Gelehrte, »so hast du deinen Untertanen zu verstehen gegeben, dass die Tugend nichts anderes als Selbstbeherrschung ist. Du gewöhnst deine Untertanen daran, tugendhaft zu sein und darauf zu achten, dass ihresgleichen es ebenfalls sind. Nur so hast du es geschafft, ein friedliches Volk zu bekommen, das nicht gewalttätig ist, sondern das die zivilen Normen respektiert.«

Jetzt ist der König, der sich für böse hält, wirklich sehr erstaunt und fragt den Gelehrten: »Also sind es nicht die Absichten, die zählen? Zählen nur die Konsequenzen?« Der Gelehrte denkt lange darüber nach und antwortet dann: »Das kommt drauf an.«

Umstrukturieren soll nicht bedeuten, Absicht und Folge miteinander zu verwechseln, sondern es geht darum, sich eine systemische Sichtweise anzueignen, die die Wechselbeziehungen von Absicht und Auswirkung bedenkt, ohne sich diese Beurteilung durch Gutmenschentum vernebeln zu lassen.

Die verliebte Prinzessin

Es war einmal eine Prinzessin. Sie ist sehr verliebt in ihren Märchenprinzen, der aber wenig Zeit für sie hat. Er ist sehr mit Versammlungen am Königshof, mit Fuchsjagden und Reisen in die Nachbarreiche beschäftigt. Wenn die Prinzessin ihn fragt, wann sie zusammen sein können, seufzt er und sagt leise, dass er leider keine genauen Pläne machen kann, weil er sehr mit seinen Pflichten am Hof beschäftigt ist. Die Prinzessin ist verständnisvoll und vertraut ihm. Es reicht ihr, wenn der Prinz ihr hin und wieder einen Blick schenkt und verspricht, sie bald zu besuchen.

So vergeht die Zeit, und die Freundinnen der Prinzessin heiraten ihre Märchenprinzen, bekommen Kinder, werden erfahrener, weil sie die Unterschiede der verschiedenen Lebensabschnitte und Beziehungen durchleben. Die Prinzessin dagegen spürt, dass sie jung bleibt: Ihre Unwissenheit hält sie auf dem Stand der Heranwachsenden, die darauf wartet, dass sich das Versprechen ihres Prinzen in eine Verpflichtung verwandelt.

An einem langweiligen grauen Tag betrachtet sie sich im Spiegel und erkennt sich nicht wieder. Sie sieht eine runzlige Alte mit weißen Haaren vor sich. Sie schaut sich aufmerksam in die Augen, um herauszufinden, ob sie es wirklich ist, und um zu sehen, ob es noch Spuren von der Prinzessin gibt, die sie einmal war. Bei dem tiefen Blick in ihre eigenen Augen stellt sie fest, dass nur noch der Blick der Illusion übrig geblieben ist, der sie zu lange daran gehindert hat, das zu sehen, was offensichtlich war.

3.2.7 Alternative Überzeugungen

Die Metapher schlägt Systeme von Überzeugungen vor, die von denen des Zuhörers abweichen und das Potenzial enthalten, seine limitierenden Überzeugungen zu ersetzen. Oft ist der Betreffende in seinen ungeordneten Gedankengängen gefangen, verhaspelt sich in seinen Zweifeln, dreht sich grübelnd im Kreis, stolpert über seine logischen Sprünge oder wird durch ideologische Hindernisse blockiert. Der Urheber einer Metapher bemüht sich, ein Vergrößerungsglas zu finden, das es ermöglicht, Löcher und Sprünge zu entdecken und den Faden eines plausiblen Gedankengangs freizulegen.

Das System der limitierenden Überzeugungen zwängt den Betroffenen durch das Gefühl der Aussichtslosigkeit, des erdrückenden Pflichtgefühls, der Katastrophenangst oder durch eine deterministische Sichtweise so ein, dass die Vergangenheit die Zukunft bedingt. Entwicklungsfördernde Überzeugungen dagegen erlauben uns, etwas zu wagen, auszuprobieren, unsere eigenen Grenzen herauszufordern, die Zukunft vorauszuplanen und aus einem bewährten Katalog das eigene Schicksal auszuwählen.

Das gesamte fünfte Kapitel beschäftigt sich damit, wie geeignete Metaphern zur Umstrukturierung limitierender Überzeugungen gebaut werden können.

Die Insel der Möwen

Es war einmal eine Insel mitten im Meer, die von Möwen, Eidechsen und Kaktusfeigenbäumen bewohnt ist. Eines Tages hat eine der Möwen Lust, eine andere Insel zu besuchen. Als sie ihren Freunden von diesem Wunsch erzählt, wird sie überrascht angeschaut: Niemand hat je die Insel verlassen, also kann auch sie sie nicht verlassen. »Aber wieso nicht?«, fragt die junge Möwe verblüfft und auch neugierig. »Weil das die Tradition ist. Niemand hat je die Insel verlassen, es ist unsinnig zu diskutieren. Das ist die Tradition, man hat es immer so gemacht, so lautet die Regel. Es ist eine Regel, um Möwen wie dich zu schützen, die meinen, wer weiß was zu finden. Letztendlich sind sowieso alle Inseln gleich.«

Die Möwe sagt, dass das, was sie antreibt, nur der Wunsch ist, andere Inseln kennenzulernen, andere Traditionen und Kulturen. Aber die anderen bekräftigen, dass alles, was sie braucht, hier auf der Insel zu finden ist. Es gibt nichts Neues in irgendeinem anderen Teil der Welt, auf den anderen Inseln findet man die gleichen Dinge wie auf dieser Insel.

Die junge Möwe hat ihre Zweifel, aber sie weiß nicht, ob sie an der Tradition festhalten und sie respektieren soll, der sie angehört, oder ob sie ihrem Instinkt folgen soll, der ihr nahelegt, wegzufliegen und neue Inseln zu erforschen.

Eines Tages, während sie darüber nachdenkt, was sie tun soll, sieht sie eine Möwe, die sich am Strand ausruht. Sie erkennt sofort, dass es eine fremde Möwe ist. Sie nähert sich und fragt sie, woher sie komme. Die Fremde erzählt ihr, dass sie eine lange Reise gemacht hat und von einer weit entfernten Insel kommt, reich an Palmen und Leguanen. Die junge Möwe sagt, dass sie hier weder Palmen noch Leguane je gesehen habe.

Die Fremde schlägt vor: »Dann komm meine Insel besuchen, sie ist es wert, weil es Hunderte Arten von Palmen gibt, jede mit einer anderen Besonderheit.« Die junge Möwe erinnert sich daran, dass die Tradition ihrer Insel es ihren Einwohnern verbietet wegzugehen. Die Fremde bemerkt dazu: »Ich wusste, dass es eine Insel gibt, auf der es den Möwen verboten ist, woanders hin zu gehen. Alle haben sie als eine verdorrte, trockene Insel mit traurigen Möwen beschrieben, die nur tief fliegen können.«

Die junge Möwe ist über diese Beschreibung ihrer Insel sehr erschrocken. Und es stimmt ja auch: Wenn sie sich umschaut, sieht sie Steine, den einen oder anderen Kaktusfeigenbaum und ein paar faule

Eidechsen. »Die anderen Inseln sind also nicht so wie diese?«, fragt sie die Fremde. »Aber nein«, antwortet die, »jede Insel ist anders. Es gibt Inseln, die wunderbar nach Pinien riechen, andere nach Jasmin und wieder andere nach Zitronen. Es gibt Inseln, die von schweigsamen Krokodilen bewohnt sind, andere von lärmenden Zikaden. Jede Insel ist anders und jede Insel hat besondere Eigenschaften, die sie unverwechselbar machen. Manche Inseln sind an ihrem Geruch zu erkennen, andere an ihren Farben, wieder andere an ihren Geräuschen. Jede hat ihre eigene Schönheit und Einmaligkeit.«

»Sind sie gefährlich, voller Tücken und wilden Tieren?«, fragt die junge Möwe. »Das schon«, sagt die Fremde, »sicherlich kannst du auf die eine oder andere Gefahr treffen, aber du lernst auch, mit ihnen fertigzuwerden. Du lernst, die wirklich gefährlichen Tiere von denen zu unterscheiden, die nur so tun, um sich zu verteidigen, du lernst, die Strömungen, die viele gute Fische bringen, von denen zu unterscheiden, die nur Plastiktüten vor sich hertreiben. Alles ist Erfahrung, alles kann dich lehren, wie du deine Fähigkeit verbessern kannst, die Strömungen des Meeres zu beobachten, die ersten Vorboten eines Sturms oder ein Tier, das versucht, dein Vertrauen zu gewinnen und dir dann etwas Böses antut. Alle diese Erfahrungen helfen dir nicht nur, erwachsen zu werden, sondern auch dabei, höher zu fliegen.«

Jetzt hat die junge Möwe begriffen: Sie fragt sich nicht mehr, ob sie die Traditionen der Insel respektieren oder gegen sie rebellieren soll. Was jetzt mehr zählt, ist ihr Wunsch nach Wissen, das Bedürfnis, ihren Erfahrungsschatz zu erweitern, und die Notwendigkeit, freie Entscheidungen treffen zu können.

3.2.8 Lösungen

Die in einer Metapher präsentierten Lösungen sind keine Verordnungen, sondern gehören in den Bereich der Suggestionen. Die Metapher stellt Hypothesen auf, präsentiert Vorschläge und rät zu Lösungen. Sehr oft beschränkt sie sich nicht darauf, einen einzigen Lösungsvorschlag zu präsentieren, auch nicht zwei, um nicht das Dilemma zu schaffen, dass man sich zwischen zwei Alternativen entscheiden muss, sondern liefert mindestens drei: Drei Lösungsvorschläge vermitteln den Eindruck, wirklich wählen zu können. Das Ziel ist nie, einen gefangenen, ausgenommenen und zubereiteten Fisch zu servieren, sondern zu lehren, wie man Fische fängt. Es wird immer einzig und allein der Betroffene sein, der die für seine Persönlichkeit geeignete und stimmige Lösung findet – je nach seinen

Werten, dem für ihn nötigen Zeitaufwand und dem, was ihm seiner Meinung nach den größten Vorteil bietet.

Unsere Aufgabe ist es, hypothetische Lösungen zu kreieren, die Aufgabe des Klienten ist es, die für ihn/sie stimmige Lösung zu finden, vielleicht sogar eine, die gar nicht in der Geschichte vorgeschlagen wird. Die Geschichte hat jedoch einen selbstständigen Gedankengang aktiviert, hat einen tastenden Prozess der Suche nach einer Lösung in Gang gesetzt, hat die Erlaubnis gegeben, an die Existenz von Lösungen zu denken und sie also auch zu suchen.

Die Lösungen, die von der Metapher vorgeschlagen werden, stimulieren zu einer größeren perzeptiven, emotionalen, kognitiven, funktionalen, sowie auf Beziehungen und das Verhalten bezogenen Beweglichkeit: Sie erweitert nicht notwendigerweise all diese Aspekte gleichzeitig, aber zumindest denjenigen bzw. diejenigen, die dem Betroffenen fehlen. Übungen in Hinblick auf größere Flexibilität trainieren die Fähigkeit, in den Begriffen von Umstrukturierung zu denken und das zu benutzen, was wir zur Verfügung haben, ohne vortäuschen zu müssen, das zu haben, was uns im Moment gar nicht zur Verfügung steht: Es sind Übungen der Kreativität und der mentalen Freiheit.

Die sieben Wunderheiler

Es war einmal ein König, der eine tiefe Wunde hat, die nicht heilen will. Den traditionellen Ärzten des Hofes ist es nicht gelungen, die richtige Behandlung zu finden, deshalb beschließt die Königin, die besten Wunderheiler der Welt zu rufen.

Der erste Wunderheiler kommt aus Japan, und ihm genügt ein Blick, um zu verstehen, dass die Wunde nur deswegen so tief ist, weil sie sehr alt ist und nie behandelt wurde. Der japanische Wunderheiler bereitet einen Tee zu, der die Macht besitzt, den Organismus von allem Unrat zu reinigen, von dem Verstand und Herz vergiftet sind, und der vergessen hilft, was vergessenswert ist.

Der zweite Wunderheiler ist ein Indianer, er ist einverstanden mit der Diagnose des Japaners und lässt den König die Friedenspfeife rauchen. Der König soll Frieden mit sich selbst schließen – mit dem, was er nicht geschafft hat, aber hätte erreichen müssen, wollen und können. Der Indianer lädt ihn ein, sich selbst zu verzeihen, um anderen verzeihen zu können.

Der dritte Wunderheiler kommt aus Europa. Er glaubt, dass es für den König wichtig ist, sich an die schönen und guten Dinge zu erinnern. Der König hat sie zu lange nicht beachtet, weil er auf seinen Schmerz konzentriert war. Der Wunderheiler schenkt ihm Kopien von Meisterwerken aus ganz Europa und betont, dass diese Kunstwerke nicht nur das Leben der Menschen verschönert, sondern auch die Ästhetik zu Ethik erhoben haben.

Der vierte Wunderheiler kommt aus Australien und bringt einen roten Stein mit, der alle Energien der Erde enthält und den Wert und Respekt für die Erde lehrt. Die Erde ist nämlich eine Quelle von Energie und zeigt uns die Wichtigkeit von Festigkeit, Stabilität und dem Bewusstsein, mit beiden Füßen auf dem Boden zu stehen.

Der fünfte Wunderheiler kommt aus Tibet und schenkt ihm ein Mandala, das er mit seinen mitfühlenden Händen gefertigt hat. Mit diesem Mandala lehrt er den König, das richtige Maß an Geduld und Mitgefühl zu haben – die Geduld, die besonders nützlich ist, wenn er sich schwierigen oder vielleicht auch mal langweiligen Themen und Situationen stellen muss. Mit dem Mandala entdeckt der König das Mitleid, das nützlich ist, wenn er in der Nähe von Menschen ist, die leiden. Ihr Leiden ist die Lehre zum Mitgefühl, zum Verstehen des Leidens, das in jedem von uns steckt.

Der sechste Wunderheiler kommt aus Afrika. Da die Wunde des Königs dank der Eingriffe der anderen Wunderheiler dabei ist zu verheilen, erkennt er, dass der König wieder ein wenig zu Kräften kommen muss. Er macht eine Packung aus Heilkräutern, die dazu dienen, ihm Stärke und Willenskraft zu verleihen, und die er in den wichtigsten Momenten seines Lebens dabei haben kann, um mit neuer Kraft seine Aufgaben zu meistern.

Der siebte Wunderheiler kommt aus China und schenkt ihm eine Landkarte von noch nie erforschten Gebieten. Es ist eine sehr ausführliche Landkarte, die es dem König ermöglicht zu sehen, wo die Fallen und Hindernisse sind, auf die er treffen könnte, aber auch die Täler, die Flüsse und die Brücken, die er überqueren kann, um weiterzuziehen und in andere Gegenden zu gelangen.

All diese Zutaten helfen, eine analoge Geschichte zu konstruieren, die den Betreffenden dazu anleiten, die Lösung für sein Problem zu erahnen. Die Geschichte umreißt eine der Situation des Betreffenden entsprechende Parallelstruktur. Der Unterschied zwischen dieser Parallele und der tatsächlichen Situation besteht darin, dass die Person sich zu einem bestimmten Zeitpunkt abkoppelt und beginnt, Lösungen zu erkennen. Sie denkt über die Erfahrungen der Protagonisten in der Geschichte nach, die zu einem Wechsel der Perspektive ermuntern.

Mit der Metapher leitet man den Zuhörer aus dem Problemzustand in den angestrebten Zustand, indem man für ihn oder sie stellvertretende Erfahrungen als Bezugspunkte und als Lernprogramm konstruiert. Auf diese Weise wird das Problem mit der Lösung verbunden, und man vermittelt die Fähigkeit, unmittelbar die problematischen Aspekte herauszufinden und die Mittel, um sie ins richtige Verhältnis zu setzen und angemessen auf sie reagieren zu können. Mithilfe dieser durch die Metapher vermittelten Erfahrungen – jedoch in einen Kontext eingefügt, in dem die üblichen Filter nicht greifen – kann der Betreffende durch ständige Umstrukturierung und Umdefinition der eigenen Überzeugungen und Emotionen neue Wege beschreiten, um die alten Situationen neu einzuordnen.

Der Therapeut kann in die Metapher verschiedene Auflösungen einbauen, die den Prozess der Veränderung stimulieren und es ermöglichen, die angestrebten Ziele zu erreichen. Auf diese Weise kann der Klient verschiedene Optionen prüfen und diejenige auswählen, die am meisten mit seinem Wertesystem übereinstimmt. Die Lösung kann darin bestehen, die Perspektive, die Glaubenssätze und Bewertungskriterien, die Verhaltensweisen oder internen Prozesse zu ändern – also diejenigen, die für den Betreffenden nötig sind, um sein Problem zu lösen. Die Metapher bewirkt, dass sich derjenige, wenn er sich in einer vergleichbaren Situation befindet, an die Geschichte erinnert, die dort vorgeschlagenen Veränderungen umsetzt und sein Ziel erreicht.

Wie man eine Metapher baut:

- Erzeuge eine Analogie zu dem Fall/Problem des Klienten.
- Wähle die Figuren für die Geschichte aus.
- Erweitere das Gleichnis durch Isomorphismen.
- Wähle einen Kontext, in dem die Geschichte stattfindet.
- Füge dazu passende Erfahrungen hinzu.
- Mach ein paar Vorschläge für Umstrukturierungen.
- Schlage ein System von entwicklungsfördernden Überzeugungen vor.
- Biete mögliche Lösungen an.

4 Wörter und Sätze: Die Sprache der Metapher

Dieses Kapitel führt Sie in die spezielle Sprache ein, derer man sich bei Metaphern bedient, dazu in die Besonderheiten ihres Vokabulars und des Satzbaus. Sie werden auch ein paar Hinweise dazu finden, wie man sie vortragen kann, und am Ende des Kapitels folgen drei Fallbeispiele.

Die Metapher ist die Königin der indirekten und suggestiven Kommunikation, ihr Einsatz setzt Kunstfertigkeit und eine gewisse Eleganz voraus. Im Bewusstsein, dass das Erzählen einer Metapher bedeutet, die Erfahrung eines anderen zu beeinflussen, sollte der Erfinder von Geschichten seine sprachliche Kompetenz maximal trainieren und bewusst die suggestive Kraft der Worte nutzen. Bestimmte Worte haben definitiv mehr als andere die Macht, bestimmte psychologische Reaktionen beim Gegenüber hervorzurufen. Die Macht der suggestiven Kommunikation besteht in ihrer Möglichkeit, als Katalysator eingesetzt zu werden. Sie sammelt, organisiert und nutzt das Potenzial des unbewussten Verstandes, der weniger kritisch ist als der bewusste. Während der Zuhörer mit dem bewussten Verstand die logische Bedeutung dessen sucht, was er hört, verbindet sein unbewusster Verstand die Worte mit seinen eigenen Erfahrungen.

Die in eine metaphorische Geschichte eingefügten Suggestionen sind reich an vorwiegend indirekten, allgemeinen und unpersönlichen psychologischen Implikationen: Auf diese Weise fordert man von dem Betreffenden nicht, sich direkt zu äußern oder zu agieren, sondern man fügt eine mit Bedeutungen aufgeladene konnotative Ebene ein. Es liegt beim Zuhörer, sie zu entdecken.

Die in der Metapher bevorzugte indirekte Annäherung ist positiv, reich an Zugeständnissen, Verstärkungen und Ermutigungen, sodass derjenige, der zuhört, das Gefühl hat, spontan auf das eingehen zu können, was ihm als Geschichte angeboten wird. Die in der Metapher vorkommenden Sätze, die reich an psychologischen Implikationen sind, kreieren jene Suggestionen, die der Zuhörer zunächst nicht offen diskutieren kann. Er merkt aber mit der Zeit, dass man ihm Freiraum lässt. In der Dynamik der Suggestionen sind zum einen die psychologischen Implikationen dessen enthalten, was dem

Zuhörer vermittelt werden soll, gleichzeitig bieten sie ihm auch die Freiheit, darauf einzugehen.

4.1 Semantische Grundelemente: Die Wahl der Wörter

Die Metapher leitet ihre evokative Kraft aus der Sprache ab, die sie benutzt, insbesondere durch die Überschreitung einengender Grenzen und die Erweiterung der gebräuchlichen Bedeutungen. Wir tun dies, um Pflanzen, Tieren und Dingen Absichten, Gedanken und Gefühle frei zuordnen zu können, die normalerweise nicht zu ihnen gehören. »Der Gärtner begreift, dass die Pflanze Durst hat«, »Die Prinzessin will mit ihren Flügeln fliegen«, »Das Stachelschwein möchte viele Freunde gewinnen« sind Beispiele, bei denen Bedürfnisse, Absichten und Wünsche bei den jeweiligen Bezugspunkten bzw. -personen – Pflanze, Prinzessin, Stachelschwein – angenommen, also attribuiert werden, ohne sich dabei von den Restriktionen ihrer Identität stören zu lassen.

Die beim Bau und dann beim Erzählen der Geschichte ausgewählten Wörter müssen Assoziationen stimulieren, die den mentalen Transfer von semantischen, emotionalen, erfahrungsbezogenen und kognitiv limitierten Inhalten in andere Bereiche erleichtern – in Bereiche, die verstärkt und umfassend mit Eigenschaften versehen sind, die eine freie Entfaltung zulassen.

Deswegen benutzt der Konstrukteur einer Metapher vorwiegend Begriffe mit einer Doppelbedeutung, symbolische Wörter und Bilder, die mehr als ihre direkte Bedeutung implizieren. Man wählt Wörter, die sich nicht nur auf eine einzige perzeptiv-expressiv-sensorische Qualität beziehen, sondern auch auf funktionale Ressourcen oder typische Interaktionsmodelle, die evoziert werden sollen.

Die Wahl der Wörter, die in eine metaphorische Geschichte eingefügt werden, ist grundlegend: Die Sprache schafft einerseits Begrenzungen, andererseits provoziert sie auch »virtuelle« Erfahrungen.

Die beim Bau einer Metapher zu befolgenden sprachlichen Regeln sind die der Hypnose, die sich auf die Schule von Milton H. Erickson und auf die neurolinguistische Programmierung beziehen. Insbesondere die therapeutischen Metaphern tragen spezifisch sensorische Begriffe in sich, Substantivierungen, Modalverben und unspezifische Verben und Adjektive – ohne genaue Hinweise, auf was sie sich beziehen.

Die Qualität des in die Metapher eingebrachten Wissens ist das der Gleichzeitigkeit der Einsicht und der multidimensionalen und mehrdeutigen Intuition, bei der alles gleichzeitig ein Teil und auch ein Ganzes ist – eine Qualität, bei der man das Ganze nicht kennen kann, ohne die einzelnen Teile zu kennen, und bei der man die einzelnen Teile nicht kennen kann, ohne das Ganze zu kennen. Die Qualität der multidimensionalen Gleichzeitigkeit stellt der mentalen Vorstellungskraft – verglichen mit der dürftigen Qualität der logischen Wahrnehmung – einen breiteren Isomorphismus zur Verfügung. So entdeckt der Therapeut dank der Metapher seine poetische Ader, durch die er mit der poetischen Ader seines Gegenübers Kontakt aufnimmt. Beider Unbewusstes tritt bei der Suche nach einer Lösung in einen kreativen Dialog.

Sehen wir uns jetzt also die wichtigsten Begriffe an, die den sprachlichen Aufbau einer Metapher bestimmen.

4.1.1 Spezifisch sensorische Begriffe

Spezifisch sensorische Begriffe beziehen sich speziell auf die Repräsentationssysteme, auf die Art, wie die sensorischen Fähigkeiten genutzt werden, um zu Informationen zu gelangen. Sie vertreten die Wahrnehmung der äußeren Welt, beziehungsweise die fünf Sinne: Sehen, Hören, Riechen, Schmecken, Tasten. Die letzten drei weisen zusammen mit dem kinästhetischen Sinn auf das innere, propriozeptive Repräsentationssystem hin. Die ersten beiden dagegen, das Hören und das Sehen, gehören zu den Repräsentationssystemen, die sich hauptsächlich auf die Außenwelt beziehen.

Die Metapher muss das vom Betreffenden bevorzugte repräsentative System widerspiegeln. Je nach Fall kann die Geschichte mit Prädikaten angereichert werden, die dem visuellen Repräsentationssystem angehören, der Welt der Formen und Farben. Sie kann aber auch mit Wörtern erzählt werden, die dem Repräsentationssystem des Hörens angehören, die mit einer melodiösen Stimme und mit zahlreichen Lautmalereien Töne und Geräusche beschreiben und in der Lage sind, die Welt der Töne heraufzubeschwören und in Syntonie mit dem auditiven System zu treten. Oder man kann Erzählungen mit Worten vortragen, die zum nonverbalen Repräsentationssystem gehören, aufgeladen mit Empfindsamkeit, voller physischer

Empfindungen, körperlicher Erfahrungen und tiefer Emotionen, die alle in der Lage sind, starke Effekte von Präsenz zu provozieren, um die nonverbalen Kanäle zum Schwingen zu bringen. Oder es kann auch dazu angeregt werden, Situationen zu »wittern« oder sich vom Geruchssinn leiten zu lassen.

Die Metapher muss manchmal auch in die Unterabteilungen der jeweiligen visuellen, akustischen, kinästhetischen, olfaktorischen, geschmacklichen und taktilen Repräsentationssysteme herabsteigen und dabei minutiös die sensorischen Besonderheiten beschreiben: für das visuelle System Farbtöne und -sättigung, Helligkeit und Definitionen der Bilder; Timbre, Ton, Tempo und Lautstärke für das akustische System; Temperatur, Druck, Struktur und Form für das kinästhetische; Düfte, Extrakte und die Geruchsintensität für das olfaktorische; Geschmacksrichtung, Geschmacksverlauf und Beigeschmack für den Geschmackssinn; Weichheit, Wärme und Leichtigkeit für das taktile, und die Lokalisierung für jedes dieser Systeme. Man kann auch verschiedene repräsentative Wahrnehmungssysteme verketten und mit gebräuchlichen Synästhesien arbeiten – Kombinationen, Assoziationen, Verbindungen von zwei oder mehr Repräsentationssystemen – oder schnelle Wechsel von einem System ins andere und dann noch in ein drittes suggerieren, um eine sensorische und perzeptive Überladung zu provozieren, die aus sich selbst heraus hypnotische Qualitäten besitzt.

Beispiele

Der Gärtner bewundert das Spiel der Sonnenstrahlen auf den Blättern, die die unterschiedlichen Schattierungen ihres Grüns hervorheben …

Die Prinzessin hört dem melodiösen Gesang der Nachtigallen zu und …

Das Stachelschwein hat Lust auf ein bisschen frische Luft und möchte gerne seine Stacheln ausstrecken und …

4.1.2 Modalverben

Die Verben wollen, können, müssen, sollen, dürfen werden Modalverben genannt, weil sie die Modalität einer Handlung anzeigen und nicht die Aktion an sich. Sie werden benutzt, um dem Vollverb die spezielle Modalität hinzuzufügen, die den Willen, die Möglichkeit, die Einschränkungen und Kompetenzen anzeigen, die in Verbindung mit der eigentlichen Handlung stehen: Es hat andere Implikationen, ob man sagt: Die Prinzessin tanzt/tanzt nicht (wobei die reine Aktion beschrieben ist), als zu sagen: Die Prinzessin *kann/kann nicht, will/will nicht, ist fähig/ist nicht fähig, muss/muss nicht* tanzen.

Die Modalverben muss man deswegen sorgfältig auswählen, um von Mal zu Mal das Ausmaß des Wunsches oder der Sicherheit zu unterstreichen, um die Variabilität der Möglichkeiten, die Einschränkungen der Notwendigkeit oder die Freiheit des Willens zu verdeutlichen und diese mit eleganter Präzision voneinander zu unterscheiden oder in Zusammenhang zu bringen. Wenn man in einer Geschichte die Grenzen und Einschränkungen eines Akteurs betonen will, benutzt man die Modalverben der Notwendigkeit – müssen, sollen, brauchen. Wenn man den Willen als proaktive Kraft betonen will, sollte man das Modalverb wollen mit seinen Schattierungen benutzen, die von wünschen bis fordern reichen. Die Metapher benutzt im großen Stil Modalverben der Möglichkeiten, die sowohl Erlaubnis als auch Gelegenheit und Können ausdrücken, was typisch für die indirekte Kommunikation und für Suggestionen ist: »Du kannst.«

Beispiele

Der Gärtner weiß, dass er jetzt säen muss, wenn er ernten will ...
Die Prinzessin kann wählen, sie muss nur wollen ...
Das Stachelschwein fühlt die Notwendigkeit, seine Stacheln nicht aufzustellen, wenn es will, dass ...

4.1.3 Substantivierungen

Substantivierungen sind Wörter, die durch Umwandlung von Verben oder Adjektiven in Substantive anhand von Endungen wie -ion, -heit, -keit, -ung, -nis, -tät, -mus usw. entstehen, z. B. kommt Kommunikation von dem Verb kommunizieren, Veränderung von verändern, Fröhlichkeit von fröhlich, Entscheidung von entscheiden, Echtheit von echt, Bewegung von bewegen, Bewusstheit von bewusst. Die Substantivierungen stammen von Wörtern, die einen Prozess ausdrücken, und sind in Nomen umgewandelte Ereignisse: Dabei sind Informationen gestrichen worden, damit die Handlung als abgeschlossen dargestellt werden kann.

Wenn wir präzise sein wollen, müssen wir die Information über die Dinge oder Personen einschließen, zwischen denen das passiert, was das Prädikat beschreibt. An das Prädikat sind viel mehr Informationen darüber gebunden, wer oder was das Subjekt ist, was man über das Subjekt aussagt, und auf wen oder was sich die Handlung bezieht.

Beispiele

Der Gärtner hat die Hoffnung verloren, diesem trockenen Zweig die Vitalität zurückzugeben ...

Die Prinzessin fühlt wegen der Entscheidung einen großen Zorn in sich aufkommen ...

Das Stachelschwein spürt eine tiefe Enttäuschung ...

4.1.4 Unspezifische Verben und Adjektive

Unspezifische Verben beschreiben nicht genau, wie die Protagonisten einer Geschichte ihre Handlungen durchführen. Die Figuren wandern, denken, tun, sagen, fragen, beobachten. Es handelt sich um qualitätsanzeigende Wörter, die elementare Handlungen wiedergeben, die auf verschiedene Art und mit unterschiedlicher Intensität ausgeführt werden können. Ihre Modalität bleibt unbestimmt und mehrdeutig. In einer Metapher ist es nicht nötig, die Modalität zu vertiefen und zu erklären. Unspezifische Verben und Adjektive präzisieren nicht, wie die Aktion geschehen ist, damit der Zuhörer die Modalität selbst hinzufügen kann. Es ist also nicht wichtig, die Ausführung einer Handlung genau zu beschreiben oder in die Details eines Prozesses einzudringen. Der unspezifische Begriff dient nur dazu, auf die Handlung hinzuweisen, das »Wie« überlegt sich der Zuhörer.

Die unspezifischen Wörter werden mit Ausdrücken über Gefühlserlebnisse und Verhaltensweisen verknüpft und deuten auf Wechselbeziehungen oder Symmetrien hin (streiten, diskutieren, plaudern, küssen). Wenn A mit B streitet, ist anzunehmen, dass auch B mit A streitet. Die Protagonisten einer Geschichte erstaunen, sind neugierig, sind enttäuscht, wollen verstehen, sind verwirrt, wundern sich.

Die Wahl des Verbs oder Adjektivs kann die Saat für den Ausgang sein, auf den der Erzähler einer Metapher abzielt. Wenn er sagt, dass eine Figur neugierig ist, impliziert das eine Öffnung im Hinblick auf neues Wissen. Wenn er erzählt, dass sie überrascht ist, spielt er auf die Tatsache an, dass etwas Angenehmes, Unvorhergesehenes und Unvorhersehbares geschehen ist. Wenn er unterstreicht, dass sie enttäuscht ist, demaskiert er einen vorausgegangenen Mechanismus als illusionär.

Beispiele
Der Gärtner ist in seinem Garten …
Die Prinzessin schaut bis zum Horizont …
Das Stachelschwein geht in die Richtung des Flusses …

4.1.5 Fehlen des Bezugsrahmens

Oft fehlt in der Metapher die detaillierte Beschreibung einer Erfahrung oder sie wird mit allgemeinen Begriffen umschrieben. Die in der Geschichte bevorzugten Begriffe sind *Gruppe, Person, Jüngling, jemand, eines Tages, ein Ort, die Leute, eine Sache.* Die Kombination von Substantivierungen – also bedeutungsvollen Begriffen – mit einer Unbestimmtheit oder dem Fehlen von Bezugsrahmen ruft eine Überladung der dominanten Gehirnhälfte mit linguistischen Prozessen hervor, die das Suchen nach dem versteckten Sinn der Worte erzwingt.

Der Protagonist der Geschichte kann ein Jüngling, ein Tier, ein Stamm oder eine Stadt sein. Wir sagen auch »Es war einmal, vor langer Zeit, an einem anderen Ort« und präzisieren die Zeit und den Ort nicht. Wir erklären einfach nicht, auf wen oder was wir uns beziehen und wo genau das Ereignis stattfindet. Diese linguistische und inhaltliche Verallgemeinerung verschiebt die Aufmerksamkeit auf den Prozess, auf die wesentlichen Elemente der Geschichte, und kann dazu beitragen, die Signifikanz der Botschaft zu erhöhen. Sie lässt es zu, dass es der Zuhörer ist, der die Lücken mit seiner eigenen Vorstellungskraft füllt und selbst nach der assoziierten Bedeutung sucht.

Bei dieser Art von Redewendungen fühlt sich der Zuhörer frei, seinen Anteil von Erfahrung dem zuzuordnen, was er in diesem Moment hört. »Es war einmal ein Jüngling, der eine Reise in ein unbekanntes Gebiet unternehmen will.« Das Fehlen von genauen Bezugsrahmen in diesem Satz lässt ihn reich an Suggestionen werden: Jeder kann sich in dieser Figur wiedererkennen und sich mit ihren Wünschen identifizieren. Das Wiedererkennen und die Identifikation wären viel schwieriger, wenn man sagen würde: »Es war einmal ein fünfundzwanzigjähriger Mailänder, der Pamplona besuchen will.« Nur wenn man den Unterschied zwischen einem Risotto alla Milanese und einer Paella betonen will, kann man die Einzelheiten wie Stadt, Herkunft und Bestimmungsort nennen. Oder man braucht diese geografischen und kulturellen Hinweise, weil man über einen Tierschützer redet, der sich in eine Stierkämpferin verliebt.

Man geht nur dann ins Detail, wenn die Genauigkeit dazu dienen soll, die Mehrdeutigkeit zu vermeiden, also um dem Betroffenen nicht zu erlauben, seine persönliche Interpretation hinzuzufügen und auf die entsprechenden Prototypen oder Stereotypen zurückzugreifen.

Beispiele

Der Gärtner ist dabei, etwas zu suchen ...
Die Prinzessin wünscht sich die Gesellschaft von jemandem ...
Das Stachelschwein möchte sich an einen anderen Ort begeben ...

4.2 Der Satzbau

Auch der Aufbau der Sätze folgt den Merkmalen der indirekten Hypnose von Milton H. Erickson und seiner Schule, um die Aufmerksamkeit der rechten, kreativen Hirnhälfte zu erregen und Botschaften an das Unbewusste des Zuhörers zu senden. Es sind bestimmte Sätze, die bewusst dazu benutzt werden, jene Magie zu erzeugen, die darauf anspielt, dass es noch andere Bedeutungsebenen gibt und dass es beim Zuhörer liegt, sie zu erfassen. Wer eine Metapher kreiert, benutzt die Syntax, um plausible oder behauptete Wechselbeziehungen in einem *linearen Ursache-Wirkungs-Prinzip* anzuzeigen. Diese sind willkürlich, müssen aber sachbezogene und auf praktischer Ebene akzeptable *Bedeutungsäquivalente* haben. Um die Aufmerksamkeit auf ein bestimmtes Konzept zu lenken, sollte es mit einem *Oxymoron* ausgeschmückt werden. Um eine Geschichte oder eine Figur glaubwürdiger erscheinen zu lassen, eignen sich bekannte *Truismen* (aus dem Englischen von *true* = wahr) – also Gemeinplätze – oder *alltägliche Konversationspostulate.* Wenn er ein bisschen aufmerksame Verwirrung oder Ablenkung erzeugen will, sollte er die Methode des *Non sequitur* nutzen. Auf diese Weise bereitet der Erzähler den Boden, auf den er die geeigneten Suggestionen säen kann, wobei er zwischen Suggestionen im Hinblick auf Prozesse oder auf den Inhalt auswählt oder auch Mehrfachsuggestionen generiert.

Schließlich sollte die Geschichte durch *ichstärkende und umdefinierende Botschaften* bereichert und personalisiert werden – *Botschaften, die den Zuhörer ermutigen und sein Selbstwertgefühl erhöhen.*

4.2.1 Lineares Ursache-Wirkungs-Prinzip oder Bedeutungsäquivalent

In der Metapher werden die Ereignisse nach den Mechanismen von Ursache und Wirkung verbunden. Diese Wechselbeziehungen dienen dazu zu unterstreichen, dass eine bestimmte Verhaltensweise eine andere Verhaltensweise, eine andere Reaktion, eine andere sehr voraussehbare Erfahrung bedingt, hervorruft, motiviert, induziert, auslöst, produziert, verursacht.

Beispiele

Der Gärtner weiß, dass seine Pflanzen leiden werden, wenn er sie nicht pflegt.

Die Prinzessin betrachtet sich im Spiegel und fühlt ...

Der Gedanke daran, dass es keine Freunde hat, macht das Stachelschwein sehr traurig.

Die Verbindungen durch das Bedeutungsäquivalent betonen, dass ein bestimmtes Ereignis ein anderes Ereignis bedeutet, impliziert, ausdrückt, bestätigt, wissen lässt, manifestiert, offenbart, repräsentiert.

Beispiele

Der Gärtner sieht eine Knospe sprießen und versteht, dass ... der Baum seine Ratschläge erhört hat.

Die Prinzessin weiß, dass die Worte des Prinzen bedeuten, dass ...

Das Stachelschwein sieht eine Stachelschweinin, die es mit verträumten Augen anschaut, und weiß, dass ... sie sich in ihn verliebt hat.

Diese willkürlichen Zuordnungen dienen dazu, der Geschichte einen Sinn zu geben und die therapeutische oder didaktische Botschaft hervorzuheben, die vermittelt werden soll. Sie setzen voraus, dass man nicht anders handeln kann, als man handelt, oder dass die Kraft von bestimmten Aktionen verantwortlich ist für bestimmte Reaktionen, die dem Individuum die Freiheit nehmen, auf eine andere Weise zu reagieren. Diese sprachliche Struktur dient dazu, Einschränkungen, Notwendigkeiten oder versteckte aber de facto existierende Bedeutungen evident zu machen.

4.2.2 Oxymora

Das Oxymoron ist eine Art Antithese, in der Wörter mit entgegengesetztem Sinn zusammengefügt werden, die einander auszuschließen scheinen. Es wird oft in der Rhetorik oder Lyrik als schmückendes, ästhetisierendes Stilmittel verwendet. Der Widerspruch des Ausdrucks kreiert einen Zustand von glücklicher Verwirrung, weil der Zuhörer sich die Bedeutungsebenen der beiden augenscheinlich widersprüchlichen Konzepte gleichzeitig vorstellen muss: *leichte Schwere, aufmerksame Zerstreutheit, aktives Desinteresse, dunkle Klarheit, verwirrte Sicherheit.*

Beispiele

Der Gärtner wird von einer ohrenbetäubenden Stille erfasst, und nur in diesem Moment kann er seinen Herzschlag hören.

Die Prinzessin betrachtet den Sonnenuntergang und fühlt eine gelassene Spannung, die sie vorausahnen lässt, was die Nacht bringen wird.

Das Stachelschein merkt, dass es seinen Stachelautomatismus willentlich einsetzen kann, um Freunde zu finden.

In der Metapher kann man ein Oxymoron mit einer Gegenüberstellung von widersprüchlichen Phänomenen erweitern, die die Apposition von Gegenteilen voraussetzen und Suggestionen anbieten, die eine unterschiedliche Polarität der Erfahrungen kreieren. Es werden widersprüchliche Phänomene gegenübergestellt und ihre vervollständigende Wechselwirkung impliziert. Die Apposition des Gegenteils erweitert ein Oxymoron, indem sie zwei Sätze mit konträrer Bedeutung konfrontiert. Dabei wird impliziert, dass die Ausweitung des einen Phänomens der Ausweitung des konträren Phänomens entspricht.

Beispiele:

Während der Gärtner vom Anblick der trockenen Zweige abgelenkt ist, konzentriert er sich auf die Notwendigkeit, sie zu beschneiden.

Die Prinzessin nimmt kleine Dinge immer aufmerksamer wahr und erfasst so den Gesamtzusammenhang.
Das Stachelschwein erinnert sich genau an den Vorfall von gestern, um den vorgestrigen zu vergessen.

4.2.3 Truismen

Unter Truismen versteht man das Erkennen eines allgemeinen Sinns, der so offensichtlich ist, dass er nicht bestritten werden kann. Es sind Aussagen über Tatsachen von normalen, mehrfach durchlebten Verhaltensweisen, die nicht zur Diskussion gestellt oder widerlegt werden können. Die Truismen dienen dazu, den Sinn und die Glaubwürdigkeit der Metapher zu verstärken. Die am meisten genutzten beziehen sich auf die vergehende Zeit, andere auf typische psychologische Prozesse, Affekte, Beziehungen und Verhaltensweisen.

Beispiele

Es war einmal ein Gärtner, der bemerkt, dass der Winter zu Ende ist, und dass der Frühling schon die ersten Triebe hervorbringt …
Es war einmal eine Prinzessin, die, während sie durch den Wald wandert, ihren ständig wechselnden Gedanken folgt …
Es war einmal ein Stachelschein, das Erinnerungen und Gedanken vermeiden will, die ihm Leid zufügen …

Der Urheber einer Metapher kann mit einem Truismus beginnen, der eine generelle Orientierung gegenüber der Realität aufzeigt, mit vielen einfachen Beobachtungen, bezogen auf den Betreffenden und den Inhalt. Er fügt dann die Suggestion hinzu, deren Zustand noch nicht erreicht, also hypothetisch ist, die jedoch, auf diese Weise vorgestellt, glaubwürdiger und akzeptabler wird.

Beispiele

… und die ersten Triebe lassen ihn an die Wiedergeburt, die Veränderung und die Möglichkeit, sich zu erneuern, denken.
… und diese Veränderung der Gedanken lässt sie begreifen, dass sie jetzt entscheiden kann, welche Veränderungen sie vornehmen will.
… und es entscheidet, dass der Moment gekommen ist, sich darum zu bemühen, Erinnerungen zu schaffen, die ihm Freude bereiten.

4.2.4 Konversationspostulate

Die Konversationspostulate sind die konventionellen und idiomatischen Anteile des Sprechens, die es erlauben, durch Fragen, Erklärungen und Feststellungen versteckte Fragen oder implizite Forderungen zu stellen, denen kein Befehlston anhaftet und die deswegen nicht als verbindlich und aufdringlich empfunden werden.

Allseits bekannte Beispiele sind »Kannst du mir das Salz reichen?«, »Wissen Sie, wo der Domplatz ist?« oder »In diesem Zimmer ist es sehr warm«. Diese Art von Fragen oder Feststellungen lassen die Bitte, die Forderung oder den Befehl gefälliger erscheinen und lassen das, um was es eigentlich geht, als Teil der höflichen Konversation im Hintergrund.

Diese konventionellen Redewendungen können in die Metapher eingebaut werden – vor allem, wenn es zu Dramatisierungen kommt, oder wenn man einen Dialog mit sich selbst oder anderen Personen hervorheben möchte, oder auch als nützliche Einfügungen, um positive Botschaften zu vermitteln. Die in den Geschichten gebräuchlichsten Konversationspostulate sind diejenigen, die einen inneren Dialog mitteilen – X fragt sich, ob … –, und diejenigen, die Prädikate des Bewusstseins enthalten. Wenn man in einer Metapher Prädikate des Bewusstseins vom Typ »Bist du dir bewusst, dass …; weißt du, dass …; hast du bemerkt, dass …« benutzt, will man das verstärken, dessen sich der Protagonist bewusst ist oder bewusst werden sollte. Der Zuhörer folgt dem auf diese Weise begonnenen Dialog und kann sich selbst die gleiche Frage stellen und sich dann auf die Suche nach einer eigenen Antwort machen. Diese Suche und die Aktivierung der mentalen Prozesse dienen dazu, das Potenzial des Zuhörers zu stimulieren, um diese besondere Aufmerksamkeit zu erhalten, die man dazu benötigt, eine ichstärkende Botschaft aufzunehmen.

Beispiele

Der Gärtner fragt sich, ob es nicht an der Zeit sei, darauf zu verzichten, diese Pflanze zu pflegen, die schon zu viele Jahre lang keine Früchte mehr trägt.

Die Zauberin sagt zu der Prinzessin: »Bist du dir deiner außerordentlichen Fähigkeiten bewusst, mit denen du gesegnet bist, und die du nur zum Teil nutzt?«

Das Stachelschwein hat noch nicht erkannt, dass viele Tiere im Wald mit ihm spielen wollen.

4.2.5 Non sequitur

Non sequitur nennt man Unterbrechungen der Einleitung und Einfügungen, die offensichtlich unpassend sind. Wenn einmal die Aufmerksamkeit des Zuhörers für die Geschichte gewonnen und eine gewisse Abschwächung der mentalen Orientierung und der üblichen, bewussten Schemata erreicht ist, kann der Erzähler der Geschichte ein Ungleichgewicht oder eine Überraschung provozieren, indem er etwas Ungewöhnliches in die Erzählung einfügt. Er kann plötzlich die Bezugsstruktur ändern, Sätze auf halbem Wege unterbrechen oder Worte und Konzepte in die Geschichte einfügen, die offensichtlich nicht zur Sache gehören – also in Bereiche übergreifen, die nicht im Zusammenhang mit der soeben erzählten Geschichte stehen.

Wer eine Metapher erzählt, sollte sich des *non sequitur* bedienen, um ganz bewusst Beobachtungen zu präsentieren, die nur vordergründig deplatziert sind, die aber in Wirklichkeit helfen, eine bestimmte Verwirrung zu schaffen, die nützlich ist, um die versteckte Botschaft zu vermitteln. Wenn er das *non sequitur* vervollständigt hat, nimmt der Therapeut wieder den Faden dessen auf, was er gerade behandelt, und erzählt seine Geschichte weiter, als hätte er nicht bemerkt, dass er in unpassender Weise abgeschweift ist.

Beispiele:

Ein Schrank ist voller Gewänder und Gewohnheiten, die längst verschlissen sind.

Der Fluss des Lebens fließt und erreicht früher oder später das Meer.

... wenn der Moment gekommen ist, jetzt zu handeln ...

4.2.6 Suggestionen

Die indirekten Suggestionen sind als Alternative zu einem direktiven Stil entstanden, bei dem sich der Therapeut oder Ausbilder in eine Position der Überlegenheit setzt und dem Betroffenen vorgibt, was er/sie tun soll. Der nichtdirektive Stil geht dagegen von einer Beziehung aus, in der der Betreffende für fähig gehalten wird, selbstständig zu entscheiden, was für ihn oder sie das Beste ist. Der Urheber einer Metapher, sei er Therapeut oder Ausbilder, bietet Anregungen, Ideen, Szenarien, also offene Suggestionen an, ohne die Absicht, einen Befehl auszusprechen, und ohne eine Position der Überlegenheit einzunehmen oder die Wahrheit für sich alleine zu beanspruchen.

Der permissive Ansatz der Suggestion hat die Eigenschaft, dem Betreffenden zu gestatten, sich darüber bewusst zu werden, dass es verschiedene Möglichkeiten gibt und dass er oder sie verschiedene Antworten zur Disposition hat. Szenarien von Möglichkeiten, unterschiedliche Arten, auf Anregungen zu antworten, mit Schwierigkeiten umzugehen und Probleme zu lösen, werden als glaubwürdig dargestellt und setzen die Person nicht dem Risiko aus zu versagen. Was auch immer er/sie auswählt, ist gut. Die Suggestionen eröffnen eine Welt von Möglichkeiten und haben zum Ziel, das System der limitierenden Überzeugungen des Betroffenen und die Begrenztheit von genormtem Denken hinter sich zu lassen. Die Metapher geht mit ihren Suggestionen über das Alltägliche hinaus und dringt in die Welt der kreativen Vorstellungen.

Die Suggestionen können einen *Prozess* oder einen *Inhalt* betreffen oder *vielschichtig* sein. *Die einen Prozess betreffenden Suggestionen* sind allgemein, fast ohne Details und lassen den Zuhörern die Freiheit, ihre eigenen Assoziationen zu bilden. Die betreffenden Personen können die Gelegenheit ergreifen, sich mit den Figuren der Geschichte zu identifizieren und je nach dem eigenen Erfahrungshintergrund zu reagieren. Diese sehr allgemeinen Suggestionen berücksichtigen und verstärken die natürlichen Qualitäten der Menschen und helfen, die persönliche Bedeutung zu erkennen. Sie können selbst bestimmte Lernschritte unternehmen und für die augenblickliche Erfahrung die persönlichen Schlussfolgerungen ziehen. Für diesen Typ von Suggestionen werden Qualifikatoren wie »sicher«, »besonders«, »speziell« benutzt, die die erwünschte Erfahrung nicht spezifizieren, sondern intensivieren.

Beispiele

Der Gärtner möchte seine eigene Methode finden, wie man Pflanzen pflegt.
Die Prinzessin erinnert sich an das eine Mal, bei dem sie das Gefühl gespürt hat, das ihr geholfen hat, sich jetzt besser zu fühlen.
Das Stachelschwein weiß, dass es eine Möglichkeit gibt, das Ziel zu erreichen.

Die den *Inhalt betreffenden Suggestionen* enthalten spezifische Details zu Emotionen, Gefühlen, Erinnerungen, Fantasien und besonders wirkungsvollen Gedanken der Figuren in einer bestimmten Situation. Sie stellen deshalb besondere Hinweise für die nötigen Antworten zur Verfügung, die für ein entwicklungsförderndes Ziel wichtig sind. Die Sprache ist deswegen detailliert, mit präzisen Angaben zu Gefühlszuständen und zum visuellen, auditiven oder kinästhetischen Repräsentationssystem. Die Geschichte kann inhaltliche Suggestionen enthalten, wenn man dem Betreffenden helfen will, eine vollständigere und genauer definierte Erfahrung zu machen.

Beispiele

Der Gärtner macht eine Liste für die Pflege, die jede Pflanze braucht.

Die Prinzessin begreift, dass der Moment gekommen ist, sich auf die Suche nach einer Arbeit zu begeben.

Das Stachelschwein legt ein Geschenk für die Gastgeber in den Koffer.

Die *Mehrfachsuggestionen* enthalten verschiedene Alternativen, gestatten und berücksichtigen alle möglichen Antworten und werden hauptsächlich dann benutzt, wenn der Therapeut ambivalente, ihm widersprechende oder widersprüchliche Verhaltensweisen bemerkt, die von Misstrauen und Abwehr begleitet werden. Je stärker der Widerstand ist, desto variabler und indirekter muss die Suggestion der Geschichte sein, um die Aufmerksamkeit des Klienten von der Beziehung zum Therapeuten abzulenken, sie auf den Inhalt der Geschichte zu konzentrieren und seine Ressourcen zu stimulieren.

Beispiele

Der Gärtner fragt sich, was er mit der kleinen Pflanze machen soll: Er kann sie noch ein wenig im Gewächshaus lassen, damit sie stärker wird, er könnte sie aber auch in einen größeren Blumentopf setzen oder auch im Garten an eine geschützte Stelle pflanzen, oder auch ...

Die Prinzessin weiß nicht, ob sie dem Rat der Freundin folgen soll, die meint, sie solle noch warten, oder dem ihrer Schwester, die meint, sie solle eingreifen, oder dem des Weisen, der meint, sie solle sich gut vorbereiten, bevor sie eingreift, oder dem ...

Das Stachelschwein denkt über all das nach, was es gesehen hat, und fragt sich, welches Verhalten für seine Situation am besten wäre. Ob es das Verhalten des Hundes ist, der bellt, um zu erschrecken, das der Katze, die schnurrt, um zu verführen, oder das der Eule, die ihre Intelligenz zeigt, oder das ...

4.2.7 Ichverstärkung und Umdefinition

Man kann die Metapher darüber hinaus personalisieren, indem man sie mit einer Serie von fertigen Redewendungen bereichert, die bei Bedarf in unterschiedliche Metaphern eingefügt werden können und sich speziell an das Ich des Zuhörers richten. Diese Redewendungen enthalten Botschaften, die es einem gestatten zu wachsen, Beziehungen zu verbessern, Schwierigkeiten und Probleme zu überwinden, die Ressourcen zu nutzen und glücklich zu leben.

Beispiele

In der allerhöchsten Verwirrung hört der Gärtner eine freundliche Stimme, die ihm sagt: »Du hast schon die Antwort, wende sie an.«

Die Prinzessin hört in ihrem Inneren eine Stimme, die flüstert: »In dir ist alles vorhanden. Du hast in dir alle Ressourcen, die du brauchst, um diese Situation in Angriff zu nehmen. Traue deinen Fähigkeiten und folge deinem Herzen.«

Das Stachelschwein trifft die Schildkröte, die es beruhigt und ihm demonstriert, dass es durchaus in der Lage ist, einem anderen nicht wehzutun.

Es ist auch hilfreich, eine Umdefinition der vom Klienten gebrauchten qualifizierenden Adjektive anzubieten – sowohl von denjenigen, die eine unangenehme negative Bedeutung haben, als auch von denjenigen, die mit einer übertriebenen Intensität vorgebracht werden. Diese Umdefinition dient dazu, semantische Nuancen und Facetten zu gestalten, Bedeutungen einzuschränken oder auszuweiten und je nach Fall eine positive oder negative Konnotation zu geben. Die Umdefinition hilft vor allem während der Zuspitzung eines Dialogs, in dem unterschiedliche Positionen, also verschiedene Nuancen des gleichen Konzepts dargestellt werden. Man strukturiert Bedeutungen und Kontexte um und bringt auf diese Weise andere Ursachen, unvorhergesehene Wirkungen, überraschende Konsequenzen ins Spiel und hebt auch übergeordnete Werte hervor.

Beispiele

Der Gärtner weiß, dass seine Rosen keine Angeber sind, sondern nur sehr großzügig beim Herzeigen ihrer Schönheit.

Die Prinzessin hört eine Person, die ihr vorwirft, eine Egoistin zu sein und nur an sich zu denken, und eine andere, die präzisiert, dass

Egoismus eine Form der Liebe und des Respekts für sich selbst ist – eine Grundvoraussetzung, um andere zu respektieren und zu lieben.

Das Stachelschwein begreift, dass das Zeigen der Stacheln manchmal dazu dient, sich zu verteidigen, und nicht dazu anzugreifen.

Die für eine Metapher geeignete Syntax hat folgende Charakteristika:

- *sensorisch spezifizierte Ausdrücke:* sehen, hören, anfassen, riechen, schmecken, fühlen
- *Modalverben,* die Notwendigkeiten, Möglichkeiten, Willen und Wissen ausdrücken: müssen, können, wollen, wissen
- *Substantivierungen*: Gefühle, Emotionen, Hoffnung, Bewusstsein
- *nichtspezifizierte Verben:* gehen, fühlen, sein, sagen, tun, versuchen
- *das Fehlen von Bezugsrahmen:* Gruppe, Frau, jemand, an einem Ort, die Leute, irgendetwas
- *Die Wechselbeziehung von Ursache und Wirkung oder dem Bedeutungsäquivalent:* X verursacht Y; X bedeutet Y.
- *Oxymora:* unstabiles Gleichgewicht, freudige Traurigkeit
- *Truismen:* Er weiß, dass er etwas vergessen kann.
- *Konversationspostulate:* Weißt du, wie viel du wert bist?
- *Non sequitur:* an diesem nicht existenten Ort, der in deinem Herzen wohnt
- *Suggestionen:* Du kannst zwischen vielen Möglichkeiten wählen.
- *Ichstärkende Botschaften,* die sich speziell an die betroffene Person richten: Du bist wertvoll; du verdienst es; in dir ist alles vorhanden.
- *Umdefinition:* vertrauensvoll statt naiv

4.3 Wie man Metaphern und Geschichten erzählt

Die geschriebene Geschichte, die der Leser auf diesen Seiten liest, unterscheidet sich von einer mit lebendiger Stimme erzählten Metapher. Wie ein Märchen lebt die Metapher, atmet, hat ihren Rhythmus, ihre Musikalität – Faktoren, die nur schwer in die Schriftsprache zu übertragen sind. Sie gehört mehr der gesprochenen als der schriftlichen Tradition an. Wenn man versuchen will, diese spezielle Musikalität in der Schriftsprache zu reproduzieren, müsste man andere Interpunktionszeichen benutzen, insbesondere die drei Auslassungspunkte, um die zahlreichen Pausen anzuzeigen; um einen Satz zu betonen; um eine Sache anzudeuten; um auf eine andere anzuspielen.

Außer der Tatsache, dass man die Metapher mit einer speziellen Stimme erzählt, wird sie analog von entsprechenden speziellen Körpersignalen begleitet, von Gesten, die die wesentlichen Punkte für den Empfänger unterstreichen.

Das Erzählen einer metaphorischen Geschichte erfordert bestimmte Rituale – einen Rahmen, der ihre Wichtigkeit hervorhebt. Manchmal fügt man einen Satz ein, der die Aufmerksamkeit weckt und die Intensität des Zuhörens stimuliert. Typische Sätze sind: »Das, was Sie sagen, lässt mich an eine Geschichte denken«, »Das ist der richtige Moment, um eine Geschichte zu erzählen«, »Das erinnert mich an eine Geschichte«.

Dieser einleitende Rahmen bereitet eine andere Art des Zuhörens vor. Der Zuhörer stellt sich auf eine andere Ebene ein und verlässt die logisch analytische Ebene.

Wenn man einmal die Aufmerksamkeit gewonnen hat, kann man die Geschichte mit der typischen Redewendung »Es war einmal« anfangen. Diese drei Worte haben eine starke evokative Kraft. Sie versetzen den Zuhörer sofort in eine andere Zeit, an einen anderen Ort und fördern eine leichte und ruhige Regression im Dienste des Ichs. Sie wecken das Kind auf, das in jedem Erwachsenen steckt und sich gern das Herz durch ein schönes Märchen wärmen lässt. Denn das ist es, was der Betreffende erwartet – ein schönes Märchen. Und wir lassen es ihn glauben.

Es ist wichtig, die Erzählung in den Abschnitten, die eine entwicklungsfördernde Bedeutung haben, zu dramatisieren. Dazu werden das Tempo, der Klang, die Lautstärke und der Tonfall so geändert, dass sie den Zuhörer in Bann ziehen. Man kann bedeutungsvolle Pausen machen, Analogien unterstreichen, um die Aufmerksamkeit auf die Mehrdeutigkeit bestimmter Wörter oder bestimmter Sätze zu lenken, die für den Zuhörer besondere evokativ sind. Es sind Sätze, die direkt an ihn gerichtet sind: »Er hört den Zauberer, der zu ihm sagt: Es ist alles in dir vorhanden.« Diese Sätze müssen von weichen, beschreibenden Gesten begleitet werden, die den Inhalt verstärken und die versteckten Botschaften unterstreichen.

Das Erzähltempo ist a priori hypnotisch. Deswegen ist es wichtig, dass die Geschichte langsam und mit vielen Pausen erzählt wird. Als ob man die Botschaft senden wollte, dass sich die Zeit ausdehnt, um dem Zuhörer zu gestatten, die Rhythmen der Reaktion zu verlangsamen. Die Langsamkeit dient dazu, den bewussten Verstand einzuschläfern und das Unbewusste aufzuwecken, an das die Botschaft gerichtet ist.

Wenn man eine Metapher erzählt, ist es ratsam, denselben Rhythmus und dieselbe Geschwindigkeit zu benutzen, mit denen der Betreffende am leichtesten in einen speziellen Bewusstseinszustand gerät. Vielleicht kann man auf seinen Atemrhythmus eingehen. Vokale sollten verlängert und bestimmte Worte skandiert werden, als ob man mit Lauten malen will, um dem jeweiligen Wort eine größere Bedeutung zu geben:

- ein Gefühl von Ruuuhe
- ein seeeehr sonniger Tag
- eine zufriiiiiedene Person.

4.4 Drei Fälle

Ich stelle jetzt drei Fälle vor, um den Weg aufzuzeigen, der mit der Sammlung der Informationen zum Problem beginnt und mit der Umwandlung dieser Informationen in eine Geschichte endet, die Suggestionen zur Lösung des Falles bietet.

In den ersten beiden Fallbeispielen geht es um Klienten, die bei mir in Therapie waren. Der dritte Fall ist eine Teilnehmerin eines Fortbildungskurses zum Konstruieren von Metaphern. Aus diesem präsentiere ich zwei Geschichten, die im Hörsaal in Zusammenarbeit mit den Teilnehmern entstanden sind. Eine richtet sich speziell an die Teilnehmerin, die den Fall vorgestellt hat, die andere müsste den Schwiegereltern erzählt werden.

Die beiden Therapiefälle habe ich wegen ihrer Einfachheit ausgewählt, den Fall, der im Ausbildungsumfeld entstanden ist, um zu zeigen, wie man aus einem einzigen Fall verschiedene Metaphern entwickeln kann. Die beiden Geschichten unterscheiden sich, weil ihre Empfänger und deswegen auch die angestrebten Ziele verschieden sind.

4.4.1 Ein Fall von Alopezie

Maria ist eine junge, dreißigjährige Frau, die seit etwa zwei Jahren unter Haarausfall leidet. Nachdem sie zu verschiedenen Hautärzten gegangen ist, entscheidet sie sich, es mit Hypnose zu versuchen. Sie ist mit einem Schulkameraden aus dem Gymnasium verheiratet und hat ein dreijähriges Kind. Seit das Kind geboren ist, hat sie keine Ruhe mehr. Das Mädchen schläft wenig, und deswegen bekommt auch Maria nur wenig Schlaf. Hier ist die für sie kreierte Metapher.

Der Gärtner und die Bewässerungsanlage

Es war einmal ein von seiner Arbeit vollkommen begeisterter Gärtner, der seine Tätigkeit noch ausweiten will. Deswegen baut er ein Gewächshaus, in dem er kleine Pflanzen wachsen lässt, bis sie in der Lage sind, den Unwettern standzuhalten, und er baut eine Bewässerungsanlage, die den Pflanzen seines Gartens das nötige Wasser gibt. So ist er frei, sich dem neuen Gewächshaus zu widmen.

Er lässt sich so sehr von Pflege des Gewächshauses in Anspruch nehmen, dass er sich nicht mehr um seinen Garten kümmert und nicht bemerkt, dass die Bewässerungsanlage kaputt gegangen ist. Die Pflanzen, die nun nicht mehr das Wasser bekommen, das sie brauchen, fangen an, ihre Blätter zu verlieren. Als der Gärtner das bemerkt, erschrickt er: Es scheint ihm, dass es den Pflanzen sehr schlecht geht, ja, dass einige sogar schon eingegangen sind. Da begreift er, dass er dem Gewächshaus zu viel Zeit gewidmet und den Garten vernachlässigt hat, und er beschließt, Abhilfe zu schaffen.

Zuallererst lässt er die Bewässerungsanlage reparieren. Dann ruft er einen Hilfsgärtner, der ihm bei der Pflege des Gewächshauses helfen kann. Jetzt hat er mehr Zeit, sich um die erwachsenen Pflanzen zu kümmern, sodass ihnen die Nährstoffe des Wassers und die der Zuwendung, die sie brauchen, nicht mehr fehlen.

Analogien und Isomorphismen

- die Klientin = der Gärtner
- der Kern der Familie, sie und ihr Ehemann = der Garten
- die kleine Tochter = das Gewächshaus
- das (automatische) Funktionieren des Körpers = die Bewässerungsanlage
- Die Frau widmet sich der Tochter und vernachlässigt sich selbst = Der Gärtner baut eine automatische Bewässerungsanlage, um sich dem Gewächshaus zu widmen.

- Die Frau entwickelt eine Alopezie = die Bewässerungsanlage funktioniert nicht.
- Die Frau verliert Haare = die Bäume verlieren Blätter.
- Die Frau sucht verschiedene Spezialisten auf = der Gärtner lässt die Bewässerungsanlage reparieren.
- Die Frau beschäftigt einen Babysitter = der Gärtner lässt sich von einem Kollegen helfen.

4.4.2 Der Student, der an der Börse spekuliert

Angelo ist ein Student, der sein Studium mit Börsenspekulationen finanziert. Er will seine diesbezüglichen Kompetenzen verbessern, sich jedoch nicht durch Gewinnsucht zum Kauf einer vielversprechenden Aktie verleiten lassen, und vor allem will er nicht einen übereilten Kauf bereuen müssen. Hier ist die Geschichte für Angelo.

Die Einkaufsliste

Es war einmal eine junge Frau, die die Angewohnheit hat, mit einer Einkaufsliste zum Supermarkt zu gehen, um nur die Dinge zu kaufen, die sie braucht. Eines Tages verlässt sie das Haus sehr eilig und vergisst die Liste. Deswegen weiß sie nicht, was sie einkaufen soll, und wandert durch die verschiedenen Abteilungen mit der Neugierde eines Menschen, der auf eine Inspiration wartet, ein Sonderangebot, etwas, das seine Aufmerksamkeit weckt und in ihm ein Bedürfnis entstehen lässt oder ihn an eine Notwendigkeit erinnert. Während sie durch die Abteilungen streift, wird sie von einer Verkäuferin angehalten, die ein außergewöhnliches Produkt vorführt und es sie ausprobieren lassen will – eine Gelegenheit, die sie auf keinen Fall verpassen sollte, weil für dieses Produkt nur heute ein Preisnachlass gewährt wird. Morgen wird der Preis steigen. Die junge Frau ist zunächst von dem Produkt, von dem Preisnachlass und der Freundlichkeit der Verkäuferin beeindruckt.

Aber dann wird sie von einem alten Mann abgelenkt, der sie an ihren Großvater erinnert: Jetzt hört sie die Worte der Verkäuferin nicht mehr, stattdessen kommen ihr zahlreiche Erinnerungen, die mit ihrem Großvater zu tun haben. Ihr Großvater war ein Bauer, der sein Land liebte und es mit Respekt und Liebe bestellt. Ihr Großvater hat immer wieder gesagt, dass jeder Bauer drei Dinge beachten müsse: den Boden, die Samen und die Jahreszeiten. Jeder Bauer weiß, dass jeder Boden gut, jeder Samen gut, jede Jahreszeit gut ist. Aber ein guter Bauer weiß, welchen Samen er säen muss, in welcher Jahreszeit, in welchen Boden, und er weiß, dass jeder Samen seine eigene Zeit zum Reifen braucht. Einige geben sehr schnell Früchte, einige nach wenigen Monaten, andere nach Jahren. Der Bauer kann vertrauensvoll darauf warten, dass jeder Samen seine Früchte hervorbringt.

Die Erinnerung an ihren Großvater, der Bauer war, lässt die junge Frau begreifen, dass sie das, was die Verkäuferin ihr anzudrehen versucht, jetzt nicht kaufen muss. Sie beendet ihren Einkauf und kehrt nach Hause zurück, glücklich darüber, dass sie nur das gekauft hat, von dem sie wirklich überzeugt war.

Analogien und Isomorphismen

- Angelo = die junge Frau
- an der Börse spekulieren = im Supermarkt einkaufen
- eine Einkaufsstrategie verfolgen = eine Einkaufsliste haben
- Angelo ist beeinflussbar = die junge Frau weiß nicht genau, was sie kaufen soll, wartet auf eine Inspiration.
- Angelo ist empfänglich für kurzfristigen Gewinn = eine Verkäuferin versucht, die junge Frau von einem Sonderangebot zu überzeugen.
- Angelo unterdrückt eine impulsive Handlung und denkt an vorausgegangene Erfahrungen = die junge Frau denkt an den Großvater.
- Gute Investitionen machen, vertrauensvoll auf kurz- und langfristige Gewinne warten = der Großvater, der Bauer war, lehrt, in den richtigen Boden zu säen und die Zeit der Ernte abzuwarten.
- Angelo kann selbstständig entscheiden und ohne dem Druck des Marktes nachzugeben = die junge Frau kauft nicht bei der Verkäuferin.

4.4.3 Die aufdringlichen Schwiegereltern

Der dritte Fall wurde von der Teilnehmerin eines Fortbildungskurses inspiriert, die sich darüber beklagte, dass ihre Schwiegereltern sie oft und für lange Zeiträume besuchten. Sie und ihr Ehemann hatten aber nie ihr Unbehagen über diese Besuche ausgedrückt und auf diese Weise das Verhalten der Schwiegereltern verstärkt. Wir haben zwei Metaphern in der Gruppe entwickelt – eine für die Teilnehmerin, die den Fall präsentiert hat, die andere für die Schwiegereltern, durch die das Problem entstanden ist. Die hier folgende Geschichte richtet sich an die Kursteilnehmerin.

Der Besuch der Bären

Es waren einmal Mutter Bär und Vater Bär, die ihre Kinder besuchen, die auf der anderen Seite des Berges wohnen. Als sie ankommen, entdecken sie, dass die Kinder nicht in ihrer Höhle sind. Sie sind bei ihren Freunden, um die Sonnenwende zu feiern. Als sie glücklich und beschwingt nach Hause kommen, sind sie überrascht, Mutter und Vater Bär vorzufinden. Sie entschuldigen sich, dass sie bei ihrer Ankunft nicht da waren, sie hätten vergessen, dass die Eltern sie besuchen kommen wollten.

Mutter Bär und Vater Bär betreten die sehr kalte Höhle. Die Temperatur auf dieser Seite des Berges ist um einiges niedriger als im Tal, und Mutter und Vater Bär lieben die Wärme. Während sie zu Abend essen, bittet Mutter Bär um ihren Lieblingshonig. Aber leider kann sie ihn nicht bekommen, weil die Vegetation auf dieser Seite des Berges so anders ist, dass auch der Honig anders schmeckt. Leider erscheint der Honig von dieser Bergseite Mutter Bär unverdaulich. Am nächsten Tag entscheiden Mutter und Vater Bär, nach Hause zurückzukehren, wo es wärmer ist und wo sie ihren Lieblingshonig essen können. Sie bedanken sich bei den Kindern und sind froh, dass sie in ihre eigene Höhle zurückkehren können.

Analogien und Isomorphismen

- Schwiegereltern = Mutter Bär und Vater Bär
- die Betreffende und ihr Ehemann = Bären, die auf der anderen Seite des Berges leben
- Das junge Paar zieht die Gesellschaft von gleichaltrigen Freunden vor = Mutter und Vater Bär besuchen die Kinder, aber finden sie nicht vor, weil diese mit Gleichaltrigen zusammen sind.
- Das Klima ist kalt, die Kinder sind nicht besonders herzlich und gastfreundlich – allerdings ohne Schuldgefühle, denn das Klima hängt nicht von ihnen, sondern vom Berg ab = die Höhle ist kalt.
- Sie füllen den Kühlschrank nicht, kochen nicht die Lieblingsspeisen, wiederum ohne Schuldgefühl = der Honig von dieser Seite des Berges ist für Mutter und Vater Bär unverdaulich.

In dieser Metapher unterstreiche ich das Recht der Kinder, ihren Bereich zu schützen, ihre Freunde den Eltern vorzuziehen, und gleichzeitig betone ich, dass es an den Kindern ist, mit ihrem nicht durch

Opferbereitschaft und Schuldbewusstsein geprägten Verhalten die Eltern so zu behandeln, dass diese von allzu häufigen Besuchen absehen.

Die folgende Geschichte würde sich an die Schwiegereltern richten. Aber die Gruppe hat Skrupel gehabt, ein so sensibles Thema mit einer Metapher anzugehen.

Der König im Land der Gastfreundschaft

Es war einmal ein König, der es liebte, seine Fürstentümer zu besuchen. Eines Tages kommt er in eine Gegend, die das »Land der Gastfreundschaft« genannt wird, in dem ihn niemand erkennt: Deswegen wird er wie ein normaler Mensch behandelt. Wenn er ein Geschäft betritt, muss er die Öffnungszeiten respektieren, ohne zu fordern, dass es nach seiner Lust und Laune geöffnet ist, und wenn Leute vor ihm da sind, muss er sich in der Schlange anstellen. Wenn er etwas sucht, das er nicht findet, wird er gebeten, es in einem anderen Geschäft zu suchen, wie es alle Einwohner dieses Landes tun.

Das gefällt dem König nicht. Aber da er intelligent ist, begreift er, dass er in diesem Fürstentum nicht die einem König zustehende Macht hat. Er kann die Dinge nicht so verändern, wie sie ihm gefallen würden. Die besondere Art der Einwohner dieses Landes, Beziehungen aufzubauen, macht ihn jedoch neugierig.

An jedem Haus ist die Besuchszeit ausgehängt. Sie ist genau festgelegt und überall verschieden. Das Haus, in dem Kinder leben, hat am Nachmittag Kinder zu Gast und Erwachsene am Abend. Das Haus, in dem junge Paare leben, hat viele Zeiten für gleichaltrige und wenige für ältere Menschen. Das Haus, das von älteren Menschen bewohnt wird, hat viele Zeiten für alle – Kinder, Jugendliche, Erwachsene und Alte.

Der König hat ein wenig Mühe, die Kriterien zu verstehen, die angewendet werden, um die Besuchszeiten bei den jeweiligen Familien zu differenzieren. Er informiert sich, wer über diese Besuchszeiten entscheidet, und man sagt im, dass es der Friedensrichter sei. Er beschließt, ihm einen Besuch abzustatten. Er entdeckt, dass auch der Friedensrichter eine Besuchszeit hat, und als er eintreten kann, fragt er nach den zugrunde liegenden Kriterien, und warum es denn so viele Unterschiede bei den Besuchszeiten gebe. Der Friedensrichter antwortet: » Das ist sehr einfach. Es ist unerlässlich, dass Gleiche mit Gleichen zusammen sind, die Jungen mit Menschen ihres Alters, um sich zu vergleichen und Ideen auszutauschen, damit sie sich von den Eltern entfernen und anfangen, mit dem eigenen Kopf zu denken. Kinder müssen für eine gewisse Zeit mit Kindern spielen, und dann essen sie zum Ausgleich mit ihren Eltern zu Abend und dann gehen sie in einem stillen Haus früh zu Bett. Ältere Menschen müssen sowohl die Möglichkeit haben, in ihrer von süßen Erinnerungen erfüllten Einsamkeit zu verbleiben, als auch, die Gesellschaft der Kinder und Enkelkinder zu genießen.

Der König sieht die Weisheit in dem, was der Friedensrichter sagt, aber er hat noch eine Frage: »Wie trefft ihr eure Entscheidung? Ist es allein der Friedensrichter oder sind es die Familien, die entscheiden und ihm die Zeiten dann mitteilen?« Da lächelt der Friedensrichter milde und unterstreicht: »Wie Sie vielleicht schon bemerkt haben, ist unser Land das Land der Gastfreundschaft. Und diese wird niemals erzwungen. Wir betrachten den Akt, Gastfreundschaft zu erweisen, als Geschenk und den Akt, Gastfreundschaft zu empfangen, ebenfalls. Es ist ein Geschenk, bei dem die Gegenseitigkeit das Wichtigste ist, in dem Geben und Nehmen einen Austausch von Liebe darstellt.

Ich überlasse dem Leser das Vergnügen, die Analogien und Isomorphismen hierfür selbst zu entdecken.

5 Die Transformation der Gedanken: Metaphern und Geschichten zum Überwinden limitierender Überzeugungen

In diesem Kapitel erforschen wir die Welt der limitierenden Überzeugungen – der Denkweisen, die einer vollständigen persönlichen und beruflichen Weiterentwicklung entgegenstehen.

Jemand, der sich an einen Therapeuten wendet, ist von dem Wunsch oder der Absicht angetrieben, Verhaltensweisen, Haltungen und Denkweisen, die ihm einen Leidensdruck verschaffen, zu ändern. Er hat vielleicht schon alle ihm zur Verfügung stehende Energie aufgebraucht und weiß nicht mehr, was er noch anstellen soll. Er braucht Hilfe, praktische Hinweise, die einen persönlichen Prozess hin zu einer entwicklungsfördernden Haltung stimulieren.

Oft zeigt der Klient limitierende Überzeugungen, die nicht nur sein Wohlergehen beeinträchtigen, sondern auch den Verlauf der Therapie behindern. Sie sind versteckte Fallen, die bei der kleinsten Verbesserung zuschnappen und suggerieren, dass jede Veränderung gefährlich und extrem schädlich ist. Ein großer Teil der Arbeit des Therapeuten besteht darin, dem Klienten zu helfen, Denkblockaden zu erkennen, die krankmachenden Überzeugungen zu modifizieren und sie durch existenzielle, realistischere und proaktive Einsichten zu ersetzen.

Negative Überzeugungen zu erkennen hilft, ein Bewusstsein zu entwickeln, das den therapeutischen Suggestionen die Tür zum Unbewussten öffnet. Jemandem, der eine krankmachende Überzeugung zeigt, fällt es nicht leicht, sich von ihr zu befreien, und natürlich reicht auch nicht eine unschuldige Metapher aus, um ein derart ehrgeiziges Ziel zu erreichen. Aber die Geschichte präsentiert sich weder als akademische Lektion noch als Bedrohung der eigenen kognitiven Integrität und intellektuellen Kohärenz, eben weil sie die indirekte Sprache der Suggestion benutzt. Die Metapher ist nur eine Geschichte, die andere Arten zu denken und zu handeln beschreibt.

Dieses Kapitel besteht aus vier Abschnitten. Die ersten drei zielen darauf ab, die Überzeugungen zu definieren, ihre Ursachen und Funktionen herauszufinden, die logischen Fehler nachzuweisen, die die negativen Überzeugungen kennzeichnen, und dazu die Art der

Gefühle zu beschreiben, die sie begleiten. Im vierten Abschnitt werden Strategien vorgeschlagen, wie man sinnvolle Metaphern bauen kann, die bei Denkblockaden den Prozess der Veränderung in Gang setzen. Dieser Typ von Metaphern hat das Ziel, extreme Verhaltensweisen abzumildern und Kompromisse, Flexibilität und Aufgeschlossenheit zu unterbreiten. Manchmal sind es kurze Geschichten, die dazu dienen, dem zu behandelnden Konzept oder den Ideen Klarheit und Nuancen zu verleihen. Manchmal sind sie lang, um mehrschichtige Suggestionen anzubieten.

Das spanische Sprichwort

Es war einmal ein Gärtner, der von allen für seine Heiterkeit, Ruhe und Ausgeglichenheit bewundert wird. Eines Tages möchte ein Jüngling diese Fähigkeit, die er so bewundert, selbst besitzen und das Geheimnis erfahren, wie man lernt, die positiven Seiten des Lebens zu schätzen. Ihm bleibt nichts anderes übrig, als zu fragen. Der Gärtner antwortet, dass er alles einem Sprichwort verdankt, dass seine spanische Mutter gern zitiert hat: »Wenn du ein Heilmittel hast, porque te apuras, und wenn du kein Heilmittel hast, porque te apuras?«

»Was heißt das?«, fragt der Jüngling, der kein Spanisch kann. »Es heißt einfach nur, wenn du für ein Problem eine Abhilfe oder Lösung hast, ist es sinnlos, sich Sorgen zu machen: Dann musst du dich nur anstrengen, um es zu lösen. Wenn du jedoch herausgefunden hast, dass es keine Abhilfe und keine Lösung gibt, ist es auch sinnlos, sich Sorgen zu machen: Dann musst du dich anstrengen, mit heiterer Seele das zu akzeptieren, was du nicht verändern kannst.«

Der Jüngling begreift, dass das eine gute Strategie ist, aber er schafft es nicht, sich vorzustellen, wie sie in die Praxis umgesetzt werden könnte, wie es gelingen kann, das Veränderliche vom Unveränderlichen zu unterscheiden und das, was von uns abhängt, von dem, was nicht von uns abhängt.

Also fragt er den Gärtner, wie er es macht, diesen Unterschied zu erkennen. Der Gärtner erinnert sich daran, dass dies auch für ihn das Schwierigste gewesen ist und dass er sich dafür sehr anstrengen musste. Aber jetzt glaubt er, dass er es ziemlich gut könne. Er gibt dem Jüngling ein Beispiel: »Die Entscheidung, welchen Samen du pflanzen willst, liegt bei dir. Aber wenn du entscheidest, an einem bestimmten Tag zu pflanzen, es aber an diesem Tag regnet, musst du den Regen akzeptieren, deine Pläne ändern und dich einer anderen Sache widmen.«

Der Jüngling versteht das Beispiel dank seiner Einfachheit, aber er hat immer noch seine Zweifel und fragt den Gärtner mit aufsässiger Beharrlichkeit, ob er nicht eine allgemeine Regel habe, die er ihm verraten könne.

Der Gärtner denkt eine Zeitlang nach und antwortet dann, dass er drei allgemeine Regeln habe: erstens – seine persönlichen Stärken und seine Grenzen erkennen; zweitens – ohne Selbstgefälligkeit und Arroganz sich selbst als Löser des Problems betrachten; drittens – sich vor der »Verzweiflung ohne Ausweg« und vor der »Hoffnung ohne Fundament« in Acht nehmen.

5.1 Was sind Überzeugungen?

Mit Überzeugungen werden Bedeutungen oder Ursachen bewertet, die dem Betroffenen dazu dienen, seine Wahrnehmung zu systematisieren und Ereignisse der Vergangenheit und der Gegenwart zu erklären und zukünftige vorauszusehen. Ihre Funktion ist es, Handlungen einen Sinn zu geben, um Fähigkeiten und Verhaltensweisen zu aktivieren. Überzeugungen erscheinen in Gestalt von schwierig zu widerlegenden Feststellungen, deren Wahrhaftigkeit häufig nicht nachzuweisen ist. Sie spiegeln die Realität nicht wider, sie beschreiben nicht, sondern interpretieren. Sie motivieren jedoch, stimulieren eine Reaktion und begründen eine Sichtweise, die den Betroffenen dazu bringt, bestimmte Verfahren anzuwenden und andere zu vermeiden. Positive Überzeugungen aktivieren Verhaltensweisen, die die persönlichen Fähigkeiten erweitern und es ermöglichen, persönliche Ziele zu erreichen. Negative Überzeugungen bremsen die Initiative und versperren den Weg zu einer Veränderung.

Überzeugungen sind dauerhafte Zuweisungen von Bedeutungen an die eigene Identität, an die eigenen Kompetenzen und an das Umfeld. Sie haben eine subjektive Basis, die für objektiv gehalten wird. Dem menschlichen Verhalten werden Ursachen, Erklärungen, Bedeutungen und Motivationen zugewiesen, in die persönliche Faktoren und die des sozialen Umfelds einfließen.

Die persönlichen Faktoren beziehen sich auf das System der vom Betroffenen erworbenen und mit der Zeit gereiften Fähigkeiten, auf seine Erfahrungen und auf die bisher geleisteten Versuche, Ziele zu erreichen. Der Betreffende kann sich z. B. für fähig halten, eine bestimmte Aufgabe zu Ende zu bringen, sich den Schwierigkeiten zu stellen und die unterschiedlichen Eingriffe zu kontrollieren. In diesem Fall gibt er der Situation eine spezielle Zuweisung, er setzt sie in einen präzisen zeitlichen Zusammenhang und schreibt sich selbst die entsprechende Fähigkeit zu, mit den Variablen umzugehen.

Die Variablen beziehen sich auf die diversen Schwierigkeiten, die die Aufgabe oder die Situation mit sich bringt. Wenn der Betreffende z. B. meint, dass die Hindernisse zu groß sind, als dass er sie überwinden könnte, unterwirft er die Gesamtsituation einer zeitlichen Fixierung, die keine Perspektive auf Veränderung zulässt. Er glaubt also, dass er nicht die Macht hat, die Situation zu kontrollieren. Die Umfeldfaktoren dominieren, und der Betreffende hält sich für machtlos, ohne die Energie, die ihn dazu bringen könnte, zumindest einen Versuch zu unternehmen.

Jeder hat Überzeugungen, die er in Form von Konzepten, Prinzipien, Ideen und Gedanken zum Ausdruck bringt, die miteinander verbunden sind. Diese Vernetzungen schaffen dauerhafte Abhängigkeiten, die oft weder kohärent noch logisch sind, aber einen sich selbst bestätigenden Charakter haben. Sie werden generalisiert, eine enge Beziehung zwischen Erfahrungen, zugeordneten Ursachen und Bedeutungen wird postuliert, und dann werden sie in einen Kreislauf von gegenseitiger Beeinflussung und Verstärkung eingefügt.

Diese Verbindungen schaffen einen Circulus virtuosus oder einen Circulus vitiosus: Eine positive Überzeugung lässt das Bemühen wachsen, das zu bekommen, was als erreichbar eingestuft wird. Eine negative Überzeugung bremst die Anstrengungen, und die Misserfolge dieser mit wenig Überzeugung angegangenen Versuche sind der Beweis dafür, dass die negative Ausgangsüberzeugung richtig ist. Dieses Phänomen ist bekannt als »sich selbst erfüllende Prophezeiung« oder als Ödipus-Paradox, das hervorhebt, dass alles, was man getan hat, um die Erfüllung der Prophezeiung zu vermeiden, in Wirklichkeit das ist, was sie eintreten lässt. Diese spezielle Dynamik wird sehr gut in dem Film *Arlington Road* von Mark Pellington sichtbar.

Das Ödipus-Paradox

Als Laios erfährt, dass sein Sohn Ödipus ihn töten und seine Frau Iokaste, Mutter von Ödipus, heiraten wird, befiehlt er einem Diener, das Neugeborene zu töten, um zu vermeiden, dass das Vorhergesagte eintritt. Aber das kleine Kind rührt den Diener, und anstatt es zu töten, bringt er es in ein anderes Königreich, wo es von einem kinderlosen Königspaar aufgezogen wird. Ödipus wächst in ihrem Haus auf und hält das Paar für seine Eltern. Als er von der Prophezeiung, die ihn verfolgt, erfährt, verlässt er das Königreich, weil er nicht die Absicht hat, diesen Vater zu töten, den er liebt und verehrt, und erst recht nicht, seine Mutter zu heiraten.

Während er seines Weges geht, versperrt ihm ein alter Mann den Weg. Ödipus bringt ihn um. Er begibt sich in eine neue Stadt, in der er eine schöne Witwe trifft. Sie ist nicht mehr sehr jung, aber immer noch atttraktiv, und Ödipus heiratet sie. Erst später entdeckt er, dass der Unbekannte, der ihm den Weg versperrt und den er getötet hat, sein wirklicher Vater Laios war, und jene Witwe, die er geheiratet hat, seine Mutter Iokaste.

Alles, was getan wurde, damit sich die Prophezeiung nicht erfüllt, hat dazu beigetragen, dass sie sich bewahrheitet hat.

Jedes Individuum schafft seine eigenen entwicklungsfördernden oder limitierenden Überzeugungen. Es geht dabei von einer oder mehreren besonderen Erfahrungen aus, die es dann verallgemeinert und als Fährte benutzt, um Phänomene zu beobachten, Informationen zu lesen, Erklärungen zu finden, zu kommentieren, das eigene Verhalten zu lenken und Entscheidungen zu fällen.

5.2 Entwicklungsfördernde und limitierende Überzeugungen

Die **entwicklungsfördernden Überzeugungen** beinhalten positive Empfehlungen und Hinweise für konstruktive Lebenspläne. Sie sind reich an Einladungen, Motivationen, Anstößen und Anreizen. Sie bieten Empfehlungen, Inspirationen und liefern eine solide und flexible Struktur, um die eigene Freiheit aufzubauen und das eigene Leben zu gestalten. Die harmonische Verbindung von Vernunft und Leidenschaft – kognitiven und affektiven Aspekten der Persönlichkeit – führt zu Selbstwirksamkeit und zu einem besseren Bewusstsein für das eigene Potenzial.

Die entwicklungsfördernden Überzeugungen werden von der emotionalen Intelligenz alimentiert, die ihrerseits die kognitive Entwicklung in zirkulärer Form stimuliert und erlaubt, das automatische Verhalten infrage zu stellen. Eine solide emotionale Basis lässt einen die eigenen Grenzen und Verhaltensweisen akzeptieren und stimuliert den Mut, der für die Entscheidung, zu neuen Handlungen und neuen Erfahrungen nötig ist.

Die entwicklungsfördernden Überzeugungen machen sichtbar, dass jeder Defekt die versteckte Seite eines Vorzugs sein kann, und sie animieren uns dazu, Verhaltensweisen anzuwenden, die immer mehr mit der Vorstellung von sich selbst übereinstimmen. Sie fördern einen Prozess der subjektiven Individualisierung. Dieser Prozess ist in ein Kontinuum eingefügt, der ein Gleichgewicht sucht zwischen der bewussten Wahrnehmung der eigenen Grenzen und dem Wunsch, diese herauszufordern, zwischen den Konditionierungen der Vergangenheit und den Angeboten der Zukunft.

Die entwicklungsfördernden Überzeugungen sind größtenteils an den Betreffenden selbst gebunden. Sie können sich sowohl auf Aspekte des Seins beziehen, verbalisiert in Sätzen wie: »Ich bin das wert«, »Ich verdiene das«, als auch auf Aspekte von Kompetenzen, Fähigkeiten, Wissen, Anstrengungen und Motivationen, verbalisiert in Sätzen wie: »Ich bin in der Lage«, »Ich kann das gut«, »Das kann ich machen«, »Ich weiß«, »Ich bin bereit, mein Bestes zu geben«, oder auch verhaltensbezogene Aspekte, verbalisiert in Sätzen wie: »Ich bin ein pünktlicher Mensch«, »Wenn ich eine Aufgabe übernehme, führe ich sie auch durch«, »Ich respektiere, wenn Menschen anders denken als ich«.

Die Antwort Buddhas

Eines Tages geht ein Jüngling zu Buddha, um sich über ein Thema Klarheit zu verschaffen, das ihn sehr interessiert. Er sagt zu Buddha: »Ich bin überzeugt davon, dass der Mensch der Urheber seines Schicksals ist. Alles hängt von seinem Willen ab, von seiner Entschlossenheit, von seinem Bemühen, das zu erreichen, was er wirklich will.« Buddha antwortet: »Du hast recht.« Bestärkt durch Buddhas Worte geht der Jüngling seines Wegs.

Einige Tage später kommt ein anderer Jüngling zum Buddha, um seine Meinung zu einem Thema zu hören, mit dem er sich voller Hingabe beschäftigt. Der Jüngling sagt zu Buddha: »Ich bin fest davon überzeugt, dass der Mensch trotz seines Willens, seiner Entschlossenheit und seines Bemühens nicht immer und auf jeden Fall das erreichen kann, was er will. Sehr oft muss er mit den Launen des Schicksals zurechtkommen, mit den Einwirkungen des Zufalls, mit dem Widerstand von Gestirnen und Gefährten.« Buddha antwortet: »Du hast recht.«

Ein junger Mönch, der bei beiden Gesprächen anwesend war, wendet sich an Buddha und sagt: »Meister, ich verstehe nicht. Zuerst hast du dem Jüngling recht gegeben, der sagte, dass der Mensch Urheber seines Schicksals sei. Dann hast du dem Jüngling recht gegeben, der sagte, dass der Mensch den Launen des Schicksals unterworfen ist. Das ist ein Widerspruch.« Und Buddha antwortet: »Du hast recht.«

Limitierende Überzeugungen hingegen sind diejenigen, die negative Mahnungen enthalten wie »Du bist nichts wert«, »Du schaffst es nicht«, »Du bist nicht in der Lage«, »Du verdienst das nicht«, »Es lohnt nicht«, »bloß nicht einem anderen zu nahe kommen«, »nicht wichtig sein«, »keinen Erfolg haben«, »sich nicht weiterentwickeln«, »nicht dazugehören«, »kein Vertrauen haben«. Diese diversen limitierenden Überzeugungen zwängen den Betroffenen in eine psychologische Zwangsjacke, die aus Zuweisungen gefertigt ist, die eine persönliche, soziale und berufliche Entwicklung verhindern.

Limitierende Überzeugungen sind leicht zu erkennen, weil sie von kognitiven Fehlern und negativen Emotionen charakterisiert sind. Diese Kombination verdeutlicht eine mangelnde Übereinstimmung mit den realen Tatsachen. Sie erweisen sich als kontraproduktiv, weil sie verhindern, was man nicht einmal wagt, in Betracht zu ziehen, und weil sie die Wahrscheinlichkeit erhöhen, dass nach dem Prinzip der sich selbst erfüllenden Prophezeiung unerfreuliche Dinge passieren.

Limitierende Überzeugungen können ein dauerhaftes Unwohlsein erzeugen, wirken über kurz oder lang auf das Wohlbefinden ein, verhindern es, dass man Freude am Leben hat und einen vitalen Willen auslebt, durch den neue und reproduzierbare Freuden entdeckt werden. Limitierende Überzeugungen enthalten offensichtliche kognitive Verzerrungen, weil sie von emotionalen Zwängen bestimmt werden und die Kraft der Vernunft nur teilweise nutzen.

Wer durch seine eigenen limitierenden Überzeugungen konditioniert ist, untersucht die Realität nicht genau. Er sammelt keine präzisen Daten zu den Phänomenen, zu denen er seine limitierenden Überzeugungen entwickelt hat. Er zieht es vor, sich von Vorurteilen oder Illusionen leiten zu lassen. Negative Überzeugungen verhindern die Untersuchung der Realität, bremsen die Initiative und fördern die Passivität gegenüber den Ereignissen, die für unabänderlich gehalten werden.

Limitierende Überzeugungen können sich entweder hauptsächlich auf die betreffende Person beziehen, auf andere oder auf das gegebene Umfeld. Sie werden gewöhnlich begleitet und verstärkt von logischen Fehlern. Schauen wir uns zunächst diese drei Arten von Überzeugungen an und dann ihre logischen Fehler.

Limitierende Überzeugungen sind leicht an einer wahren Litanei von Selbstabwertungen zu erkennen: »Ich bin unwichtig, ich verdiene es nicht, ich bin nicht in der Lage, ich kann nicht, ich schaffe es nicht«, und sie bedienen sich falscher Syllogismen. Ein falscher Syllogismus geht z. B. von der Voraussetzung aus: Wenn mich keiner liebt, heißt das, dass ich nichts wert bin, dass ich es nicht verdiene, dass ich nicht würdig bin. Der Syllogismus findet erst ein spezielles Beispiel: »Giuseppe liebt mich nicht«, um dann mit einer Verallgemeinerung zu der Schlussfolgerung zu kommen: »Ich bin nichts wert, ich verdiene es nicht, ich bin nicht würdig, geliebt zu werden.«

Die Stadt der Verbote

Es war einmal eine Stadt, in der der Bürgermeister viele Schilder aufgestellt hatte, die dem Schutz dienen sollten. Er wollte, dass die Bevölkerung ohne Gefahren lebt. Er hatte ein Schild aufgehängt, das den Zutritt in eine Gegend verbot, in der es eine einsturzgefährdete Brücke gab, ein anderes in der Gegend einer Klippe und noch ein weiteres in der Nähe eines Wasserfalls.

Eines Tages stirbt der Bürgermeister und ein neuer wird gewählt – ein Ingenieur, der in der Stadt herumgeht und sie erkundet. Als der Bürgermeister in die Gegend der Verbote kommt, entdeckt er, dass es ausreicht, die Brücke zu reparieren, um sie sicher zu machen, ein solides Geländer auf der Klippe anzubringen und einen sicheren Ort einzurichten, um den Wasserfall von dort aus bewundern zu können. Dank dieser Schutzmaßnahmen nimmt die Bevölkerung ihr Land und seine Schönheiten wieder in Besitz und lernt, mit den Gefahren umzugehen und sie zu überwinden.

5.2.1 Limitierende Überzeugungen, die auf die eigene Person bezogen sind

Limitierende Überzeugungen, die auf die eigene Person bezogen sind, basieren auf dem haltlosen Fundament einer allgemeinen Unzulänglichkeit, Unfähigkeit, dem Glauben daran, nichts wert zu sein und keine Rechte zu haben. Sie betreffen sowohl die Sphäre der Affekte als auch die der Kompetenzen. Die wahrgenommene Schwäche lässt das Bedürfnis vorherrschen, von der Bestätigung und der Liebe anderer abzuhängen und sich streng an die festgelegten Normen zu halten. Das extreme Bedürfnis, geliebt zu werden, konditioniert die Freiheit und die Spontaneität, die in Kanäle von Formalität, Konformismus und Spießigkeit eingezwängt werden: Um Perfektion zu erreichen, ist es nötig, Emotionen und ihre Manifestationen zu kontrollieren.

Diese Menschen fühlen das Bedürfnis, sich anzupassen, weil sie glauben, dass sie nur dann akzeptiert werden können, wenn sie sich gut benehmen und so von anderen Bestätigung erhalten. Sie erlauben sich nicht, sich selbst zu verwirklichen, und akzeptieren auf passive Weise die von Autoritäten festgelegten Prinzipien. Dann müssen sie jedoch den Zorn über ihre Passivität unterdrücken. Es ist offensichtlich, dass diese Art von Gedanken den vollen Ausdruck der eigenen Entwicklungsmöglichkeiten einschränkt. Nur ein emotionales Bewusstsein der Grenzen zwischen Potenzial und Limitationen kann den Betroffenen dazu antreiben, aus einer derartig beengenden Falle herauszukommen.

Am Höhlengrund

Es war einmal ein Jüngling, der sich zu einem bestimmten Zeitpunkt seines Lebens in einer dunklen und kalten Höhle wiederfindet. Er lebt schon einige Zeit dort unten und weiß nicht mehr, wie er dort hingekommen ist. Und er weiß auch nicht mehr genau, wo und wie er früher gelebt hat. Hin und wieder sieht er flüchtige Bilder: Er sieht einen kleinen Jungen, der mit seinen Freunden Verstecken spielt, einen Jüngling beim Liebesakt am Strand, einen, der zufrieden ist, weil er ein wichtiges Examen bestanden hat. Aber diese Erinnerungen erscheinen unscharf. Auch wenn es ihm in der dunklen, kalten Höhle nicht gut geht, glaubt er, dass er es nicht schafft herauszukommen.

Jede Nacht schläft er jedoch ein und sagt sich, dass er morgen den Weg finden wird, der herausführt. Am nächsten Morgen vergisst er die Vorsätze der vergangenen Nacht und denkt stattdessen an die unendlichen Schwierigkeiten. Er denkt, dass sich nichts ändern wird, selbst wenn er aus der Höhle herauskommt, weil er nur wieder andere Höhlen finden wird, die genau so sind wie die, in der er sich jetzt befindet. Das einzige, was ihn zu der Anstrengung stimulieren könnte, die Höhle zu verlassen, wäre die Gewissheit, etwas Außergewöhnliches zu finden: Aber dieses Etwas existiert nicht. Er verdient nichts anderes als das, was er hat, eingedenk seiner zahlreichen Pflichtvergessenheiten in der Vergangenheit: Das hier ist der einzige Zustand, den er verdient, auf etwas anderes kann er nicht hoffen.

In der Nacht schläft er ein und denkt, dass er am nächsten Tag die Kraft finden wird, diesen kalten, dunklen Ort zu verlassen, aber als er aufwacht, findet er triftige Gründe zu bleiben. Dieses Hin und Her dauert so lange, dass das stete Einschlafen und Aufwachen ihm ein gewisses Gefühl der Sicherheit verschafft.

Eines Morgens wird er von einem Sonnenstrahl aufgeweckt, der die Höhle erhellt und ihr Licht und Wärme gibt. Der Jüngling weiß nicht, dass es der Tag der Sommersonnenwende ist und die Höhle wegen dieser Sternenkonstellation beleuchtet und aufgewärmt wird.

Zuerst einmal lässt sich der Jüngling das Herz von den Sonnenstrahlen gut wärmen und dann lässt er zu, dass ihm das Licht seine Gedanken aufhellt. Er schaut sich also gut um und bemerkt, dass es sehr wohl einen Weg nach draußen gibt. Er hatte ihn vorher nur nie bemerkt. Aber jetzt, da alles viel heller ist, sieht er ihn, und Schritt für Schritt, ohne noch viel an die Schwierigkeiten zu denken, auf die er treffen könnte, verlässt er die Höhle und kehrt nie mehr zurück.

5.2.2 Limitierende Überzeugungen, die auf andere bezogen sind

Limitierende Überzeugungen im Hinblick auf andere sind durch Verallgemeinerungen charakterisiert, begleitet von dogmatischem Denken und der Suche nach Perfektion. Menschen, die anderen gegenüber negative Überzeugungen hegen, sind schnell bei der Hand mit strengen Urteilen auch über die kleinsten Fehler – über normale und unvorhergesehene Unzulänglichkeiten, die jeder Mensch hat. Es sind Menschen, die sofort ihre Missbilligung über Menschen ausdrücken, die nicht die Perfektion suchen, die sich dem faulen Leben hingeben oder Schwächen zeigen. Sie denken mit eisernem Dogmatismus, dass derjenige, der sich nicht richtig verhält, bestraft werden sollte, und wer sich als inkompetent erweist, sich schämen müsse. Nur wer sich anstrengt, sein Potenzial auszuschöpfen, verdient Hilfe, Wertschätzung und Respekt: Die anderen sollten ihrem Schicksal überlassen bleiben.

Die Personen, die diese limitierenden Überzeugungen im Hinblick auf andere hegen, riskieren, isoliert und mit nur wenigen Freunden zu leben. Es ist in der Tat schwierig, ihre übertriebenen Bedürfnisse zu befriedigen und jemanden zu finden, der einem derartig hohen Ideal entspricht. Und da sie niemanden finden, der ihrer Wertschätzung würdig ist, ist das der definitive und nicht widerlegbare Beweis, dass sie anderen misstrauen müssen, die nichts wert sind und keine Achtung verdienen. Der Circulus vitiosus bestätigt sich selbst und lässt die Menschen immer einsamer und unglücklicher werden.

Der Gefängniswärter

Es war einmal ein Gefängniswärter von einem Gefängnis, in dem Untersuchungshäftlinge einsitzen, die auf ihren Prozess warten. Dieser Gefängniswärter liebt seine Arbeit, weil er die Gefangenen hasst. Er achtet sich selbst und verachtet diejenigen, die in sein Gefängnis kommen. Der Gefängniswärter zeigt seine Verachtung offen und behandelt die Unglücklichen schlecht.

Er wartet das Urteil nicht ab, um zu erfahren, ob sie schuldig oder unschuldig sind. Er vertraut seiner Intuition. Alle Menschen, die hier sind, sind sicherlich schuldig, und ihre Schuld verdient seine Verachtung und seinen Hass. Und wenn ein Gefangener als unschuldig erkannt, freigelassen wird und nicht mehr in die hässliche Zelle zurückkehrt, überträgt er seine Verachtung auf die inkompetenten Richter, die sich von wer weiß was für einer Verblendung oder Korruption haben leiten lassen. Und er lässt seinen Hass an den verbleibenden Gefangenen aus.

Diesem Gefängniswärter ist nie in den Sinn gekommen, dass der einzige wirkliche Gefangene er selbst ist. Er verbringt sein ganzes Leben in diesem Gefängnis des Hasses und der Verachtung, während die Gefangenen nur gerade so lange bleiben, bis ihre Schuld oder Unschuld erwiesen ist.

5.2.3 Limitierende Überzeugungen, die sich auf den Kontext beziehen

Auch die limitierenden Überzeugungen im Hinblick auf den Kontext, auf einen Anlass oder das zufällige Umfeld verdeutlichen einen Prozess von negativen Zuordnungen auf bestimmte Ereignisse. Sie zeigen das Vorhandensein von Katastrophendenken, Dogmatismus und Perfektionsdrang.

Menschen, die diese Überzeugungen hegen, denken, dass sie das Pech haben, ein Leben zu leben, in dem sie den ungünstigen Ereignissen ausgesetzt sind und keine Möglichkeit haben, den Verlauf zu ändern. Sie sehen das Leben voller unüberwindlicher Schwierigkeiten. Wenn etwas Erfreuliches passiert, ist das ein purer Zufall und nicht von langer Dauer. Wenn etwas Unerfreuliches passiert, kann der Betroffene weder reagieren noch ausweichen. Er muss die ewigen Konsequenzen aushalten und für immer leiden. Diese Menschen denken, dass es besser ist, jede Schwierigkeit und Verantwortlichkeit zu vermeiden. Dieses Denken wird von der Überzeugung unterstützt, dass es zu schwierig ist, etwas in sich selbst zu ändern, weswegen es keinen Sinn hat, es auch nur zu versuchen: auch deswegen, weil ausschließlich perfekte Lösungen gefunden werden müssten. Andernfalls wären sie nutzlos und würden Katastrophen hervorrufen.

Die sechs Reisenden im Zug

Es waren einmal ein paar Leute, die im gleichen Zug zum gleichen Zielort fahren. Sie steigen in dasselbe Abteil ein, und da sie sich nicht kennen, setzt sich jeder auf seinen reservierten Platz und fängt an, auf seine Weise die Reisezeit zu organisieren.

Ein Herr macht seinen Computer an und fängt an zu schreiben, wir wissen nicht, ob Liebes- oder Geschäftsbriefe; ein junger Mann nimmt seine Zeitungen und beginnt mit der Lektüre: ein Tourist schaut aus dem Fenster; eine Dame beginnt, ein Buch zu lesen und unterstreicht mit einem Marker die interessantesten Stellen; eine anderer Herr fängt an, ein Kreuzworträtsel zu lösen, und noch ein anderer macht Eintragungen in seinen Terminkalender.

Der Zug fährt los, lässt Kilometer um Kilometer hinter sich. Plötzlich hält er auf offener Strecke.

In der Zwischenzeit sind der Tourist und der junge Mann mit den Zeitungen eingeschlafen und schlafen auch weiterhin selig, ohne den außerplanmäßigen Halt auch nur zu bemerken. Der Herr mit dem Computer scheint dermaßen von dem absorbiert zu sein, was er schreibt, dass er sich darauf beschränkt, einen flüchtigen Blick hinauszuwerfen und sich dann wieder auf das zu konzentrieren, was er gerade macht. Die Dame, die gelesen, und der Herr, der Kreuzworträtsel gelöst hat, beginnen sich zu fragen, was der Grund für den unvorhergesehen Halt sein mag. Der Herr, der seinen Terminkalender durchgeschaut hat, fängt an zu schimpfen, schaut auf die Uhr und redet mit sich selbst. Hin und wieder hört man ihn sagen: »Das ist doch nicht möglich, jedes Mal dasselbe, man kann sich einfach nicht auf die Eisenbahn verlassen. In was für einem unterentwickelten Land leben wir denn?«

Seine Kommentare reizen niemanden der Mitreisenden zu einer Antwort: Zwei schlafen weiter, zwei haben inzwischen eine nette Unterhaltung angefangen und tauschen ihre Meinung über Literatur, Kino, Theater und anderes aus und sind ganz davon gefangen genommen.

Es ist nur der eine Herr, der sich aufregt, seufzt und kritisiert. Hin und wieder steht er auf, um zu sehen, ob ein Schaffner vorbeikommt, von dem er eine Auskunft verlangen oder bei dem er sich beschweren könnte. Er schaut immer wieder auf die Uhr und regt sich zunehmend auf. Es scheint, dass nichts seinen wachsenden Zorn beruhigen kann. Die anderen lassen sich nicht anstecken von seinem Meckern und davon, dass er aufspringt und aus dem Abteil rennt, auf der anderen Seite aus dem Fenster schaut, wieder hereinkommt, wieder in sich zusammensinkt, auf die Uhr schaut und schimpft – eine Ansammlung von Verhaltensweisen, die seine Aufregung immer weiter anheizt. Die beiden, die sich unterhalten, werfen sich Blicke des stillen Einverständnisses zu und fahren damit fort, den Austausch ihrer Kenntnisse zu vertiefen.

Endlich fährt der Zug weiter, folgt seinem Weg und kommt verspätet am Ziel an – mit einem bemerkenswerten Unterschied zwischen den Passagieren. Die zwei, die geschlafen haben, kommen ausgeruht und entspannt an; der Mann, der gearbeitet hat, ist zufrieden über das, was er in der geschenkten Zeit geschafft hat; die beiden, die sich unterhalten haben, verabreden sich für denselben Abend zum

Abendessen. Der Mann, der sich die ganze Zeit aufgeregt hat, kommt müde, enerviert und verschwitzt an.

Nicht wegen der Verspätung des Zuges, sondern wegen seiner Art, die geschenkte Zeit dieser Verspätung zu nutzen.

5.3 Logische Fehler in den limitierenden Überzeugungen

Diffuse Ansichten, Vorurteile, Aberglauben, Stereotypen, Allgemeinplätze und an die Mehrheit angepasste Meinungen sind Manifestationen einer Denkweise, die sich an die Illusion klammert, sich vor der Einsamkeit retten zu können. Sie sind Ausdruck einer Haltung der Abhängigkeit von den Gedanken anderer. Sie sind nicht eigenständig und schränken das freie und befreiende Handeln desjenigen ein, der es wagt, seine eigene Meinung zu vertreten.

Logische Fehler, irrationale Ideen, kognitive Verzerrungen, unterschiedliche Beschreibungen derselben Erscheinungen: unrealistische und irrationale Denkweisen, an die aber diejenigen fest glauben, die sie mit wissenschaftlichen Beobachtungen oder Erfahrungen verwechseln. Das Festhalten an dieser Denkweise schürt Ignoranz, erzeugt Unwohlsein und Leidensdruck und bestätigt die selbstauferlegten Beschränkungen. Anzuerkennen, dass sie unlogisch und irrational oder einfach unwahr sind, ist der erste Schritt dazu, sie in Zweifel zu ziehen. Dann können sie neu strukturiert und durch rationalere Ideen ersetzt werden.

Die oben benannten limitierenden Überzeugungen werden durch logische Fehler wie Verallgemeinerungen, Perfektionismus, Schwarz-Weiß-Denken, Tunnelblick, Personalisierung, vergangenheitsbezogenen Determinismus und Katastrophendenken verstärkt. Wir wollen uns diese Faktoren im Einzelnen ansehen.

5.3.1 Verallgemeinerung

Dieser kognitive Fehler resultiert aus einer Überbewertung der Details, mit einer Verallgemeinerung von partiellen oder unvorhergesehenen Erscheinungen und einer übertriebenen Banalisierung der bedeutsamen Phänomene. Dies ist ein häufiger Fehler und zeigt nicht nur eine intellektuelle Trägheit des Betreffenden an, sondern auch seine Genügsamkeit im Hinblick auf Lernprozesse. Wir lernen durch eine Kombination von Verallgemeinerungen und Differenzierungen. Die Verallgemeinerung dient dazu, das Gleiche in den Erscheinungen zu erkennen, die Differenzierung, um die Unterschiede zu erfassen. Wenn wir lernen, ein Auto zu fahren, lernen wir, jedes beliebige Auto zu fahren. Wenn wir wissen, dass ein Spatz ein Vogel ist, erkennen wir, dass auch Schwalben, Spechte oder Raben Vögel sind. Dies ist eine funktionale Verallgemeinerung.

Aber wenn wir dieses Phänomen der Verallgemeinerung übertreiben und einen Ferrari wie einen normalen Personenwagen fahren, enthalten wir uns die besondere Erfahrung und das Potenzial vor, die so ein außergewöhnliches Verkehrsmittel bietet. Wenn wir in übertriebener Verallgemeinerung sagen würden, dass auch Mücken Vögel sind, irren wir uns in der Kategorie. Wenn eine Verallgemeinerung nicht gleichzeitig eine Einschränkung sein soll, sollte sie mit einer ausreichenden Differenzierung der Unterschiede und der Besonderheit einhergehen.

Die Porzellanvase

Es war einmal ein reicher Mann, der eine sehr wertvolle Sammlung von Porzellanvasen hat. Eines Tages zerbricht ein Diener eine von ihnen aus Versehen, und der Herr, vom Zorn ergriffen, verurteilt ihn zum Tode. Vor der Exekution fragt der Herr den Diener nach seinem letzten Wunsch. Der Diener sagt: »Ich wünsche mir, auch die anderen Porzellanvasen zu zerbrechen.« Der reiche Herr ist von dieser unverschämten Forderung überrascht und fragt – neugierig geworden – nach dem Motiv. Der Diener antwortet: »Ich möchte vermeiden, dass mein Herr dafür kritisiert werden kann, eine so schwere Strafe wegen einer einzigen Vase verhängt zu haben.«

5.3.2 Dichotomische Überlegungen

Kognitive Fehler bestehen oft in einer Form des Denkens, das die Extreme der beiden Seiten eines Dilemmas darstellt. Dichotomische Überlegungen trennen die Realität scharf, unterteilen sie in zwei sich nicht ergänzende, sondern sich gegenüberstehende Teile, die nicht zusammenarbeiten, sondern im Konflikt stehen, die sich nicht überschneiden, sondern parallel zueinander verlaufen. Sie basieren auf der Polarisierung von Gedanken, wobei sich die Realität als richtig oder falsch, als schwarz oder weiß, als kalt oder warm, als gut oder böse darstellt. Es gibt keinen Raum dafür, die unvermeidlichen Mehrdeutigkeiten zu akzeptieren, die in der menschlichen Seele wohnen, oder den Reichtum zu erkennen, der von einer gesunden Unsicherheit ausgeht, und das Kaleidoskop der Facetten von unterschiedlichen Sichtweisen zu schätzen.

Wer Sklave einer solchen Denkweise ist, entwertet die Facetten, Schattierungen, gegenseitigen Abhängigkeiten, Zwischenschritte, Überlagerungen und Schattenspiele. Alles wird polarisiert und der einen oder anderen Seite zugeschrieben. Zwischen diesen beiden Polen scheint keine Osmose möglich, es kann keine Brücke errichtet werden, die eine Verbindung erleichtert. Es ist eine dogmatische Denkweise, die keine Zwischentöne, gegenseitigen Beeinflussungen, Überschneidungen und Kreuzungen akzeptiert.

Die beiden Philosophen

Es war einmal ein Hochschulrektor, der zwei Philosophen beruft, denen er ein philosophisches Studienprojekt anvertrauen will. Die beiden Philosophen treffen sich, und der eine behauptet sofort, dass man den Studenten die Philosophie nur von ihren Ursprüngen her nahebringen könne. Man müsse bei den Vorsokratikern anfangen und dann chronologisch die verschiedenen Theorien lehren, die die jeweiligen Denker in den einzelnen Epochen entwickelt haben. Die Philosophie ist reine Abstraktion und muss lehren, zu abstrahieren und sich in abstrakten Denkweisen zu üben.

Der andere Philosoph ist nicht einverstanden. Er hält diese Position für veraltet. Die Philosophie ist nicht Abstraktion, sie ist Praxis, konkretes Denken. Die Philosophie lehrt die praktische Anwendung des Denkens bei den wichtigsten Aktivitäten des Menschen.

Zwei diametral entgegengesetzte Positionen. Jeder der beiden Philosophen argumentiert für seine Position mit fester Überzeugung im Hinblick auf die Gültigkeit und Beschaffenheit seiner Denkweise, ohne die Denkweise des anderen unvoreingenommen zu prüfen.

Die Diskussion zieht sich eine Weile hin, beide hören dem anderen nicht zu, um ihn zu verstehen, sondern nur, um einen möglichst scharfsinnigen Einwand anzubringen. Jeder sagt schließlich, dass er zufrieden ist – nicht weil er unfähig ist, etwas anderes zu begreifen, sondern weil ihn einzig und allein die Brillanz des Disputs interessiert.

Es sind Philosophen, die in diesem Moment vergessen, dass Lernen ohne zu handeln wie Pflügen ohne zu säen ist. Sie vergessen, dass es keine bessere Praxis gibt als eine gute Theorie.

5.3.3 Perfektionismus

Perfektionismus ist nicht gleichzusetzen mit dem gesunden Impuls, sich zu verbessern, der einen dazu antreibt, das Beste aus sich herauszuholen, Energien zu mobilisieren, um überwindbare Grenzen zu überwinden, oder eine Arbeit so gut wie möglich zu Ende zu bringen. Perfektionismus ist vielmehr die übertriebene Anspannung im Hinblick auf sehr schwierige Ziele, auf zu ehrgeizige Pläne und Aufgaben, die nur mit einem unhaltbaren Aufwand an Energie zu realisieren sind.

Wer zu Perfektionismus neigt, kann paradoxerweise durch die zu starke Spannung paralysiert werden. Wer nie zufrieden ist – überzeugt, dass es immer noch etwas zu verbessern und zu perfektionieren gibt –, kann möglicherweise ein Projekt gar nicht erst anfangen, einen bestimmten Weg nicht einschlagen bzw. eine Arbeit nicht zu Ende bringen.

Die Falle, in der sich der Perfektionist verfängt, ist auf gewisse Weise ähnlich wie das Alles oder Nichts des dichotomischen Denkens: Entweder erreiche ich das Maximum, oder ich versuche es erst gar nicht. Tatsächlich ist das dichotomische Denken oft von einer übertriebenen Tendenz zum Perfektionismus begleitet. Man wünscht sich, dass alles um einen herum perfekt ist, dass alles den sicheren Gleisen der kategorischen Imperative folgt. Ein strenger Dogmatismus, die überspannte Suche nach der richtigen Antwort und nach der Bestätigung von anderen führen dazu, die eigene Existenz auf unerreichbare Ideale der Perfektion zu konditionieren.

Der perfekte Gärtner

Es war einmal ein Gärtner, der einen perfekten Garten haben wollte: Er will allen seine außergewöhnliche Fähigkeit und Meisterschaft zeigen. Um das zu erreichen, will er das schreckliche Unkraut entfernen, das sich im Garten ausgebreitet hat. Er gibt sich alle Mühe, aber es sieht fast so aus, als wollte ihm das Unkraut einen Streich spielen. Sobald er es an der einen Stelle seines Gartens herauszieht, sprießt es an einer anderen wieder hervor.

Am Anfang will er keine chemischen Produkte benutzen, aber da er nicht erreicht, was er will, wendet er härtere Methoden an. Er probiert verschiedene handelsübliche Unkrautvernichtungsmittel aus, aber er schafft es nicht, das Unkraut gänzlich zu eliminieren. Er insistiert. Er ist sich sicher, dass er über kurz oder lang die Schlacht gegen das dämliche Unkraut gewinnen wird.

Und dabei bemerkt er nicht, dass er dabei ist, auf diese Weise seinen schönen Garten zu zerstören, weil er seine Blumen und Pflanzen vergiftet, die vorher trotz des sie umgebenden Unkrauts üppig wuchsen, vielleicht sogar gerade durch den Kontrast zu ihm noch schöner wirkten.

5.3.4 Personalisierung

Dieser logische Fehler bringt den Betreffenden dazu zu meinen, er befinde sich im Zentrum der Aufmerksamkeit aller Anwesenden, er sei der Angelpunkt einer polyzentrischen Welt. Wer personalisiert, ist davon überzeugt, dass die Menschen um ihn herum ein tiefes Interesse an ihm oder ihr haben, dass ihnen ihr Schicksal heimlich am Herzen liegt, dass sie ihn/sie unbewusst als Vorbild gewählt haben. Alles in allem meint er, sehr wichtig zu sein. Deswegen glaubt er, dass Sätze, Verhaltensweisen und Gesten von anderen Personen einen präzisen und versteckten Hinweis für ihn bergen.

Jemand, der zum Personalisieren neigt, kann denken, dass der Kellner ihn missachtet, wenn er in einem Café nicht sofort bedient wird, um auf diese Weise seine Macht zu zeigen oder seine Antipathie zu bekunden. Wenn er von einem anderen Auto überholt wird, passiert dies seiner Meinung nach, um zu demonstrieren, dass er kein guter Autofahrer ist. Wenn er von einem Polizisten ein Strafmandat bekommt, will dieser ihn demütigen.

Jede Verhaltensweise, jeder Blick hat eine Bedeutung, die sich auf die Person bezieht – als Botschaft, die seine Unzulänglichkeit und seine Defekte zutage treten lassen. Der Mechanismus der Personalisierung führt dazu, dass sich der Betreffende im Zentrum der Aufmerksamkeit sieht – und zwar nicht nur der Aufmerksamkeit von nahestehenden Personen, sondern auch der vielen Menschen, die man zufällig auf den unzähligen Straßen des Lebens trifft.

Die Kerze

Es war einmal ein Mann vom Lande, der sich, ausstaffiert mit seinen festlichsten Kleidern und gefolgt von einem Schwarm von Schmeichlern, in die Stadt begibt. Während er dünkelhaft durch die Gassen des Marktes streift, verlangt er Ehrerbietung von den Menschen, die ihm begegnen. Ein alter Mönch geht mit gesenktem Kopf vorbei, ohne ihn zu grüßen. Der reiche Herr ist über so viel Unverschämtheit empört. Er hält den alten Mönch an, um ihn zu fragen, wie er dazu komme, es ihm gegenüber in Gegenwart seiner Gäste an Respekt fehlen zu lassen. Der Mönch entschuldigt sich und sagt, dass er ihn leider nicht gesehen habe. Jetzt betrachtet der Landmann die bescheidenen Kleider des Mönches und wirft ihm vor, dass er sich ihm in seiner ärmlichen Kutte präsentiert. Der Mönch senkt den Kopf und erklärt: »Es tut mir leid, sie ist die einzige, die ich besitze.« Nun fühlt sich der Landmann verspottet und sagt: »Sag mir nicht, dass das die einzige Kutte ist, die du besitzt.« Aber der Mönch antwortet: »Doch, mein Herr, dies ist die einzige Kutte, die ich besitze, und sie reicht mir. Sie schützt mich im Sommer vor der Hitze und im Winter vor der Kälte.« Der Landmann glaubt ihm nicht. Er will den alten Mönch herausfordern und sagt: »Wenn es dir gelingt, diese Nacht nur mit deiner Kutte bedeckt mitten auf diesem Platz zu verbringen, schenke ich dir morgen früh eine neue und dazu noch eine warme Mahlzeit. Wenn du dagegen gelogen hast, musst du für uns alle kochen.« Der Mönch akzeptiert diese Bedingungen.

Der Abend kommt, und der Mönch begibt sich wie vereinbart in die Mitte des Platzes, und um sich die Nacht nicht zu lang werden zu lassen, bringt er ein Buch mit und zündet eine Kerze an, damit er lesen kann.

Am nächsten Tag kommt der Landmann zu dem Platz und sagt ihm: »Du hast betrogen, du hast dich während der Nacht mit einer Kerze gewärmt.« Der Mönch sagt: »Also gut«, und er macht sich daran zu kochen, während der Landmann losgeht, um seine Freunde zum Mittagessen einzuladen.

Pünktlich um 12 Uhr kommt der reiche Herr und sieht, dass die Speisen noch nicht angerichtet sind. Er geht in die Küche und sieht, dass der alte Mönch dabei ist, das Wasser mit der Flamme einer Kerze zu erhitzen.

5.3.5 Tunnelblick

Ein anderer typischer kognitiver Fehler ist durch einen Tunnelblick charakterisiert, der nur das erlaubt zu sehen, was sich mit der eigenen Haltung deckt, und alles das aus dem Wahrnehmungsfeld ausblendet, was ihr entgegensteht. Der Betroffene setzt Scheuklappen auf, mit deren Hilfe er selektive Zuordnungen macht, und kommt schließlich mit Erklärungen, die sein Theorem bestätigen, zu übereilten Schlüssen. Wer einen Tunnelblick hat, sieht nicht, nimmt nicht wahr, erfasst nicht, was sein Denksystem in Zweifel ziehen oder in eine Krise geraten lassen könnte. Der Tunnelblick hat die defensive Funktion, Vorurteile und Ideologien intakt zu erhalten, das zu beschützen, an dem der Betroffene nicht rütteln möchte, und das zu bewahren, was er nicht verändern will. Der Tunnelblick liefert das Alibi, um den subjektiven Vorstellungen Wert und Glaubwürdigkeit zu verleihen, die möglicherweise wenig oder gar nichts mehr mit der Außenwelt zu tun haben. Damit sich der Tunnelblick nicht zu einem einengenden logischen Fehler auswächst, müsste er von einem das Umfeld wahrnehmenden Blick begleitet sein, der in der Lage ist, auch das zu erfassen, was der eigenen Meinung entgegensteht.

Der Tortenwettbewerb

Es war einmal ein Junge, der den Sommer wie immer bei den Großeltern zusammen mit Onkel, Tante und Cousins verbringt. In diesem Sommer ist die Atmosphäre im Haus anders. Der Onkel ist sehr nervös: Er läuft aufgeregt im Garten hin und her, seufzt, schlägt die Türen zu und spielt nicht wie sonst mit den Kindern.

An einem Tag, an dem der Onkel noch ruppiger ist als sonst, fragt der Junge die Großmutter, was den Onkel so wütend macht. Die Großmutter lächelt und erklärt ihrem Enkel, dieses Jahr sei der Onkel so bedrückt, weil er zum Richter beim Tortenwettbewerb gewählt worden sei. »Der Glückliche«, ruft der Junge, und die Großmutter fügt hinzu: »Ja, es ist eine große Ehre, Richter zu sein, aber der Onkel fühlt sich gepeinigt, weil er an all die Probleme denkt, die die früheren Richter hatten.« »Was denn für Probleme?«, fragt der Junge neugierig.

Die Frau beginnt, einige Episoden aufzuzählen. In einem Jahr hat der Richter vergessen zu sagen, dass er gegen Haselnüsse allergisch ist und konnte deswegen viele Torten gar nicht probieren. Er hat trotzdem den Preis vergeben und wurde dafür angegriffen. In einem anderen Jahr war der Strom in einem Teil der Stadt ausgefallen. Alle

Torten, die aus diesem Teil der Stadt kamen, waren nicht ganz durchgebacken, aber der Richter hat den Wettbewerb nicht verschoben und hat den Preis trotzdem vergeben. In noch einem anderen Jahr hatte es der Richter eilig, hat nicht abgewartet, bis alle Torten eingetroffen waren, und den Preis an eine Torte vergeben, die ihn nicht verdient hat.

Der Junge hat genug davon, von den alten Problemen der Richter zu hören, die er gar nicht kennt, und fragt die Großmutter: »Aber wenn es jedes Jahr ein Problem gibt, warum veranstaltet man den Wettbewerb der Torten immer wieder?«

Die Großmutter antwortet dem Enkel: »Es ist nicht so, dass es jedes Jahr ein Problem gibt, aber man vergisst die Jahre, in denen nichts passiert: Man erinnert sich eher an die Jahre, in denen etwas vorgefallen ist. Das ist das, was dein Onkel gerade macht. Er erinnert sich nur an die negativen Dinge, die geschehen sind, die anderen hat er völlig vergessen. Darüber hinaus vergisst er den eigentlichen Grund, weswegen der Tortenwettbewerb veranstaltet wird.« »Und der wäre?«, fragt der Enkel die Großmutter. »Der Tortenwettbewerb dient dem Land, jedem Einzelnen von uns. Es ist uns im Grunde nicht wichtig, wer den Wettbewerb gewinnt, das vergessen wir sofort wieder. Uns ist es wichtig, jedes Mal neue Rezepte zu erfinden und jedes Jahr die Qualität und die Vielfalt unserer Torten zu verbessern. Der Wettbewerb ist nur ein Vorwand, um unsere Kreativität zu stimulieren. Nach dem Wettbewerb beginnt jede Köchin nämlich, neue Rezepte und neue Zutaten auszuprobieren. Jeder nimmt die Torten, die am Wettbewerb teilgenommen haben, als Anreiz und experimentiert. Er lässt die Freunde und Freundinnen probieren, um Ratschläge und Kommentare zu bekommen, die das Rezept noch verbessern. Jeder tauscht Ideen mit jedem aus, benutzt die Ideen der anderen, macht sie zu seinen eigenen, integriert sie in seine Sammlung, fügt etwas hinzu, personalisiert sie und gibt sie durch neue Geschmacksrichtungen bereichert zurück. So ist die Torte, die schließlich im Wettbewerb präsentiert wird, immer Frucht einer Arbeit, an der die gesamte Gemeinschaft teilgenommen hat. Alle sind kreativer geworden und alle probieren und genießen nicht nur die Gewinnertorten, sondern auch all die verschiedenen vorhergehenden Experimente.«

»Und dann ist da noch etwas«, fügt die Großmutter hinzu, »der Onkel fühlt sich gepeinigt, weil er vergessen hat, dass die Regel, jedes Jahr den Richter zu wechseln, einer einfachen Tatsache geschuldet ist: Keiner erwartet von ihm, dass er unparteiisch ist. Alle wissen, dass der Richter nach seinem Geschmack urteilt.«

5.3.6 Vergangenheitsbezogener Determinismus

Einige Menschen haben unter den verschiedenen Rollen, die auf der Bühne des täglichen Lebens vorkommen, die Rolle des Opfers gewählt. Daher neigen sie dazu, sich den Missgeschicken hinzugeben, die ihnen widerfahren sind. Sie sind zornig wegen der Schikanen, die sie erlitten haben, und beschweren sich über das Unglück, das sie verfolgt hat. Diese Menschen nehmen eine deterministische Position ein, die sie glauben lässt, dass die Vergangenheit die Zukunft bedingt, dass jeder durch seine Vergangenheit festgenagelt ist – durch das, was in seiner Kindheit oder Jugend angelegt wurde. Die Familie, aus der er stammt, sein Geburtsort und seine ersten Erfahrungen haben eine unauslöschliche Marke gesetzt, die jedes menschliche Wesen dazu zwingt, das Vergangene zu wiederholen, ohne sich jemals davon lösen zu können.

Nach dieser verzerrten Sichtweise ist die Zukunft nur eine Fotokopie der Vergangenheit, es kann keine Entwicklung neuer Ideen, Gedanken und Aktionen geben. Es ist deswegen sinnlos, überhaupt welche zu entwickeln, weil man an die Konditionierungen der Vergangenheit gebunden ist, die einen zwingt, das Vergangene zu wiederholen. Die Überzeugung, dass die Vergangenheit die Zukunft bedingt, vernebelt die Sicht des Betroffenen. Er vergisst, dass die Wurzeln der Vergangenheit nicht nur die sind, die einen Baum verankern, sondern auch die, die die Nährstoffe liefern, um ihn gesund und stark wachsen zu lassen.

Die vernachlässigte Pflanze

Es war einmal ein Gärtner, der seine Arbeit sehr liebt. Er genießt es, seine Pflanzen wachsen zu sehen, er kennt die Bedürfnisse jeder einzelnen von ihnen und respektiert sie: Diejenigen, die den Schatten schätzen, diejenigen, die es lieben, sich in der Sonne zu aalen, diejenigen, die ihre Schönheit bei vollem Tageslicht ausstellen, die zurückhaltenden, die sich während der Nacht öffnen, diejenigen, die viel Wasser, und diejenigen, die wenig brauchen, die, die am frühen Morgen, und die, die am späten Abend gegossen werden müssen. Wie schwierig es auch immer ist, die Bedürfnisse aller zu befriedigen – der Gärtner bemüht sich mit liebevollem Eifer darum.

Der Gärtner hat auch ein kleines Gewächshaus, in dem er kleine Pflanzen kultiviert, bis sie stark genug sind, dem Unbill der Jahreszeiten standzuhalten, der Erbarmungslosigkeit des Regens, dem Brennen der Sonne, der Strenge der Kälte und dem Peitschen des Windes.

Eines Tages, als er das Werkzeug im Gewächshaus in Ordnung bringt, stößt er aus Versehen einen Blumentopf um. Und er bemerkt es nicht. Der kleine Topf rollt zu seinem Glück an einen Ort, an dem er wenigstens ein bisschen Wasser und Sonnenlicht abbekommt. Das Pflänzchen versucht, um Hilfe zu rufen, sich dem Gärtner verständlich zu machen, aber der ist ganz davon eingenommen, sein Werkzeug in Ordnung zu bringen, und merkt nichts. Die Zeit vergeht, und das Pflänzchen bleibt, wo es ist – ohne Pflege, ganz sich selbst überlassen.

Eines Tages besucht ein Junge den Gärtner. Er will ebenfalls Gärtner werden, wenn er groß ist. Der Gärtner freut sich, dem Jungen die Geheimnisse der Pflanzen zu vermitteln, die Magie der Blumen zu erklären und ihm das eine oder andere Berufsgeheimnis zu verraten. Und der Junge behält die wertvollen Ratschläge in seinem Herzen.

Nachdem sie einen Rundgang durch den Garten gemacht haben, geht der Gärtner mit dem Jungen in das Gewächshaus. Der Junge, der sehr viel kleiner ist als der Gärtner, bemerkt den heruntergefallenen Topf sofort und kniet sich nieder, um ihn aufzuheben. Als er ihn dem Gärtner zeigt, erkennen beide, dass die Pflanze gelitten hat, weil sie sich selbst überlassen war: Aber sie lebt noch. Das Kind hält sie während des ganzen Rundgangs durch das Gewächshaus behutsam in der Hand: Der Gärtner ahnt, dass der Junge das vernachlässigte Pflänzchen pflegen möchte, und ist froh, sie ihm schenken und Anweisungen geben zu können, wie er sie umtopfen soll.

Nach den Besuch begibt sich der Junge in ein Geschäft, um die für das Umtopfen nötigen Dinge zu kaufen. Als er nach Hause kommt, breitet er Zeitungen aus, um nichts schmutzig zu machen, stellt den etwas größeren Topf darauf, in den er das Pflänzchen umtopfen will, tut gute Erde hinein und lässt dabei so viel Platz, dass er das Pflänzchen hineinsetzen kann.

Jetzt ist der Zeitpunkt gekommen, es aus seinem alten Topf zu nehmen. Als er es in der Hand hat, entdeckt der Junge, dass dieses Pflänzchen die Zeit, in der es auf sich selbst gestellt war, genutzt hat, um ein sehr starkes und festes Wurzelnetz auszubilden. Es ist genau dieses Wurzelwerk, das es dem Pflänzchen jetzt möglich macht, immer kräftiger zu wachsen und zunehmend in der Lage zu sein, den Unwettern des täglichen Lebens entgegenzutreten.

5.3.7 Katastrophendenken

Limitierende Überzeugungen verengen die Imaginationsfähigkeit und versenken den Betroffenen in trüben Gewässern, in denen Ideen nicht sprießen können, weil das Katastrophendenken das projektbezogene Denken verkümmern lässt. Katastrophenvorhersagen sind Vorwegnahmen, die nur das Schreckliche sehen, was geschehen könnte, und das Positive oder Unabwägbare vernachlässigen.

Dieser Fehler enthält ein alles durchdringendes Gespür für Katastrophen, das nur das Schreckliche, das in der Welt existiert, in den Mittelpunkt rückt. Der Beweis dafür ist all das Schreckliche, das bis jetzt schon passiert ist. Die Tatsache, dass es einmal passiert ist, bietet die Garantie dafür, dass es immer wieder passieren wird. Der Einfluss der Vergangenheit ist dazu fähig, die Zukunft vorherzubestimmen. All dies wird mit Annahmen präsentiert, die einer Prüfung auf sichere Beweiskraft, auf konkrete bzw. verifizierbare Fakten nicht standhalten.

Jede Vorhersage gehört der Zukunft an, gerade weil nicht beurteilt werden kann, ob sie richtig oder falsch ist. Sie gehört zu einer Zeit, die noch nicht gekommen ist, und zu einem Ort, der noch nicht aufgesucht worden ist. Eine positive Vorhersage kann durch Optimismus, Hoffnung oder auch durch Illusion aufrechterhalten werden. Sie mobilisiert Energien, um sie zu verwirklichen. Eine negative Vorhersage verhindert jede Form von Anstrengung.

Der Elefant und die Maus

Es war einmal ein Elefant, der in aller Ruhe spazieren geht, als er plötzlich ein merkwürdiges Geräusch hinter sich hört. Er dreht sich um und sieht eine kleine Maus. Bei diesem Anblick erschrickt der Elefant und fängt an zu rennen und die Maus verfolgt ihn. Irgendwann kommen die beiden an einem Spiegel vorbei und schauen sich an. Der Elefant schaut erst sich selber und dann die Maus an. Die Maus schaut ebenfalls erst sich selbst, dann den Elefanten an. Jetzt schwant es ihnen, und beide ändern die Richtung. Nun ist es der Elefant, der die Maus verfolgt.

Diese limitierenden Überzeugungen werden durch negative Gefühle verstärkt, die sich auf die Vergangenheit beziehen und das hervorheben, was als frustrierend, strafend und enttäuschend erfahren wurde:

Das Schuldgefühl überwiegt, der Eindruck, nichts wert zu sein, etwas nicht zu verdienen, möglicherweise begleitet von Schamgefühl, Reue oder auch dem Bedürfnis, an anderen etwas zu bemängeln oder sie zu beschuldigen, oder einfach begleitet von einem diffusen Anflug von Niedergeschlagenheit. Die auf die Gegenwart bezogenen Emotionen beinhalten ein Gefühl der Unfähigkeit, der Inkompetenz und Angstzustände oder einer unterdrückten Wut, die sich nicht entladen darf. Die auf die Zukunft gerichteten Gefühle weisen auf ein Morgen ohne morgen hin, eine Zukunft ohne eine projektbezogene Hoffnung.

Sie werden mit verabsolutierten und zusammenhangslosen Begriffen von starrer Notwendigkeit wie »Ich muss« oder Unmöglichkeit wie »Ich kann nicht« ausgedrückt. Nur selten findet sich eine Willensbekundung wie »Ich will« oder auch »Ich kann«, was eine Erlaubnis signalisiert oder die Haltung einer Person, die an ihr Potenzial glaubt, das neue Optionen öffnet und neue Verflechtungen von möglichen Schicksalen entdecken lässt. Der Urheber einer Metapher kann den Zuhörer mit bewusst gestalteten Geschichten, in die er einige typische Elemente einfügt, dazu anregen, seine limitierenden Überzeugungen zu überprüfen. Sehen wir uns an, welche das sind.

5.4 Elemente, die man in die Geschichten einfügt, um limitierende Überzeugungen zu verändern

Welche Maßnahmen kann ein Therapeut ergreifen, der nicht in diesen Teufelskreis der negativen Stimulationen eintreten will, die die limitierenden Überzeugungen hervorbringen? Wie kann er beim Klienten eine größere Lebensenergie wecken und ihn zu einer Denkweise bringen, die für Entwicklungen und Möglichkeiten offen ist?

Die Aufgabe der Therapie kann darin bestehen, dem Betreffenden bewusst zu machen, wie sehr er sich mit seiner Denkweise schadet, die ihm Selbstbeschränkungen auferlegt, wenn er Vorhersagen äußert, die sich selbst limitieren und die krankmachende Glaubenssätze und Verhaltensweisen hervorbringen und aufrechterhalten. Der Therapeut kann das tun, indem er auf die unlogischen Verbindungen in den Erklärungen und Verhaltensweisen des Klienten hinweist. Er kann auch die Vergangenheit auf neue Art rekonstruieren, eine Zukunft entwerfen und der Gegenwart eine neue Bedeutung geben.

Jede Therapie führt eine emotionale, kognitive und verhaltensbezogene Umstrukturierung durch: Sie zeigt die kognitiven Fehler im Denken auf, die Fehler in Bezug auf sich selbst, auf andere und auf den Kontext, sie stellt bestimmte Rückschlüsse als Lesart eines voreingenommenen Verstandes heraus, die auf falschen Indizien oder falschen Vermutungen und nicht auf einer genauen Überprüfung der verfügbaren Fakten beruhen, und sie hebt dabei die falschen Syllogismen hervor. Im festen Glauben an die menschlichen Fähigkeiten und an den von der individuellen Freiheit angebotenen Reichtum bemüht sich der Therapeut, die Aktion, die Arbeit, die Mühe und die praktische Umsetzung deutlich zu machen, die der Betreffende auf sich nehmen muss, um seine Kraft, seine Ressourcen und seine Eigenständigkeit zurückzugewinnen. Dies ist eingebettet in einen rationalen Zusammenhang, der zwar begrenzt, aber entwicklungsfähig ist.

Auf diese Weise hilft er dem Klienten am besten, seine Individualität zu gestalten, in einen konstruktiven Dialog mit den für ihn wichtigen Menschen zu treten, sich vor allem auf positive Erfahrungen zu beziehen und sich aus der Abhängigkeit von den eigenen limitierenden Überzeugungen zu befreien. Er entscheidet sich dazu, seine eigene Identität wiederzuentdecken, und lernt, einige natürliche Grenzen zu akzeptieren und die veränderbaren zu verändern, indem er sein Potenzial ausschöpft. So kann der Therapeut ihn dazu bringen, dass er sein Leben kreativ gestalten kann.

Der Prinz, der nie lächelt

Es war einmal ein sehr schöner und intelligenter Prinz, der jedoch nie lächelt. Es ist viel Zeit vergangen, seitdem er sich dazu entschlossen hat, nie mehr zu lächeln, und er hat den Grund vergessen, warum er seinerzeit diese Entscheidung getroffen hatte: Die Eigenart, nicht zu lächeln, ist jedoch geblieben. Die Königin, der König und der ganze Hof tun alles, um ihn wieder zum Lächeln zu bringen, sie überschütten ihn mit Geschenken, organisieren Feste und laden sogar die besten Gaukler des Landes an den Hof.

Ohne Erfolg. Im Gegenteil, je mehr sie sich anstrengen, ihn zum Lächeln zubringen, desto mehr spürt er, dass es erzwungen ist, dass ihn im Grunde niemand mag, weil niemand seinen tiefen Schmerz begreift: Sie wollen nur, dass er sich davon befreit und so tut, als ob nichts wäre. Sie verstehen nicht, dass er keinen Grund zum Lächeln hat.

Unter den vielen Menschen, die unter dem Zustand des Prinzen leiden, ist die Mutter diejenige, die keine Ruhe gibt. Sie will um jeden Preis herausfinden, wie man dem Prinzen ein Lächeln abringen kann. Auf der Suche nach einem weisen Rat bleibt ihr nach vielen anderen Versuchen nur noch, einen alten Eremiten aufzusuchen.

Der alte Eremit hört die Geschichte, die die Königin erzählt, aufmerksam an und versteht ihren Kummer. Er versteht auch, dass die Königin das wahre Leiden des Prinzen nie erfasst hat. Er begreift, dass die Königin den Prinzen nie wirklich gern gehabt hat, weil sie ihn nie so akzeptiert hat, wie er sich entschieden hat zu sein. Sie wollte ihn verändern, umwandeln, so sein lassen, wie sie wollte, dass er sei: ein lächelnder Prinz. Stattdessen ist ihr Sohn eben einfach nichts anderes als ein trauriger Prinz. Das Einzige, was die Königin tun kann, ist, den Prinzen zu akzeptieren, wie er ist, und seine Entscheidung zu respektieren.

In die Metapher, die den Betreffenden dazu bringen soll, dass er sein System von negativen Überzeugungen ins Wanken geraten lässt und sie durch entwicklungsfördernde ersetzt, müssen einige Zutaten eingestreut werden, die das Erreichen dieses Ziels sichern. Wir müssen diese Zutaten nicht alle und im gleichen Maß anwenden, aber es ist wichtig, sich daran zu erinnern, dass sie dazu dienen, die Metapher mit dem Aroma des Zweifels und mit der Lust einer Herausforderung anzureichern. Man muss den Betreffenden zu der Erkenntnis bringen, dass seine Überzeugungen keine objektiven Beschreibungen von gesicherten Tatsachen und unwiderlegbaren Wahrheiten sind, sondern subjektive, diffuse und parteiische Sichtweisen: Deswegen sind sie veränderbar und können verändert werden.

Mit dieser Verschiebung wird eine kognitive Umstrukturierung in Gang gesetzt: Man kann seine Vergangenheit anders wahrnehmen. Die Veränderung der Wahrnehmung und auch die Bewertung der vergangenen Ereignisse bringen den Betreffenden dazu, ein neues Licht zu entzünden, das die Möglichkeiten der Zukunft beleuchtet. Er nimmt sich selbst nicht mehr als passives Subjekt, sondern als aktiv handelnd wahr – fähig, Gedanken, Gefühle und Verhaltensweisen zu kontrollieren und herauszufinden, welche Ziele er erreichen möchte.

Man stattet die Geschichte mit einem Protagonisten aus, der in der Lage ist, sich selbst, seine Gedanken und seine Verhaltensweisen zu kontrollieren. Diese Vorgehensweise evoziert intellektuelle Integrität, die Strategie der Vernunft, und gewinnt damit die Sicherheit des vernünftigen Denkens zurück. Der Protagonist hat eine klare Vorstellung von dem zu erreichenden Ziel und dem Weg, wie dies zu erreichen ist – nicht ohne eine unvermeidliche Dosis kreativer Imagination. Auf der metaphorischen Reise kann der Betroffene seine eigene Geschichte rekonstruieren, um die nötigen Ressourcen zu erschließen.

Die Elemente, die in eine metaphorische Geschichte eingefügt werden sollten, um limitierende Überzeugungen umzustrukturieren, sind: Selbsterkenntnis, Zweifel, der Wendepunkt in der Geschichte, die kognitive Umstrukturierung und die Definition der Ziele.

5.4.1 Selbstwahrnehmung

Sich seiner selbst bewusst zu sein ist ein grundlegendes Element, das in die Geschichte eingefügt werden muss. Der Protagonist der Geschichte kann dieses Bewusstsein von Anfang an besitzen, er kann es auch während der Geschichte durch ein plötzliches, fortschreitendes oder langsames Wachstum erreichen, durch das Beobachten von Verhaltensweisen anderer oder durch Überlegungen vor einem Spiegel. Die Art und Weise ist nicht wichtig. Es ist wichtig, dass der Protagonist einer Geschichte sich bewusst wird, dass etwas Bestimmtes nicht funktioniert, und dass er etwas tun kann, um es zu verändern.

Der Protagonist der Geschichte ist oder wird sich der limitierenden Überzeugungen bewusst und entscheidet sich dafür, sie in Zweifel zu ziehen, ihre Grundlagen, ihre Gültigkeit und Wahrhaftigkeit zu überprüfen. Er setzt seinen Weg mit einer veränderten kritischen Einschätzung fort, mit einer strengen Untersuchung der Gründe, und er widerlegt dabei irrationale Ideen mit wissenschaftlichen und logisch-empirischen Argumenten. Die Metapher dient dazu, Zweifel aufkommen zu lassen, zu diskutieren, zu streiten und die limitierenden Überzeugungen herauszufordern, indem man offen fragt: »Wie kannst du wissen, was du behauptest, welche Beweise hast du, wie hast du sie gesammelt?«

Man kann in die Geschichte einen Dialog zwischen verschiedenen Personen einfügen, die die verschiedenen Schattierungen der limitierenden Überzeugungen ausleuchten und dabei die Denkfehler sichtbar machen. Der Dialog kann eine Generalisierung übertreiben, das Schwarz-Weiß-Denken ins Extreme treiben, andere Ursachen und andere Wirkungen hervorheben, Ursache und Wirkung umdrehen und andere Standpunkte darstellen.

Die versteckten Schätze

Es war einmal ein junger Forscher, der sich auf die Suche nach drei Schätzen begibt, die in drei verschiedenen Gebieten vergraben sind: Auf dem Meeresgrund, mitten in der Wüste und auf dem Gipfel eines Berges.

Zuversichtlich und mit der richtigen Ausrüstung beginnt er seine Reise zum Meeresgrund. Sie ist anstrengend, es fehlt der Boden unter den Füßen, das Meer ist endlos, und er muss immer tiefer hinunter, immer weiter ins Dunkle, das immer erhellender wird. Es gelingt ihm, mit den nötigen Geräten die Tiefe des Meeres zu erreichen, bis er auf dem Grund den Schatz findet, der in einer Grotte versteckt ist. Der Schatz ist ein mit Edelsteinen eingerahmter Spiegel. Der Spiegel reflektiert die eigenen versteckten Ressourcen des Forschers, er zeigt sie ihm auf so deutliche Weise, dass er nicht mehr behaupten kann, er habe sie nicht.

Als er von der Reise auf den Meeresgrund zurückkehrt, ist er bereit, die Wüste zu durchqueren und den versteckten Schatz in den Sanddünen zu finden. Am Anfang scheint es ein unmögliches Unterfangen zu sein. Die Wüste ist riesig und endlos. Aber in seinem Herzen weiß er, wie er den genauen Punkt erkennen kann, wo er anfangen muss zu graben, um den Schatz, der vor wer weiß wie langer Zeit vergraben worden ist, zu finden und ans Licht zu bringen. Vergraben unter Sandhaufen findet er ein Album mit Fotos von den ihm nahestehenden Menschen und entdeckt die Kraft der Liebe wieder, die er für sie empfindet.

Als er diese Reise beendet hat, weiß er, dass die dritte Etappe auf ihn wartet – der Gipfel eines Berges, auf dem sich ein weiterer Schatz befindet. Als er bereit ist, fährt er gut ausgerüstet los. Er weiß, dass es eine anspruchsvolle Reise wird. Er muss steil bergauf steigen durch ein unzugängliches Gebiet voller Gefahren. Der Gipfel scheint sich immer weiter zu entfernen, und manchmal glaubt er schon, dass ihn die Kräfte verlassen. Wenn er müde ist, ruht er sich gerade so lange aus, bis er wieder zu Kräften kommt – angetrieben vor allem vom Willen, das Ziel zu erreichen.

Und auf diese Weise, Schritt für Schritt, erreicht er mit den nötigen Pausen das Ziel. Am Gipfel angekommen schaut er zurück, noch bevor er nach dem versteckten Schatz sucht, um zu sehen, welche Strecke er zurückgelegt hat, und er spürt eine wohlverdiente Zufriedenheit.

Jetzt findet er den versteckten Schatz, er ist dort und erwartet ihn. Es ist ein Kristall der Kraft und des Lichts, das den Wunsch darstellt, die eigenen Ziele zu erreichen, die Hartnäckigkeit und Entschlossenheit, die ihn trotz der Schwierigkeiten haben durchhalten lassen.

5.4.2 Zweifel

Um zu ermöglichen, dass der Betroffene ohne Widerstand zuhört, enthält die Geschichte einen Dialog, eine Unterhaltung zwischen zwei oder mehr Figuren bzw. zwei oder mehr Gruppen, von denen jede eine andere Position vertritt. Die Metapher, die man ersinnt, um negative Überzeugungen zu verändern, enthält verschiedene Figuren, die mit dem Protagonisten der Geschichte einen Dialog führen. Sie repräsentieren die verschiedenen Arten, das Phänomen zu betrachten, gegenüber denen der Protagonist jeweils seine negativen Überzeugungen äußert.

Diese wirksame Vorgehensweise dient dazu zu dramatisieren, um die Gründe der einen und auch der anderen Seite zu zeigen und die Annäherungsmöglichkeiten, die Überschneidungen, die Kontraste und die Berührungspunkte herauszufinden. Mit diesem Dialog will man Zweifel säen und die Wichtigkeit hervorheben, dass beide Seiten ohne eine zugespitzte Dichotomie zusammentreffen. Diese Annäherung von etwas, das in zwei entgegengesetzte, unvereinbare Extreme aufgeteilt war, kann dem Betroffenen helfen, in sich selbst neue Assoziationen, neue Verbindungen und neue Allianzen zu knüpfen, in denen beruhigende und permissive Dialoge überwiegen.

Die drei Gärtner

Es waren einmal drei Gärtner, die sich freudig zusammenfinden, um sich über ihre Arbeit auszutauschen: Sie sind überzeugt, dass sie viele Gemeinsamkeiten haben, weil sie den gleichen Beruf ausüben. Während sie reden, entdecken sie jedoch, dass sie sehr verschieden sind, dass jeder selbst bei den elementarsten Dingen und den grundlegenden Aspekten ihrer Arbeit anders denkt.

Einer von ihnen behauptet mit vollem Eifer, dass Pflanzen so wenig wie möglich gegossen werden sollten. Wenig Wasser, wenig Pflege – die Pflanzen wachsen so oder so nach ihrem eigenen Rhythmus, wenn auch vielleicht ein bisschen langsam. Der zweite Gärtner unterbricht und sagt, dass die Pflanzen gegossen werden und sogar konstant befeuchtet werden müssen, wenn man will, dass sie üppig wachsen. Warum üppig, äußert sich der dritte. Die Pflanzen müssen nur die Essenz ihres Wesens ausbilden, sonst nichts, und deswegen müssen wir ihnen die Wurzeln beschneiden.

An diesem Punkt begreifen die drei Gärtner, dass es an ihrer Diskussion irgendeinen Haken gibt. Sie sind einen Moment still, und jeder denkt über die zutage getretenen Differenzen nach. Nach ein paar Sekunden meint einer verstanden zu haben, warum sie so weit auseinanderliegen und fragt jeden nach seiner besonderen Spezialität.

So entdecken sie, das der eine sich auf Kakteen spezialisiert hat, der andere auf tropische Pflanzen und der dritte auf Bonsais. Jetzt begreifen sie. Jeder hat recht, weil jeder mit einer anderen Art von Pflanzen umgeht.

5.4.3 Modifizierung der Geschichte

Manchmal kann es hilfreich sein, in der Geschichte die Erfahrung wieder aufleben zu lassen, die die limitierende Überzeugung hervorgebracht hat – möglicherweise ein traumatisches Ereignis, das den Protagonisten dazu brachte, mit einer einschränkenden Verallgemeinerung zu leben. Häufig wird generalisiert, wenn einem ähnliche Erlebnisse wie in der Vergangenheit widerfahren, die dann durch die vorurteilsbeladene Optik des ersten negativen Erlebnisses gesehen werden. Die Sichtweise, mit der man die Ereignisse der Gegenwart betrachtet, ist von der Verletzung der Vergangenheit vernebelt und verhindert so, die Differenzen zu erfassen. Man muss also dem Betreffenden helfen, die Bedeutung der Episode aus der Vergangenheit zu modifizieren, Neues aus der Erfahrung zu lernen und die Gegenwart in einen neuen Zusammenhang zu stellen.

Die Metapher kann für die Episoden der Vergangenheit eine andere Erklärung liefern und gleichzeitig Erkenntnisse der Gegenwart hervorheben, die zur damaligen Zeit noch nicht zur Verfügung standen, weil das jetzige Ereignis noch nicht geschehen war. Die Rekonstruktion des Ereignisses, das die limitierende Überzeugung hervorgerufen hat, kann das Verbot, die implizite Untersagung hinfällig werden lassen und eine neue Offenheit und neue Möglichkeiten anbieten.

Das Album der verpassten Gelegenheiten

Es war einmal ein König, der ein Tagebuch über verpasste Gelegenheiten führt. Er hat damit angefangen, als er noch ein Kind war, und es ist eine Gewohnheit geworden, die er bis heute pflegt. Er hat angefangen, das Tagebuch der verpassten Gelegenheiten zu schreiben an dem Tag, als er den Zug verpasst hat und auf den darauffolgenden warten musste, in dem er seinem besten Freund wieder begegnete, den er schon lange nicht mehr gesehen hatte.

Im Tagebuch ist auch die Episode eingetragen, in der er ein Flugzeug verpasst und Stunden auf dem Flughafen verbracht hat und dann den König des Nachbarreiches traf, mit dem er ein für beide fruchtbares Bündnis schloss. Und jenes Debakel, als er zu einem Festakt nicht eingeladen worden war und stattdessen an einer Feier teilnahm, auf der er die Frau traf, die seine Königin werden sollte.

Der König schreibt dieses Tagebuch, weil er entdeckt hat, dass die schönsten Dinge in seinem Leben dank irgendwelcher verpassten Gelegenheiten geschehen sind. Er schreibt dieses Album, weil es ihn Folgendes gelehrt hat: Wenn er etwas verliert, gewinnt er im Nachhinein etwas, das er nicht hätte gewinnen können, wenn er vorher nicht das verloren hätte, was er verloren hat. Seitdem ist der König froh, wenn er etwas verpasst, weil er zuversichtlich darauf wartet, dass ihm etwas Schönes widerfährt.

5.4.4 Kognitive Umstrukturierung

Die Metapher hilft dem Betroffenen, den sekundären Gewinn der limitierenden Überzeugungen zu entdecken und herauszufinden, welche entwicklungsfördernden Überzeugungen die gleichen Sekundärvorteile bieten. Wer eine metaphorische Geschichte ersinnt, kann eine Überzeugung wählen, die den gleichen sekundären Gewinn gewährleistet, aber funktionaler und entwicklungsfördernder erscheint. Die Metapher fordert den Zuhörer dazu auf, es auf eine »Probe« ankommen zu lassen. Die Geschichte kann verschiedene Gelegenheiten schaffen, in denen der Betreffende die Gültigkeit der alternativen, entwicklungsfördernden Überzeugungen erfahren kann.

Die verschiedenen Gelegenheiten können es der betreffenden Person ermöglichen, sich selbst, andere und das Umfeld auf eine andere Art wahrzunehmen und seine eigenen Reaktionen auf diese Veränderung zu beobachten. Sich anders zu verhalten – stimuliert durch andere Gedanken und Gefühle – hilft, sich langsam auf das Neue einzustellen und die gerade begonnene Veränderung Schritt für Schritt zu festigen. Dieser Vorgang muss durch eine fortgesetzte und beruhigende Überwachung der metaphorischen Erfahrung abgestuft werden, bis der Betreffende bereit ist, die neue entwicklungsfördernde Überzeugung zu akzeptieren und anzuwenden, die ihm in der Metapher immer wieder als vorteilhaft präsentiert wurde.

Der Student der Physiognomie

Es war einmal ein junger Mann, der gerade sein Studium der Physiognomie mit Diplom abgeschlossen hat und mit seinen Habseligkeiten nach Hause zurückkehrt. Auf halbem Weg kehrt er in einem Gasthof ein, um etwas zu essen und dort zu übernachten. Während er darauf wartet, dass ihm seine Mahlzeit gebracht wird, schaut er sich um, und seine Aufmerksamkeit wird von einem sehr eleganten Herrn angezogen, der nach dem Wissen, das er sich gerade durch sein Studium angeeignet hat, die Gesichtszüge eines unehrlichen, tückischen Menschen besitzt. Aber der Student will sich jetzt entspannen und nicht an die Dinge denken, die er studiert hat.

Das Essen lässt auf sich warten, und der frisch Diplomierte äußert Zeichen des Unmuts, die den eleganten Herrn auf ihn aufmerksam machen. Dieser versteht, warum der junge Mann irritiert ist, nähert sich ihm und fragt ihn, wie er dazu komme, in diesem Gasthof abzusteigen – jung und wohlsituiert, wie er sei. Der junge Mann antwortet geradeheraus, dass der Gasthof der einzige ist, den er auf seinem Weg von der Stadt in sein Dorf gefunden hat. Der elegante Herr sagt mit übertriebener Höflichkeit zu dem jungen Mann, dass er sich erlaube, ihn in sein Haus einzuladen, falls er das nicht als Beleidigung auffasse. Es sei ein bescheidenes Haus, aber immer noch besser als dieser Gasthof. Der junge Mann, der über das verspätete Essen sehr verärgert ist, akzeptiert die Einladung und folgt dem Herrn in dessen Haus.

Im Haus angekommen entdeckt der junge Mann, dass dieser Herr in einem sehr noblen Haus wohnt – mit Marmor ausgestattet und voller Dienstboten. Er bekommt ein hervorragendes Essen und exzellenten Wein serviert. Nachdem das Abendessen beendet ist, wird er ins Gästezimmer begleitet, in dem weiche Seidenbettwäsche einen Rosenduft verbreitet und ihm zu einem erholsamen Schlaf verhilft. Am Morgen wird ihm sofort nach dem Aufwachen ein reichhaltiges Frühstück serviert. Als er sich auf den Weg nach Hause machen will, geht er zu seinem Gastgeber, um sich zu verabschieden, und sagt: »Ich weiß wirklich nicht, wie ich Ihnen danken soll.« Und der Herr sagt: »Hier ist die Rechnung: Bezahlen Sie.«

5.4.5 Emotionale Umstrukturierung

Limitierende Überzeugungen sind von Emotionen mit negativem Vorzeichen durchtränkt. Sie schaffen untereinander einen Circulus vitiosus aus Negativität, der sich bei jeder neuen Schwierigkeit verfestigt und bestätigt. Der Betroffene spürt Misstrauen, Verzweiflung, Enttäuschung, Frustration oder auch Beklemmung, Angst, das Gefühl von Unzulänglichkeit und Ohnmacht. Er denkt, dass er nichts wert ist, es nicht verdient hat, es nicht schafft, sich nicht genug anstrengt und deswegen nicht zu einem positiven Ergebnis kommt, was wiederum sowohl die limitierenden Emotionen als auch die limitierenden Überzeugungen bestätigt.

Die Metapher sollte dazu dienen, diesen Circulus vitiosus anzuhalten und ihn in einen positiv aufgeladenen Circulus virtuosus zu verwandeln. Sie geht dabei in folgenden Schritten vor: zunächst die Infragestellung der Gewissheit, dann das Einstreuen von Zweifeln – auf der Basis von erkenntnisorientierten Emotionen, die für das entsprechende Wissen notwendig sind – und die Stärkung des Mutes. Die Metapher kann zeigen, wie die Figur in der Geschichte das Ohnmachtsgefühl überwinden kann und positive Emotionen zu spüren beginnt, wie das Gefühl der Hoffnung, des Vertrauens, der Kompetenz und des Selbstvertrauens wächst und wie sich zwangsläufig auch die negativen Überzeugungen verändern.

Die Königin, die abdanken wollte

Es war einmal eine Königin, die sich im Alter von vierzig Jahren entschließt abzudanken. Sie denkt, dass sie mittlerweile zu alt sei: Keiner kann ihrer Meinung nach eine Königen dieses Alters verehren. Sie ruft den Hofstaat zusammen, um ihre Absicht verkünden. Sie erwartet, dass alle glücklich sind, sich ihrer zu entledigen und sie durch eine jüngere Königin zu ersetzen.

Als sie jedoch ihre Überlegungen äußert, bemerkt sie eine unerwartete Traurigkeit in den Gesichtern ihrer Untertanen und hört eine ohrenbetäubende Stille. Die Königin ist sprachlos. Mir einer solchen Reaktion hat sie nicht gerechnet. Sie respektiert die Stille für eine Weile, und als sie bei ihren treuesten Untertanen Tränen über die Wangen laufen sieht, begreift sie, dass sie ihre Entscheidung überdenken muss. Sie fragt also, wie es kommt, dass sie auf diese Weise reagieren, die ihr so merkwürdig vorkommt.

Auf diese Frage antwortet der weiseste Berater, dass die Königin erst jetzt, wo sie das Alter von vierzig Jahren erreicht hat, die Reife erlangt hat, die sie mit dreißig Jahren noch nicht haben konnte. Es ist diese Reife, derentwegen sie von ihrem Volk sehr geliebt und respektiert wird.

Der am meisten geschätzte Ratgeber fügt hinzu, dass eine Königin erst mit vierzig Jahren lernt, nicht den Impulsen des Herzens zu folgen, sondern sie mit der Kraft der Vernunft einzuschätzen. Es ist dieses Gleichgewicht zwischen Vernunft und Herz, zwischen Gefühl und Verstand, das wirkungsvolle und stimmige Handlungsweisen hervorbringt.

Und der einflussreichste Berater bestärkt das von seinen Vorgängern Gesagte und präzisiert, dass eine Königin erst mit vierzig Jahren einen so großen Überblick erworben haben kann, dass sie aus den Erfahrungen der Vergangenheit lernt, die Chancen der Gegenwart zu würdigen und realistische Pläne für die Zukunft zu schmieden.

Der sympathischste Berater behauptet, dass eine Königin erst mit vierzig Jahren das instabile Gleichgewicht zwischen den Gesetzen des Staates und den Gesetzen der Natur begreift. Das Alter ist nur ein statistisches Faktum, in diesem Fall bedeutungslos. Sie ist eine Königin, sie bleibt es und wird es auch sein, wenn sie älter wird oder alt ist. Königinsein ist eine Frage der Identität, die vom Alter unabhängig ist. Sie wird es sein, auch wenn sie abdankt. Aber für sie und für ihr Volk wäre es besser, wenn sie nicht abdanken würde – vor allem jetzt, wo sie die überlegene Reife erreicht hat, die sie so liebenswürdig macht.

5.4.6 Definition der Ziele

Durch die Metapher kann man dem Protagonisten der Geschichte helfen, die Ziele, die er verfolgen will, genauer zu bestimmen. In der Geschichte müssen die – natürlich erreichbaren – Ziele positiv definiert werden, sie müssen sich nicht nur für den Protagonisten als nützlich erweisen, sondern auch für die Menschen, die mit ihm oder ihr in Verbindung stehen: Sie müssen nachhaltig sein, und der Weg dorthin muss vom Betreffenden eingeschlagen und durchgehalten werden. Ist diese Phase abgeschlossen, wendet der Protagonist die entsprechenden Verhaltensweisen in einer korrekten und logischen Abfolge an, überprüft zwischenzeitlich den Fortschritt und liefert schließlich den Nachweis für den Erfolg. Auf seiner langen Reise trifft der Protagonist auf äußere Hindernisse oder innere Blockaden, und jedes Mal findet er eine Lösung, eine Strategie, die beides überwindet.

Durch die Metapher wird der Betreffende dazu stimuliert, die inneren und äußeren Ressourcen, über die er verfügt, zurückzugewinnen, er bestätigt deren Existenz und schafft die Voraussetzungen für seinen Erfolg. Ein Erfolg, der vielleicht durch eine Projektion in die Zukunft und eine kreative Vision das Erreichen des Ziels vorwegnimmt.

Häufig schließt die metaphorische Geschichte mit der Feststellung, dass sich der Erfolg ganz selbstverständlich einstellen wird, ohne ihn im Detail zu beschreiben. Das offene Ende dient dazu, dem Zuhörer mehr Freiheit zu lassen, seine eigenen Schlussfolgerungen zu ziehen und die Geschichte zu vervollständigen.

Der Vogel, der sein Nest aufgibt

Es war einmal ein liebenswürdiger Vogel, der, umgeben von vielen Freunden, in einem Wald lebt. Er lebt in seinem großen und gut ausgestatteten Nest, in dem er große Feste feiert. Eines Tages kommt ein starker Regen – für lange Zeit regnet und regnet es. Alle Bewohner des Waldes flüchten in ihre Nester und Höhlen – in der Hoffnung, dass der Regen möglichst bald aufhört. Aber der Regen wird stärker. Mittlerweile ist der ganze Wald ein einziger Sumpf. Durch das Hochwasser werden viele Bäume entwurzelt.

Unser Vogel fühlt sich sicher, weil er sein Nest auf einen sehr robusten Baum gebaut hat. Trotzdem entwurzelt ein starker Windstoß auch diesen stattlichen Baum, und er wird sofort vom Hochwasser weggeschwemmt.

Als der Baum fällt, wird der Vogel, der ruhig in seinem Nest gehockt hatte, ohnmächtig. Als er am nächsten Tag aufwacht, bemerkt er eine merkwürdige Stille. Es regnet nicht mehr, aber er hört den typischen Gesang nicht, den die Vögel nach einem Unwetter singen.

Ein wenig überrascht und neugierig verlässt er sein Nest, um zu sehen, was los ist. Höchst verblüfft stellt er fest, dass er sich auf dem freien Meer befindet: Um ihn herum ist, soweit das Auge reicht, eine endlose Wasserfläche. Er ist wirklich mitten auf dem Meer. Der Baum schaukelt friedlich im Wasser eines grenzenlosen Meeres.

»Was mach ich denn jetzt?«, fragt sich der Vogel. Er begreift in aller Deutlichkeit, dass er das Nest verlassen und festen Boden suchen muss, wo er ein neues Nest bauen, neue Freunde treffen und Futter finden kann. Er erkennt, dass das die einzige Lösung ist.

Sofort macht er sich auf in Richtung Norden und fliegt und fliegt und fliegt. Während er fliegt, denkt er sehnsüchtig an seinen Baum, an seinen Wald und an seine Freunde, die jetzt wer weiß wo sind. Die Sehnsucht bringt ihn dazu zu denken, dass er nie wieder einen solch stattlichen Baum finden wird und keinen so freundlichen Wald und auch nicht so liebe Freunde. Und nachdem er ungefähr zwanzig Kilometer geflogen ist, kehrt er, fast ohne dass er es bemerkt, zu seinem alten Baum zurück, der friedlich mitten auf dem Meer schaukelt.

Sobald er bei dem Baum angekommen ist, ist er zufrieden, er fühlt sich zu Hause. Aber nach einiger Zeit begreift er, dass er einen Fehler gemacht hat: Es hat keinen Sinn mehr, in seinem Nest zu bleiben. Sein Baum ist entwurzelt und schwimmt mitten im Meer.

Er spricht sich Mut zu und begibt sich erneut auf den Flug, dieses Mal fliegt er in Richtung Süden, und er fliegt und fliegt und fliegt. Und während er fliegt, kreisen seine Gedanken: »Und wenn der nächste Ort eine verlassene Insel ist, auf der ich nichts finde, nur Wüste, keinen Baum, keinen Freund, kein Futter? Nur ein ausgedörrter Ort«, denkt er, »da kann ich auch in mein Nest zurückfliegen.« Und nach ungefähr fünfzehn Kilometern dreht er um und kehrt zu seinem alten Baum zurück. »Wie schön es ist, nach Hause zu kommen, zu den Sachen, die man kennt«, sagt er zu sich selbst.

Aber siehe da, nach einer Weile meldet sich die Kraft der Vernunft erneut zu Wort und sagt zu ihm: »Aber wie kommst du darauf, dass du nur eine Wüste findest und sterben wirst; vielleicht findest du eine Insel, die üppiger ist als alle anderen.« »Ja, das stimmt,« setzt er sein Selbstgespräch fort, »wie kann ich das wirklich wissen? Ich kann es nicht wissen, ich weiß es nicht. Ich kann es erst wissen, wenn ich so lange fliege, bis ich festen Boden erreiche.«

Also fliegt er wieder los, dieses Mal nach Westen. Er fliegt und fliegt und fliegt, und während er fliegt, denkt er, dass er an einem für Vögel feindlichen Ort landen könnte – einem Ort mit Wachtürmen, wo er erschossen wird, sobald man ihn entdeckt. Dieser Gedanke macht ihm entsetzliche Angst, und nachdem er ungefähr zehn Kilometer geflogen ist, kehrt er um. »Ja, ja, ein Zuhause ist doch eine gemütliche Höhle«, sagt er zu sich selbst, sobald er angekommen ist.

Aber nach ein bisschen Nachdenken erfassen ihn gleich wieder die Zweifel. Sicherlich, früher war es das, aber jetzt unter den veränderten Bedingungen ist es nicht mehr möglich hierzubleiben, und er fliegt sofort wieder los, diesmal nach Osten. »Oh, wie schön ist es, einem neuen Ziel entgegenzufliegen, einem neuen Zuhause, neuen Freunden – ich bin sicher, dass ich das finden werde. Ich habe es immer gefunden in meinem Leben, ich werde es auch jetzt finden«, macht er sich Mut. Aber nach einer Weile, fühlt er, dass er müde ist, er hat Mühe, seine Flügel auszubreiten, ihm ist, als ob er herunterfallen würde. Nachdem er ungefähr fünf Kilometer geflogen ist, reicht seine Kraft gerade noch zum Zurückfliegen.

Und endlich kann er ausruhen, ja, er schläft auf der Stelle ein, so groß ist die Müdigkeit, die sich durch sein Hin- und Zurückfliegen aufgestaut hat. Eingewiegt von den Wellen ruht er sich die ganze Nacht aus. Am Morgen wacht er gut gelaunt auf. Er weiß, was er tun muss: Er hat eine klare Vorstellung. Er denkt ganz ruhig an den gerade vergangenen Tag und an die Kilometer, die er zurückgelegt hat, er stellt eine Rechnung auf und entdeckt, dass er mit seinen Hin- und Rückreisen etwa hundert Kilometer zurückgelegt hat. Sicherlich, am Ende des Tages war er müde. Er hat seine Energien aufgebraucht, weil er hin- und hergeflogen ist und dabei jedes Mal die Richtung gewechselt hat.

Jetzt denkt er an die zurückgelegten Wege, und ihm kommen die Stellen ins Gedächtnis, wo das Wasser tiefer war; die Stellen, wo Fische im Wasser herumschwammen, die gewöhnlich an der der Küste leben; die Stellen, wo er den unverwechselbaren Geruch von festem Boden wahrgenommen hat; die Stelle, wo er in der Ferne die Nähe des Landes bemerkt hat. Und während er sich diese Fragen stellt, findet er immer genauere Antworten, die ihn immer mehr zur Ruhe kommen lassen.

Jetzt breitet sich Gelassenheit in ihm aus, er hat herausgefunden, welche Richtung er nehmen muss. Bevor er losfliegt, umkreist er den Baum: Er verabschiedet sich von allen Zweigen, auf denen er oft getanzt und gesungen hat, er bedankt sich bei den festen Wurzeln, die den Baum für viele Jahre ohne Aufhebens aufrechterhalten haben.

Tief bewegt verabschiedet und bedankt er sich bei dem Baum für das, was der für ihn getan hat: Er wünscht ihm, dass er von einem tüchtigen Schreiner gefunden wird, der ihn aufs Beste zu nutzen weiß. Jetzt ist er wirklich bereit. Er weiß genau, welche Richtung er einschlagen muss, er weiß, dass er ausreichend Energie hat, um festen Boden zu erreichen, selbst wenn er hundert Kilometer zurücklegen müsste. Er ist sich auch sicher, dass er auf jeder Insel, auf der er landen wird, neue Bäume finden wird und neue Freunde, und dass dies für ihn eine Gelegenheit der Wiedergeburt ist und dafür, Neues zu erforschen.

In diesem Kapitel habe ich einige nützliche Techniken vorgestellt, um Geschichten zu konstruieren, mit denen sich die limitierenden Überzeugungen des Klienten umstrukturieren lassen. Wer eingesperrt in ein starres Gedankenkorsett lebt, schafft sich existenzielle Hindernisse. Der Betreffende braucht einen flexiblen Fachmann, der in der Lage ist, ihm auf mentaler und emotionaler Ebene Anreize zu setzen und die Freude am Leben zurückzugeben. Metaphern können dank ihrer Leichtigkeit diese Arbeit in Gang setzen, das rigide Gerüst langsam und schrittweise abzubauen, das die limitierenden Überzeugungen aufrechterhält.

Der Betreffende kann dazu angeregt werden, sich davon allmählich zu befreien. Er kann durch die Metapher emotionale Situationen erfahren, die eine korrigierende Funktion haben und neue Assoziationen hervorbringen, wobei sie von Überlegungen gestützt werden, die mehr auf Beobachtungen als auf Vorurteilen basieren.

Die unterschiedlichen Metaphern können die unterschiedlichen nützlichen Modelle vorstellen, die helfen, sowohl die kognitiven Fehler als auch die aus negativen Prophezeiungen entstehenden limitierenden Verhaltensweisen zu erkennen. Die Metapher kann helfen, Zukunftsprojektionen in den Vordergrund zu stellen, die reich an positiven Vorwegnahmen sind – mit dem Anstoß, die verfügbaren inneren oder äußeren Ressourcen zu nutzen, die eigenen Grenzen zu akzeptieren und zugleich die eigenen Fähigkeiten herauszustellen.

Diese Metaphern bieten sich dazu an, dem Zuhörer zu einem gesünderen Leben zu verhelfen und ihn entwicklungsfördernde und offene Entscheidungen treffen zu lassen. Sie vermitteln das berauschende Gefühl der Freiheit, selbst zu entscheiden, wie man sein Leben auf eine gesündere und nachhaltigere Art neu gestalten möchte.

Elemente, die man bei limitierenden Überzeugungen in die metaphorischen Geschichten einfügen sollte:

- *Selbstwahrnehmung und Selbstkontrolle:* Der Betreffende wird sich über das, was er denkt, bewusst.
- *Zweifel einstreuen:* Der Betreffende beginnt, Zweifel in Bezug auf die Wahrhaftigkeit, Gültigkeit und Angemessenheit seiner Denkweise zu hegen.
- *Kognitive Umstrukturierung:* Es geschieht etwas, durch das der Betroffene die gleichen Phänomene, aber aus einem anderen Blickwinkel, wahrnimmt.
- *Emotionale Umstrukturierung:* Indem er seine Denkweise ändert, spürt er andere Emotionen.
- *Modifizierung der Geschichte:* Dank der kognitiven und emotionalen Umstrukturierung kann er Ereignisse aus der Vergangenheit neu bewerten, indem er sie neu interpretiert und ihnen eine neue Bedeutung gibt.
- *Definition der Ziele:* Er ist nun endlich frei, sich neue Ziele für die Zukunft zu setzen.

6 Umwandlung der Emotionen: Metaphern und Geschichten zum Abbau limitierender Emotionen

Dieses Kapitel handelt von Emotionen, von der inneren Welt der Gefühle, die Gedanken und Verhaltensweisen hervorbringen, die die Entwicklung des Betreffenden fördern oder blockieren, und von den verschiedenen Komponenten, die eine vollständige Entfaltung der Person verhindern. Darüber hinaus werden die Elemente vorgestellt, die den Betreffenden zu einer höheren emotionalen Intelligenz verhelfen, zu einem besseren Gebrauch der affektiven Ressourcen ermutigen und die deshalb in eine Metapher integriert werden sollten.

Jeder Therapeut oder Ausbilder muss nicht nur mit den eigenen, sondern auch mit den Emotionen derjenigen umgehen, mit denen er interagiert. Jeder steht in seinem jeweiligen beruflichen Umfeld emotionalen Problemen von Menschen gegenüber – manchmal unvorhergesehen und unvorhersehbar –, die Schwierigkeiten haben, ihre Emotionen zu erkennen und richtig zu nutzen.

Deswegen hat der Therapeut diverse Techniken in sein Repertoire aufgenommen, die ihm helfen, mit diesem heiklen Thema umzugehen. Es ist seine Aufgabe, dem Klienten zu helfen, die negativen Gefühle – Wutanfälle, Beklemmungen, depressive Verstimmungen, Pessimismus, Einsamkeit – besser in den Griff zu bekommen. Dadurch verhilft er ihm zu einem besseren Verständnis seiner verschiedenen emotionalen Zustände, zu einem besseren Gebrauch der eigenen Ressourcen und damit zu einem stabileren Gleichgewicht. Emotionen sind in der Tat wertvolle Ressourcen, die bestmöglich als Verbündete der intrapsychischen und interpersonalen Intelligenz genutzt werden müssen.

Manchmal ist die Emotion, die der Betreffende spürt, wiederkehrend und anhaltend, manchmal verschwommen und flüchtig, manchmal ist es eine dauerhafte Veranlagung, eine Neigung, immer auf die gleiche Weise zu reagieren, ein Teil seines Temperaments, andere Male eine vorübergehende in ihrer Intensität und Dauer variierende Reaktion.

Diese Unterscheidung hilft im täglichen Leben. Wir beobachten, dass manche Menschen dazu tendieren, auf verschiedene Reize in gleicher Weise zu reagieren, andere dagegen reagieren in unterschiedlicher Weise auf den gleichen Reiz. Bei einigen ist ein Überhang von Emotionen mit negativem Vorzeichen zu bemerken – wie Schuldgefühle, Befürchtungen, Unsicherheit, Eifersucht, Misstrauen, Feindseligkeit, Groll, Wut, Verzweiflung, Schmerz und Selbstkritik: Gefühle, Haltungen und Verhaltensweisen, die einen Betroffenen leiden lassen, der weder mit sich selbst noch mit den Menschen um sich herum in Frieden lebt.

Andere Menschen tendieren dazu, auf ein Missgeschick mit einem Lächeln auf den Lippen zu reagieren, und bevorzugen Emotionen mit positiven Vorzeichen – wie Wertschätzung, Optimismus, Sicherheit, Mut, Kooperation, Mitleid, Großzügigkeit, menschliche Wärme, Geduld, Solidarität und Ehrgeiz. Es sind Menschen, die in Harmonie mit sich selbst, mit ihren Mitmenschen und dem Universum, das sie umgibt, leben.

Wir müssen jedoch alle Emotionen – gleichgültig, ob sie ein positives, neutrales oder ein negatives Vorzeichen haben – als überaus nützliche Ressourcen ansehen. Sie sind wertvolle Verbündete unserer Intelligenz, die uns unsere Beziehung zum Leben und das, was wir von uns selbst und von anderen wollen, besser verstehen lassen. Das trifft nicht nur für die sogenannten Basisemotionen zu – Freude/Glück, Traurigkeit, Angst, Wut, Ekel, Überraschung – oder für andere elementare Gefühle – wie Neugierde, Verachtung, Schuld oder Scham –, sondern auch für Gefühle, die wir bei den unterschiedlichsten angenehmen und unangenehmen Anlässen empfinden.

Die Insel der Gefühle

Es war einmal eine Insel, die von Gefühlen bewohnt ist. Einige Gefühle – wie die Einsamkeit – leben allein, andere leben zusammen mit anderen – wie die Geselligkeit. Traurigkeit, Verzweiflung und Furcht leben auf der Schattenseite der Insel, während Fröhlichkeit, Sorglosigkeit und Freude auf der Sonnenseite wohnen.

In einem besonders heißen Bereich der Insel lebt die weit verzweigte Familie der Wütenden, zusammengesetzt aus Generationen von Feindseligkeit, Zorn, Groll, Unwillen, Rache, Unerbittlichkeit, Neid, Eifersucht und Abscheu. Wenn diese Familie zusammenkommt, um eine ihrer Niederlagen zu feiern, merkt das die ganze Insel wegen des Lärms, den sie veranstalten. Man hört ihr Brüllen bis auf die andere Seite der Insel.

In einem anderen, etwas abgelegenen Teil der Insel lebt die Familie der Gleichgültigen. Sie ist zusammengesetzt aus Zweifel, Langeweile, Unsicherheit und abwartender Zögerlichkeit. Wir wissen nicht, ob sie nicht auch Feste feiern, weil keiner ihre Gegenwart bemerkt: Es ist, als ob sie nicht existieren oder als ob sie nicht bemerkt werden wollen. Wenn sich dagegen die Familie des Glücks zusammenfindet, wird die ganze Insel zu der Party eingeladen. Es sind gewöhnlich Gelegenheiten, bei denen alle ihren Spaß haben, weil sich unter den Gästen alles das befindet, was einen Abend angenehm sein lässt: Freude, Glück, Zufriedenheit, Sorglosigkeit, Heiterkeit, Humor, Hoffnung, Illusion, Stolz und Zufriedenheit.

Eines Tages passiert etwas – wir wissen nicht genau, was –, weswegen die Insel auf der Stelle evakuiert werden muss. Wegen der Notlage sind es die schnellsten Gefühle, die zuerst den Hafen erreichen und die besten Boote bekommen, in die sie alles hineintun, was sie mitnehmen können. Die etwas langsameren Gefühle müssen sich mit den Booten zufriedengeben, die sie noch vorfinden.

Da sie sehr langsam ist, erreicht die Traurigkeit den Hafen, als überhaupt keine Boote mehr da sind. Sie schaut sich um, aber es gibt nicht einmal ein kleines Kanu. Sie schaut auf das Meer und sieht, dass doch noch ein Boot vorbeikommt. Sie ruft, aber das Boot wird von Gier gelenkt, die es so voll geladen hat, dass nicht einmal mehr ein Lufthauch hineinpassen würde. Das Boot hält nicht an.

Nach einer Weile kommt ein anderes Boot vorbei, und auch dieses Mal versucht die Traurigkeit, die Aufmerksamkeit auf sich zu lenken. Es ist das Boot mit der Familie der Gleichgültigen, die so tun, als würden sie sie nicht sehen. Ein drittes Schiff kommt vorbei, gelenkt von der Eitelkeit, die so beschäftigt damit ist, die Elogen und Schmeicheleien derjenigen zu genießen, die ihr folgen, dass sie nicht einmal bemerkt, wie jemand um Hilfe ruft. Da weiß die Traurigkeit nicht, was sie machen soll, außer im Hafen sitzen zu bleiben und zu warten.

Wir wissen nicht, was dann passiert. Wir wissen nur, dass die Traurigkeit eines Tages aufwacht und bemerkt, dass sie sich verändert hat. Sie fragt jemanden, der in ihrer Nähe ist: »Wer hat mich von der Insel weggebracht?« Die Antwort ist: »Hoffnung.«

6.1 Der Zweck der Emotionen

Emotionen sind subjektive Reaktionen, die von einer Logik der Anpassung oder Regulierung gegenüber der inneren oder äußeren Welt bewegt werden: Der Betreffende schätzt ein, was er tun kann, will oder muss, er bewertet das Feedback auf seine Handlungen, ihre Angemessenheit gegenüber der Ausgangssituation und die Wirksamkeit der Resultate. Die Emotionen zeigen dem Betroffenen die Stärke des Reizes an, die Notwendigkeit, Energie aufzuwenden, und die Wichtigkeit, eine Antwort zu geben – eine Antwort, die nicht nur aufgrund der Ausgangssituation jeweils anders ausfällt, sondern auch aufgrund der Fähigkeit des Betreffenden, mit der Situation umzugehen. Emotionen konditionieren Gedanken und Handlungen, modulieren deren Intensität nach oben oder nach unten, dirigieren Forschungsdrang oder Vermeidungsstrategien. Emotionen sind Impulse zum Handeln (aus dem Lateinischen *movere* = bewegen), Elemente von subjektiven Handlungsplänen, um sich den verschiedenen Situationen des Lebens zu stellen. Sie sind wertvolle Verbündete, die uns bei unseren diversen alltäglichen Aktivitäten vorausgehen, begleiten und folgen. Wir brauchen sie, um den Sinn des Lebens besser zu verstehen, sie haben eine wesentliche Funktion. Schauen wir uns die wichtigsten an.

Emotionen helfen, Erfahrungen der Vergangenheit in der Gegenwart zu überdenken und sie neu einzuschätzen: Sie können deshalb als Lernhilfe genutzt werden, um andere Verhaltensweisen für die Zukunft zu planen. So ist z. B. das Schuldgefühl eine selbst auferlegte moralische Sanktion, die anzeigt, dass man etwas getan hat, das anderen Menschen Schmerz oder Schaden zugefügt hat, dass man einen moralischen Imperativ überschritten hat, und es treibt dazu an, so etwas nicht noch einmal zu tun. Wenn die Schuld nicht verarbeitet wird oder wenn das Schuldgefühl übertrieben ist und zu lange andauert, kann es sich in Gewissensbisse verwandeln. Selbstvorwürfe sind ein Beklagen von unerfüllten Wünschen, nicht realisierten Erfahrungen oder von Entscheidungen, die als falsch empfunden werden. Die Nostalgie ist ein Schmerz (aus dem Griechischen *nostos* = Rückkehr und *algos* = Schmerz), der vergangenen Zeiten und Orten angehört. Die Enttäuschung ist Bitterkeit über eine kürzlich erhaltene Information, die bedeutet, dass sich eine Hoffnung, eine Erwartung oder Illusion nicht realisiert hat. Delusion und Illusion haben die gleiche etymologische Wurzel: *ludere* = spielen. Sie sind beide ein Spiel des Verstands.

Emotionen suggerieren in Realzeit, wie man das, was geschieht, in Angriff nehmen soll – innerhalb oder außerhalb der direkten Verantwortlichkeit der betreffenden Person. Wenn z. B. plötzlich etwas Unerwartetes geschieht und das Ereignis ein positives Vorzeichen hat, können wir mit Überraschung, bei starker Intensität mit Staunen reagieren. Wir reagieren hingegen mit Erschrecken gegenüber einer Sache, die wir als gefährlich einschätzen. Die Langeweile signalisiert eine Diskrepanz zwischen der Aktivität, der man gerade nachgeht, und der Zeit, die man ihr widmen muss. Sie treibt dazu an, etwas Interessanteres zu unternehmen. Die Peinlichkeit weist auf eine Verletzung der sozialen Konventionen hin und die Befürchtung, dass das Selbstwertgefühl in der gegebenen Situation einen Kratzer bekommt. Die Scham ist eine selbst auferlegte moralische Sanktion und besitzt eine größere Intensität als die Peinlichkeit. Sie ruft ein Gefühl der mangelnden Wertschätzung als Folge einer Nichtachtung oder Überschreitung von sozialen Normen hervor, und die Befürchtung, dies könnte das gesellschaftliche Ansehen seitens anderer und damit das Selbstwertgefühl dauerhaft beschädigen.

Emotionen signalisieren die Existenz einer physischen oder psychischen Gefahr, gegen die man sich mit Angriff oder Flucht wehren muss. Die Angst lässt z. B. erkennen, dass wir vor einer realen Gefahr stehen und eine für die Situation geeignete Antwort finden müssen, die sich nach unser Fähigkeit richtet, dieser Gefahr zu begegnen: Gegenüber einem Löwen ändert sich die Reaktion je nachdem, ob wir dem Tier als erfahrener Tiertrainer oder als einfacher Safariteilnehmer zufällig gegenüberstehen. Zorn zeigt an, dass jemand etwas gesagt oder getan hat, das gegen die Würde, die Rechte oder den Respekt einer Person verstößt. Es liegt bei uns, etwas zu tun, um demjenigen, der uns beleidigt hat, zu signalisieren, dass wir weitere Übergriffe nicht akzeptieren werden. Die Abscheu weist darauf hin, dass wir uns in Gegenwart von etwas Schädlichem befinden, das den Geschmack beleidigt. Wenn die Abscheu groß ist, verwandelt sie sich in Verachtung und hebt die Feindseligkeit gegenüber einem Menschen oder einem Sachverhalt hervor, durch den Werte vertreten werden, die den unseren entgegenstehen. Der Zweifel ist eine mentale, erkenntnisfördernde Emotion, im Dienste von kognitiven Prozessen, er deckt die Mehrdeutigkeit der Dinge auf und zeigt Unsicherheit im Hinblick auf eine kognitive oder verhaltensbezogene Stellungnahme an.

Emotionen führen und leiten Gedanken und Verhaltensweisen, spornen dazu an, angenehme Ereignisse vorzubereiten und unangenehme zu vermeiden. Die Neugierde z. B. stimuliert den Forschungs- und Wissensdrang und öffnet sich gegenüber dem Neuen. Angst ist eine vorwegnehmende Emotion, die uns in Alarmbereitschaft versetzt, um eine schwierige oder risikoreiche Situation zu bewältigen. Wenn die Angst richtig gehandhabt wird, mobilisiert sie kognitive und verhaltensbezogene Ressourcen, um sich dem gefürchteten Ereignis zu stellen. Die Angst, die eine Imagination auf falsche Weise benutzt, blockiert dagegen das eigene Potenzial und verhindert die Aussicht auf Erfolg. Der Wunsch treibt einen zu dem Versuch an, das zu realisieren oder zu besitzen, was Zufriedenheit schafft. Die Hoffnung ist das Warten auf ein positives Geschehen, ein Vertrauen auf eine Zukunft, die mit positiven Ereignissen aufwartet, auch wenn man rational weiß, dass es nur eine Vorhersage ist und keine Sicherheit bietet. Die Illusion stellt sich dagegen nur das positive Szenarium vor, manchmal idealisiert, ohne damit zu rechnen, dass das Gegenteil eintreten kann. Der Mut ist eine Haltung, mit der man sich darauf vorbereitet, einer Gefahr zu begegnen – in dem Bewusstsein, dass es eine realistische Chance gibt, sie zu meistern, und er ist eine Kraft der Seele, die dazu anspornt, schwierige Dinge zu unternehmen.

Emotionen tragen dazu bei, affektive Bindungen zu schaffen, zu halten oder sie auch wieder zu lösen. Das Vertrauen gibt uns z. B. die Zuversicht, dass die Welt, die uns umgibt, wohlgesinnt ist, sodass wir die Befürchtung aufgeben können, Menschen zu verlieren, die uns wichtig sind. Die Eifersucht schürt – ob berechtigt oder nicht – die Befürchtung, die geliebte Person zu verlieren. Wenn sie von einem angemessenen Selbstwertgefühl unterstützt wird, treibt sie dazu an, sich so zu verhalten, dass die Beziehung ohne unnötige Ängste gepflegt und geschützt wird. Wenn sie jedoch von einem niedrigen Selbstwertgefühl geleitet wird und von der Befürchtung, die Macht und die Kontrolle über die geliebte Person zu verlieren, kann sie die Beziehung gravierend beschädigen. Die Bewunderung beginnt mit der Anerkennung, dass eine Person Qualitäten hat, die der Betroffene nicht zu haben glaubt, und kann ihn zum Nacheifern und zu Imitationsprozessen anregen, die beim Neid fehlen, der eine Feindseligkeit demjenigen gegenüber offenbart, der über etwas verfügt, was der Betroffene zu besitzen wünscht, aber nicht besitzt.

Emotionen leiten dazu an, sich Ereignissen anzupassen. So ist der Verdruss ein Schmerz gegenüber einem Verlust, das Bedauern gegenüber einer ausgeführten oder erlittenen Handlung. Verglichen mit dem Verdruss ist die Traurigkeit von größerer Intensität, sie ist eine Reaktion auf niederdrückende Geschehnisse oder schwerwiegende Verluste, oft resistent gegen Tröstungsversuche von außen. Resignation zeigt eine seelische Disposition an zu akzeptieren, dass etwas Geschehenes irreversibel und unveränderlich ist. Die Akzeptanz ist eine neutrale Anerkennung der Tatsache, dass etwas, was nun einmal geschehen ist, auch wenn es uns schmerzt, ein Faktum darstellt, das der Vergangenheit angehört. Der Betreffende kann nichts tun, als die Realität auf angemessene Weise zu überprüfen und das Geschehene mit heiterer Seele zu akzeptieren.

Die Emotionen helfen, sich selbst kennenzulernen. Diese Funktion könnte im Verhältnis zu den anderen als zielführend angesehen werden. Die emotionale Reaktion liefert keine Information über den Reiz an sich, sondern über die Relevanz für den Betroffenen. Sie ist es, die die Wichtigkeit und die Bedeutung einschätzt und dann die entsprechenden Antworten gibt. Antworten, die vom gleichgültigen Ignorieren des Stimulus reichen und ihn als vollständig irrelevant einschätzen, bis zu einer interessierten Aufmerksamkeit, die seine Wichtigkeit als fundamental ansieht, wobei im letzten Fall die Präsenz eines Wertes deutlich wird. Sich selbst zu kennen bedeutet, die eigene Empfindlichkeit, Reizbarkeit und Widerspenstigkeit oder auch die eigene Abgeklärtheit, Ruhe und Offenheit gegenüber anderen anzuerkennen – sich also darüber klar zu sein, ob man sich von seinen Gefühlen überwältigen lässt, oder ob man die Zügel in die Hand nimmt und sich in eine vernunftbetontere Richtung bewegt.

Die Quelle der Tränen

Es war einmal ein Wünschelrutengänger, der die Quellen der Tränen entdecken möchte: Er möchte erforschen, wo sie versteckt sind, ihren Ursprung und den Verlauf kennenlernen und die Tränen klassifizieren, die diesen Quellen entspringen. Er begibt sich in das Suchgebiet und entdeckt, dass es sehr viele verschiedene Arten von Quellen gibt, jede ist anders im Hinblick auf Ursprung, Weg, Wärme, Farbe und

Geschmack des Wassers. Einige sind sichtbar und vorhersehbar, andere versteckt, einige sprudeln munter und kristallklar, andere trüb und langsam. Es gibt Quellen von bitteren Tränen, die reichlich sprudeln, eine lange Strecke zurücklegen können und trotz zahlreicher Hindernisse ihren Weg fortsetzen. Es gibt sehr tiefe Quellen, die von Erdschichten überdeckt sind – und langsame und versteckte Tränen hervortreten lassen. Es sind besondere Quellen, weil sie manchmal rückwärts laufen, angetrieben von Nostalgie, Gewissensbissen und Reue, und sie gehen noch weiter in der Tiefe eine Ader suchen, die ausgetrocknet schien, und produzieren neue Tränen für alte Verletzungen.

Es gibt Quellen, die ganz plötzlich sprudeln, ohne dass jemand es erwartet hätte, als wenn sie durch einen unterirdisch angestauten Juckreiz hervorgebracht würden, der jetzt nicht mehr zurückgehalten wird und ausbricht. Aus diesen unerwarteten Quellen treten heiße Tränen aus, die in Strudeln und Stromschnellen fließen und alles bewässern, was auf ihrer Strecke liegt.

Es gibt Tränenquellen, die die angestaute Spannung auflösen wie Wolken, die, nachdem sie den Regen abgeladen haben, den Himmel frei machen, sodass die Sonne wieder strahlen kann. Manchmal sind es sehr oberflächliche Quellen, durch eine kleine Unebenheit des Untergrunds hervorgerufen. Es sind geschmack- und farblose Tränen – eine Wohltat für den Untergrund, weil sie die Unebenheit begradigen. Sie trocknen sofort und hinterlassen keine Spuren.

Es gibt Quellen, die aus Begeisterung für ein Projekt nach vorne spritzen, sie sprudeln aus Befriedigung über einen verdienten Erfolg. Schäumende Tränen der Entschlossenheit, der Anstrengung oder der Beharrlichkeit, wenn jemand den Willen zu behindern versucht, oder auch versiegende Tränen, die akzeptieren, was man nicht ändern kann. Es gibt Quellen, die singende Tränen voller Lebenskraft hervorbringen, deftige Tränen der Freude, der Fröhlichkeit und des Spaßes, die nur wenige Tropfen produzieren und einen kurzen Weg zurücklegen, und die einen anregenden Nachgeschmack hinterlassen.

Und schließlich gibt es Quellen von süßen Tränen. Es sind die süßen Tränen, die den befreienden Geschmack eines glücklichen Endes haben. Die Tränen, die nur dann aufsteigen, nachdem sie den guten Ausgang der Geschichte kennen.

6.1.1 Den Stimulus einschätzen

Eine Aufgabe der Emotionen ist es, dem Betroffenen die Wichtigkeit eines Ereignisses anzuzeigen, eine Verhaltensweise zu aktivieren oder zu unterdrücken, zu motivieren oder zu verhindern – je nach der Interessenlage des Betreffenden. Nicht alle Stimuli, denen wir begegnen, verdienen unsere Aufmerksamkeit und Anteilnahme. Im Gegenteil: Häufig sind Gleichgültigkeit und Neutralität gesunde Begleiter unserer Stunden und Tage. Nicht, um Energie zu sparen, sondern um sie Dingen zu widmen, die sie mehr verdienen.

Eine korrekte Bewertung des Stimulus setzt einen Mechanismus in Gang, der das System reguliert und Handlungen vorbereitet. Sie hat die Funktion, dem Stimulus zu antworten, also die aus den physiologischen Veränderungen abgeleiteten Informationen zu ordnen, die Qualität und Intensität des Antwortverhaltens zu regulieren, moralische und ästhetische Normen zu respektieren und dabei zu helfen, das Selbstwertgefühl zu strukturieren.

Zusammenfassend kann man sagen, dass Emotionen eine dreifache Funktion haben: Sie zeigen die Relevanz des Stimulus an, organisieren die adäquate Reaktion und bewerten das Ergebnis. Sie liefern also Informationen, um damit die geeigneten Ressourcen zur Verfügung zu stellen und auf den Stimulus zu reagieren. Sie wählen dabei aus, welche Ressourcen zu aktivieren und welche zurückzuhalten sind und übersetzen sie dann in ein Verhalten. Die für die Entwicklung förderlichsten Emotionen sind diejenigen, die in Dauer und Intensität proportional zur Ausgangssituation sind – Emotionen, die Informationen aus der Vergangenheit einbeziehen, sich der Gegenwart bewusst sind und sie in die Zukunft extrapolieren.

Der Entfernungsmesser

Es war einmal ein Ingenieur, der einen neuen Entfernungsmesser entwickeln will. Er ist überhaupt nicht zufrieden mit den Geräten, die im Handel zu haben sind: Sie sind zu ungenau: Millimeter, Zentimeter, Meter, Kilometer und Luftlinie zeigen nur einen bestimmten Typ von Entfernung an. Es sind Instrumente, die nicht dazu geeignet sind, die Entfernung zu messen zwischen dem, was das Ohr hört, und dem, was das Auge sieht, zwischen dem, was das Herz fühlt, und dem, was die Hand fasst, zwischen dem, was die Nase schnuppert, und dem, was der Verstand sich vorstellt.

Der Ingenieur möchte dagegen ein Instrument, das erlaubt, die Nähe eines entfernten Menschen zu messen, die Berührung von Meinung und Wissen, die Nachbarschaft von Denken und Handeln, die Überschneidung zwischen Anstrengung und Versprechen und die Kluft zwischen Ideologie und Werten. Der Ingenieur weiß, dass es keine leichte Aufgabe ist, aber er ist sehr ehrgeizig. Sein größter Ehrgeiz besteht darin, das geeignete Messgerät zu finden, das die richtige Distanz zur Welt der Gegenstände austarieren kann, die man stets einhalten sollte, weil es nur Gegenstände sind.

Aber sein allerehrgeizigstes Projekt ist es, ein Instrument zu bauen, das in der Lage ist, automatisch die richtige kognitive, affektive, berufs- und wertebezogene Distanz zu Menschen zu finden, zur Welt des anderen, ohne dabei auf die eigene Welt zu verzichten.

6.1.2 Die Antwort formulieren

Es ist wichtig einzuschätzen, ob die Reaktion des Betreffenden gegenüber einem Stimulus zu schwach, angemessen oder übertrieben ist. Die Parameter für die Angemessenheit basieren auf der Korrelation zwischen der Charakteristik des Stimulus und der Charakteristik der Antwort. Wenn die Reaktion im Verhältnis zu dem Stimulus zu seicht erscheint, kann sie Gleichgültigkeit und Schwäche anzeigen, passive Akzeptanz, Duldung, Erpressbarkeit oder Distanz. Wenn die Reaktion im Verhältnis zu dem Stimulus zu stark erscheint, kann sie angestauten Zorn aufdecken, der seinen Zenit erreicht hat, oder einen Kontrollverlust, eine Tendenz zu Aggressivität oder eine persönliche Überempfindlichkeit.

Wenn eine Person uns beleidigt, und wir so tun, als sei nichts geschehen, geben wir ihr die unausgesprochene Erlaubnis, uns auch weiterhin beleidigen zu dürfen. Wenn wir hingegen wegen einer belanglosen Beleidigung eine Freundschaft aufkündigen, übertreiben wir und hinterlassen den Eindruck, überempfindlich zu sein.

Nehmen wir das Beispiel der Eifersucht: Die Eifersucht ist angebracht, wenn sie eine Gefahr in einer Beziehung anzeigt, sie dient dazu, die Beziehung vor unangebrachter Einmischung zu schützen. Sie muss jedoch eine gewisse Leichtigkeit haben und den anderen atmen lassen. Man muss lernen, das Signal der Emotion wie eine Begleitmusik zu empfinden, die eine Beziehung lebhafter macht. Sie darf sich nicht in ohrenbetäubende Musik verwandeln, die es verhindert, die Stimme der Vernunft zu hören.

Der Rauchmelder, der zu empfindlich ist

Es war einmal eine Frau, die in einem Holzhaus wohnt und große Angst vor einem Feuer hat. Sie hat sich deswegen einen Feuermelder einbauen lassen, der mit der Feuerwehr verbunden und in der Lage ist, ein Feuer auf der Stelle anzuzeigen.

Eines Tages – kaum, dass der Alarm ausgelöst ist – kommen die Feuerwehrleute sofort. Sie stellen fest, dass der Alarm einfach nur durch das Anzünden einer Zigarette ausgelöst worden ist. Die Feuerwehrleute fordern die Frau dazu auf, den Techniker der Alarmanlage zu holen, um sie richtig einzustellen, weil sie so zu empfindlich ist. Die Frau vergisst, dies zu tun.

Nach einigen Tagen wird der Alarm erneut ausgelöst, und die Feuerwehrleute eilen herbei. Diesmal entdecken sie, dass einfach nur das Verbrennen eines Blatts Papier den Alarm ausgelöst hat. Erneut fordern die Feuerwehrleute die Frau auf, die zu empfindliche Alarmanlage einstellen zu lassen. Und erneut ignoriert sie diese Aufforderung.

Nach einigen Tagen wird der Alarm ausgelöst, weil die Frau den Kamin angemacht hat. Die Feuerwehrleute eilen auch diesmal herbei, und als sie sehen, dass der Alarm zum dritten Mal durch eine Kleinigkeit ausgelöst worden ist, werden sie ärgerlich. Sie wenden sich mit großem Nachdruck an die Frau – mit aller Autorität, die ihrer Rolle zukommt – und sagen ihr, dass sie mit dieser zu empfindlichen Alarmanlage ihr Haus gefährdet, statt es zu schützen.

Die Frau versteht sie nicht, und die Feuerwehrleute fügen hinzu, dass es ihre Berufsehre beleidigt, wegen Kleinigkeiten gerufen zu werden. Wenn sie ihre Alarmanlage nicht repariert, und diese auch weiterhin wegen Strohfeuern losgeht, kann es geschehen, dass die Feuerwehrleute eines Tages, wenn sie zwischen zwei gleichzeitigen Alarmsignalen wählen müssen, das andere wählen, weil sie denken, dass sich die Anlage der Frau grundlos meldet.

Wenn sie ihre Alarmanlage nicht repariert, gefährdet sie sich selbst und das Haus. Sie soll die kleinen Feuer selbst kontrollieren und die Fachleute nur zu Hilfe rufen, wenn es eine wirkliche Gefahr gibt. Sie sind nur bereit, der Frau zu helfen, wenn sie ihren Feueralarm so einstellen lässt, dass er gegenüber den kleinen alltäglichen Unfällen, die eine gute Hausfrau selbst bewältigen kann, weniger empfindlich ist.

6.2 Entwicklungsfördernde oder limitierende Emotionen

Entwicklungsfördernde Emotionen sind diejenigen, die das Leben angenehm machen, weil sie helfen, die besten Seiten eines Menschen zu verstärken. Sie lassen ihn die positiven Momente erfassen und liefern den Brennstoff, um mit den Unwägbarkeiten des Lebens zurechtzukommen. Entwicklungsfördernde Emotionen sind diejenigen mit einem positiven Vorzeichen, die in die Zukunft gerichtet sind, durchtränkt von Vertrauen und Hoffnung. Sie sehen die Vergangenheit als etwas Vollzogenes und als Quelle des Lernens an und die Gegenwart als den flüchtigen Augenblick, dessen gesamtes Potenzial man genießen sollte.

Die limitierenden Emotionen haben dagegen ein negatives Vorzeichen und betonen im Verhältnis zum Stimulus zu sehr das Leiden: Sie lassen denken, dass es keinen Ausweg gibt, keine Hoffnung, keine Ressourcen, über die der Betroffene vielleicht verfügt, aber von denen er denkt, dass sie im Moment für ihn nicht zugänglich sind. Sie sind einschränkend, weil sie Impulse und Wünsche bremsen, weil sie restriktive, den Menschen einengende Grenzen der Selbsteinschätzung, der Einschätzung von anderen und der Welt generell darstellen.

Die Prinzessin, die ihre Gefühle nicht mehr ausdrücken will

Es war einmal eine Prinzessin, die eines Tages zufällig eine Gruppe von Personen hinter ihrem Rücken über sich sprechen hört: Einer stellt fest, dass sie zu impulsiv sei, dass sie sage und tue, was ihr gerade in den Kopf kommt, ohne an die Konsequenzen zu denken. Ein anderer fügt hinzu, dass sie zu durchsichtig sei, dass man sofort verstehe, was sie denkt, auch wenn sie den Mund nicht aufmache; wieder ein anderer behauptet, sie sei einfach zu gut, immer bereit, die Schwachen zu beschützen, noch ein anderer, sie sei zu sensibel, immer gleich schwer betroffen, wenn sie jemanden leiden sieht, und aus diesen Fehlern schlügen viele einen Vorteil für sich heraus.

Und alle sind sich einig in ihrer Beurteilung, dass dieses Verhalten für eine Prinzessin nicht angemessen ist. Eine richtige Prinzessin muss zu den banalen Dingen des Lebens Distanz halten, sie darf sich nicht von diesen winzigen Alltäglichkeiten tangieren lassen.

Die Prinzessin ist über diese Kommentare sehr betroffen: Sie dachte, dass ihre Spontaneität, ihre Authentizität, ihre Großzügigkeit und ihr Gerechtigkeitssinn schätzenswerte Qualitäten seien. Sie will jedoch als gute Prinzessen wahrgenommen und anerkannt werden. Deswegen entschließt sie sich zu lernen, ihre Gefühle und Gedanken nicht mehr offen zu zeigen.

Damit ihr das gelingt, muss sie eine bestimmte Haltung des Körpers, des Kopfes und der Hände einnehmen. Sie übt vor dem Spiegel, bis sie sehen kann, dass keine Emotion mehr auf ihrem Gesicht und in ihrem Blick zu erkennen ist. Sie hält ihren Körper aufrecht, die Hände bei sich, richtet den Blick nach vorn und deutet ein Lächeln nur mit den Lippen an. Sie spricht langsam und monoton, wägt jedes ihrer Worte ab und wählt dabei möglichst ausdruckslose und neutrale Begriffe.

Nach wenigen Tagen bemerkt man bei Hofe dieses Verhalten und lobt ihre Reife. Und sie kontrolliert weiterhin das, was sie ausdrückt, zeigt keine Vorliebe und keine Schwäche, bezieht keine Stellung – selbst wenn sie etwas Ungeheuerlichem beiwohnt, zeigt sie Gleichgültigkeit und Desinteresse.

Nach ein paar Tagen hört sie eine Gruppe von Personen hinter ihrem Rücken über sie sprechen: Einer meint, dass sie sich zum Schlechteren gewandelt habe, früher sei sie spontan gewesen und jetzt sei sie so hart, dass man nicht mehr wisse, was sie denkt; ein anderer erklärt, dass sie sogar gemein geworden sei, früher hätte sie die Schwachen verteidigt, hätte keine Ungerechtigkeiten in ihrer Gegenwart zugelassen, jetzt dagegen trüge sie dadurch, dass sie nicht eingreift, dazu bei, dass sie überhaupt geschehen. Ein anderer äußert, dass sie so kalt und unsensibel geworden sei, dass niemand auf ihr Verständnis und ihre Hilfe setzen könne. Zum Schluss sagen sie, dass dieses Verhalten einer Prinzessin nicht würdig sei, und dass man dieser Prinzessin nicht trauen könne.

Dieses Mal bricht die Prinzessin wegen dem, was sie gehört hat, in Tränen aus. Ein Weinen, dass zuerst nicht zu bremsen ist, brennende Tränen überschwemmen ihr Gesicht. Je mehr sie weint, desto mehr spürt sie, dass ihr Körper sich entspannt, weich wird, sich der Starrheit entledigt, die sie sich auferlegt hatte. Je mehr sie weint, desto wärmer, süßer und zarter werden ihre Tränen. Je mehr sie weint, desto klarer werden ihre Gedanken.

Bis es Tränen der Erschütterung werden, weil sie zwei wichtige Sachen verstanden hat. Die erste ist, dass es immer jemanden geben wird, der etwas zu kritisieren hat, wie auch immer sie sich verhält. Die zweite ist, dass ihr Verhalten nicht dem Wunsch folgen darf, anderen zu gefallen, oder der Angst, kritisiert zu werden, sondern sie muss ihrer weiblichen Intuition und ihrer Integrität als Prinzessin folgen.

Ebenso wie die limitierenden Überzeugungen können sich die limitierenden Emotionen auf den Betroffenen selbst, auf andere oder den Kontext beziehen. Limitierende Emotionen, *die auf sich selbst bezogen sind*, zeigen an, dass der Betroffene ein geringes Selbstwertgefühl hat, meint, nichts wert zu sein, keine Wohltat zu verdienen. Er nimmt sich selbst als unscheinbar wahr, reduziert, ohne Energie und Potenzial. Er glaubt, dass er nicht in der Lage ist, sich selbst, die anderen und das Umfeld zu kontrollieren. Er neigt dazu, sich in Positionen von Inferiorität zu begeben – immer bereit, anderen das Feld zu überlassen und sie zufriedenzustellen.

Der betende Jüngling

Es war einmal ein sehr gläubiger Jüngling, der zu Gott betet, dass er ihm eine Frau geben möge, die ihn liebt. Er ist so mit dem Beten beschäftigt, dass er nicht merkt, wie seine Nachbarin jedes Mal, wenn er in Gedanken versunken vorbeikommt, auf die Straße eilt, um ihn zu grüßen und ihn zu fragen, wie es ihm geht, und ein paar Worte mit ihm wechselt. Aber er bemerkt es nicht.

Die limitierenden Emotionen, *die auf andere bezogen sind*, sind durch Misstrauen, Argwohn, Neid, Eifersucht und Missachtung charakterisiert: Es sind Emotionen, die den Betroffenen dazu bringen, sich zu isolieren, sich anderen überlegen zu fühlen, sie zu verspotten, zu zensieren, offen zu kritisieren und abzuwerten. Wer solche Gefühle hat, wird nur schwer Empathie empfinden, er empfindet keine Achtung, sondern eiskalte Distanz, die ihn vor emotionalen Anwandlungen schützt.

Die hochmütige Prinzessin

Es war einmal eine schöne Prinzessin, die in ihrem Schloss wohnt, das sie selten verlässt. Der König und die Königin sind über ihr Verhalten sehr besorgt. Sie sehen, wie sie in ihrem Zimmer auf und ab geht, nur auf das bedacht, was nicht funktioniert. Sie kritisiert die Dienerschaft, weil sie sich nicht so behandelt fühlt, wie es geboten ist. Sie verlangt absoluten Respekt von ihren Zofen, die schon nicht mehr wissen, wie sie sich verhalten sollen: Was auch immer sie tun, es gelingt ihnen nicht, die Bedürfnisse der Prinzessin zufriedenzustellen.

Der König und die Königin verstehen, dass sie eingreifen müssen, sie müssen etwas tun, um ihrer Tochter zu helfen, die allerdings nicht die geringste Lust hat, sich helfen zu lassen. Sie bitten die alte Amme um Hilfe, die gesehen hat, wie die Prinzessin geboren und aufgewachsen ist, die aber jetzt weit weg vom Schloss lebt– umgeben von Kindern und Enkeln, die ihr die Tage verschönern.

Der König und die Königin erzählen der Amme von ihrer Sorge. Während sie zuhört, scheint sie sich in ihren Erinnerungen zu verlieren. Sie fragt sich, was sie selbst zu diesem Benehmen der Prinzessin beigetragen haben könnte. Als Einziges kommt ihr in den Sinn, dass die Prinzessin immer wie eine Königin behandelt worden ist, nicht wie eine Prinzessin: Niemand hat je gewagt, ihr zu widersprechen. Alle waren von ihrer Schönheit und Anmut verzaubert, und sie hat sich daran gewöhnt, alles zu bekommen, auch ohne darum zu bitten. Oft hat sie kaum einen Wunsch ausgedrückt, da hatte ihn schon jemand in die Realität umgesetzt.

Die alte Amme meint, es sei jetzt an der Zeit, dass die Prinzessin das Prinzip der Gegenseitigkeit erfährt. »Was ist das: Gegenseitigkeit?«, fragt die Königin. »Wie erfährt man es?«, fragt der König. Die Amme erklärt: »Die Gegenseitigkeit wird von vier einfachen Regeln bestimmt: Die erste ist, dass es im Herzen der Prinzessin nicht die Absicht gibt, Schlechtes zu tun. Um diese Regel einzuhalten, darf ab heute niemand die Kritik, die Vorwürfe und die Blicke der Prinzessin mehr fürchten. Wenn sie schmollt, ärgerlich oder unzufrieden ist, muss man bedenken, dass dies die einzige Art ist, sich auszudrücken, die sie kennt. Wer dieser ersten Regel folgt, bedankt sich von jetzt ab bei der Prinzessin für jeden ihrer Kritikpunkte, weil er weiß, wie wichtig das für sie ist. Und wer den einen oder anderen Zweifel am konkreten Sinn der Kritik hat, soll sie einfach fragen, bis die Prinzessin besser erklärt, was gemacht werden soll.

Die zweite Regel der Gegenseitigkeit ist, dass die Prinzessin, wenn sie eine Sache kritisiert, nicht gleichzeitig etwas anderes kritisieren kann. So muss die andere Person bereit sein, das zu kritisieren, was von der Prinzessin nicht kritisiert worden ist, sie soll ihre Kritik übertreiben und alle Defekte finden, die die Prinzessin ausgelassen hat.

Die dritte Regel ist, dass jedes Mal, wenn die Prinzessin das Verhalten einer Person kritisiert, diese bereit sein muss, die fürchterlichen negativen Absichten einzugestehen, die sie mit ihrem Verhalten verfolgt hat und die extremen negativen Folgen zu betonen, die eingetreten wären, wenn die Prinzessin nicht rechtzeitig eingegriffen hätte, um ein derartig schädliches Verhalten zu verhindern.

Die vierte Regel der Gegenseitigkeit ist, nicht zu warten, bis die Prinzessin etwas kritisiert, sondern schon vorher all das zu kritisieren, was nicht richtig, was veränderbar und verbesserungswürdig ist, und sie zu fragen, wann man mit den vorgenommenen Korrekturen zufrieden sein darf.

Die Amme ist zuversichtlich, dass die Prinzessin bei konstanter Anwendung der Regeln das Prinzip der Gegenseitigkeit erlernen und ihre eigenen Fehler und die der anderen akzeptieren wird, weil es die einzige Möglichkeit ist, die Vorzüge wertzuschätzen, die in jedem Fehler versteckt sind.

Die limitierenden Emotionen, *die sich auf den Kontext beziehen*, führen dazu, dass Schwierigkeiten über- und Möglichkeiten unterbewertet werden. Der Kontext wird als bedrohlich wahrgenommen, als Quelle von Angst und Stress, denen gegenüber sich der Betroffene ohnmächtig fühlt. Der Kontext hat die Macht, unsere Stimmung positiv oder negativ zu beeinflussen. Der Kontext einer schönen Landschaft kann das Herz aufgehen lassen, ein angenehmes Ambiente fördert das Wohlbefinden, eine fröhliche Begleitung die Freude, ein Dokumentarfilm das Nachdenken, und ein terroristischer Akt kann dazu führen, das persönliche Verhalten zu ändern.

Die schönste Insel der Welt

Es war einmal ein junger Mann, dem die Insel, auf der er lebt, nicht gefällt. Er empfindet sie als zu klein für sich. Er kennt mittlerweile jeden Einwohner, jede Schlucht und jede Grotte. Er verlässt deswegen die Insel, um neue Städte, neue Kontinente und neue Menschen kennenzulernen.

Wie es jedem Reisenden geschieht, wird er jedes Mal, wenn er sich an einem Ort länger aufhält, gefragt, woher er komme. Wenn er den Namen seiner Insel nennt, antworten die anderen: »Du Glücklicher, du hast auf der schönsten Insel der Welt gelebt.«

Das erste Mal, als er diese Bemerkung hört, achtet er nicht darauf, es scheint ihm einfach nur ein Kompliment zu sein. Aber diese Bemerkung wird von allen möglichen Personen in den verschiedenen Ländern, die er besucht, wiederholt. Eines Tages entschließt er sich dazu, es verstehen zu wollen, warum die Insel, auf der er gewohnt hat, die schönste der Welt genannt wird. Er fragt nach den Gründen.

Einer sagt ihm, weil sie das klarste Wasser hat, eine anderer, dass sie den feinsten Sand hat, wieder ein anderer nennt die blauesten Grotten, der Nächste die variantenreichste Vegetation, ein anderer den intensivsten Duft, ein anderer die höflichste Bevölkerung, wieder ein anderer das angenehmste Klima und noch ein anderer die größte Gastfreundschaft.

Nun, als er alle diese Bemerkungen gesammelt hat, wird ihm klar, dass auch er diese Dinge bemerkt, aber nicht wertgeschätzt hatte. Er hatte sie für selbstverständlich gehalten, weil sie ihm immer vor Augen gewesen waren.

6.3 Komponenten limitierender Emotionen

Wir haben gesehen, dass die Emotionen psychologische und mentale Bewertungen eines Stimulus sind. Es sind affektive Reaktionen, subjektive Antworten, allgemein und unvorhersehbar, die durch die Veränderungen der Handlungsdisposition hervorgerufen werden: Sie veranlassen, stimulieren, erregen, verhindern, bremsen, blockieren eine Handlung für oder gegen äußere oder innere Reize. Emotionen stehen in enger Beziehung zu den Antrieben, zu den perzeptiven, kognitiven und motorischen Prozessen, und modifizieren das dynamische Gleichgewicht des Organismus.

Die Emotionen sind ein aus zahlreichen Zutaten zusammengesetzter Cocktail. Sie sind Teil eines Systems, in dem jedes Element vom anderen beeinflusst wird, und das seinerseits jedes andere beeinflusst. Diese Bestandteile betreffen unvermeidliche physiologische, körperliche, vegetative, instinktive und automatische Reaktionen, denen ein affektiver, kognitiver oder verhaltensbezogener weiterer Baustein folgt.

Jedes Element kann auch isoliert und dazu animiert werden, das Beste beizutragen. Die Wechselbeziehung der Elemente dieses Systems herauszufinden kann nützlich sein, um einzugreifen und jedwedes Element zu verändern. Man sollte sich dabei bewusst sein, dass eine winzige Veränderung eines Elements auch andere Elemente modifiziert.

Wir können die Emotionen nur künstlich isolieren, weil sie Teil eines umfassenden Antwortsystems sind, das Gefühle, Wahrnehmungen, Kenntnisse, Bewertungen und Verhaltensweisen einschließt. Wir isolieren sie aus didaktischen Gründen, um sie besser verstehen zu können, ohne zu vergessen, sie wieder mit den anderen Elementen zusammenzufügen, zu denen sie gehören. Die Veränderung eines Bausteins im System provoziert eine Umstrukturierung der anderen Bausteine.

Also wo soll der Prozess der Veränderung anfangen – bei den körperlichen Empfindungen? Bei den Emotionen? Bei den Gedanken? Bei den Verhaltensweisen? Das ist manchmal eine bewusste Entscheidung, manchmal fällt man sie aber auch ganz instinktiv. An welcher Stelle man auch beginnt: Das Wichtige ist es, das Leiden eines Menschen unter Einbeziehung der unterschiedlichen kognitiven, affektiven und verhaltensbezogenen Komponenten in Wohlbefinden zu verwandeln.

Wir wollen sie nun im Einzelnen analysieren.

6.3.1 Physiologische Komponenten

Auf einen bestimmten Reiz reagiert ein Mensch mit einer Empfindung: ein Knoten im Hals, Herzklopfen, ein Stein im Magen, ein Zittern der Beine, das Gefühl, ohnmächtig zu werden, eine Schweißperle auf der Stirn, ein Zusammenziehen der Augenbrauen, verschwommene Sicht, eine Last auf den Schultern, ein unvermitteltes Erblassen oder Rotwerden, ein Zusammenbeißen der Zähne.

Äußere Reize können die Verwirklichung, die Unterbrechung oder Beendigung von erwünschten oder unerwünschten Ereignissen sein; innere Reize können Erwartungen oder die Furcht sein, dass bestimmte Ereignisse geschehen könnten – Diskrepanzen zwischen Erwartung und Realität. Die physiologische Reaktion kann unmittelbar erfolgen und von kurzer Dauer sein oder sich später einstellen und andauern. Da es eine Reaktion auf innere oder äußere Stimuli ist, hilft das wahrgenommene Gefühl in jedem Fall, die Informationen zu strukturieren, die die physiologischen Veränderungen hervorrufen. Es liegt nun an den anderen Komponenten, eine angemessene Antwort auszuarbeiten.

Der Hund, der bellt

Es war einmal ein Herr, der einen Hund hat, einen treuen und gelehrigen Begleiter bei all seinen Spaziergängen. Der Besitzer bemerkt, dass der Hund, der normalerweise verspielt und zutraulich ist, manchmal jault, knurrt, andere Male bellt und es manchmal sogar dazu kommt, dass er beißt. Der Herr beschließt, dem merkwürdigen Verhalten des Hundes, der im Normalfall immer ruhig ist, auf den Grund zu gehen. Und er entdeckt etwas Interessantes.

Der Herr stellt fest, dass der Hund anfängt zu jaulen, wenn die Person, mit der sein Besitzer redet, durch Schmeicheleien und Verführungstaktik versucht, eine für sie vorteilhafte Antwort zu bekommen. Wenn der Gesprächspartner dann das Jaulen des Hundes bemerkt und sein Benehmen ändert, schweigt der Hund.

Der Hund fängt an zu knurren, wenn der Gesprächspartner seines Herrn mit großer Überzeugung oder sogar Selbstzufriedenheit über die merkwürdigsten Dinge spricht, wenn er Meinungen als unverrückbare Wahrheiten und zweifelhafte Kenntnisse als Zitate von Nobelpreisträgern präsentiert. Wenn der Gesprächspartner sein Benehmen ändert, hört auch der Hund auf zu knurren. Wenn jedoch der Gesprächspartner sich in dieses Benehmen mit der Arroganz desjenigen hineinsteigert, der recht haben will – koste es, was es wolle –, auch weil er nicht in der Lage ist, sich etwas anderes vorzustellen, und es dem Herrn aufdrängt, dann bellt der Hund. Wenn der Gesprächspartner begreift, dass jeder das Recht auf eine eigene Meinung hat, und er niemanden bekehren will, hört der Hund auf zu bellen.

Wenn jedoch der Gesprächspartner noch aggressiver und intoleranter wird und unbedingt seine eigene Meinung durchsetzen will, dann beißt der Hund zu – intolerant gegenüber dem Intoleranten.

6.3.2 Kognitive Komponenten

Die kognitiven Elemente der Gefühle dienen dazu, sowohl die Qualität des Stimulus zu bewerten als auch die Fähigkeit des Betreffenden, ihm zu begegnen. Auf diese Weise fungieren sie als Filter zwischen Reiz und Reaktion. Die Gedanken haben die Funktion, die Emotion sowohl abzuschwächen als auch zu verstärken, ihre Intensität zu modulieren, eine Handlung sowohl zu fördern als auch zu verhindern. Gegenüber einem Reiz, der Erschrecken provoziert, also eine spontane physiologische Reaktion hat, reagieren wir, indem wir die Stärke des Stimulus einschätzen und unsere Fähigkeit, mit ihm umzugehen: Wir flüchten oder wir beruhigen uns.

Wenn wir eine Reaktion wie Selbstvorwürfe für etwas zeigen, das wir in der Vergangenheit hätten tun können, aber versäumt haben, können wir den Gedanken dagegensetzen dass die Vergangenheit vollzogen und nicht mehr veränderbar ist und dass wir in der Gegenwart den Selbstvorwürfen der Zukunft vorbeugen können. Wenn wir eine Enttäuschung spüren, können wir uns fragen, auf welcher Illusion sie basiert; wenn wir ein Ziel erreichen möchten, überlegen wir sorgfältig, wie viel Aufwand nötig ist, und ob das Ziel uns das wert ist.

Der kognitive Baustein der Emotion führt zu einer Einschätzung der Charakteristiken des Objekts, das die emotionale Reaktion provoziert; gleichgültig, ob es zur realen oder mentalen Welt gehört, angenehm oder unangenehm ist, neu oder bekannt. Es ist auch wichtig herauszufinden, ob das Ziel, das sich ein Mensch setzt, leicht oder schwer realisierbar ist, ob der Ausgang wünschenswert ist oder nicht, ob das Ereignis wahrscheinlich oder unwahrscheinlich ist, vorhersehbar oder zufällig, eine positive, negative oder neutrale Bedeutung hat; ob der Betreffende sich in der Lage fühlt, ihm zu begegnen und die Konsequenzen zu kontrollieren. Und ob die Vorstellung der Person mit den sozialen Normen vereinbar ist.

Der kontrollierte Kontrolleur

Es war einmal ein von seiner Arbeit begeisterter Kontrolleur. Er verbrachte seine Stunden damit, sich zu vergewissern, dass alles so geschah, wie er es vorausgeplant hatte. Er hatte jeden Schritt vorhergesehen, jede mögliche Variation oder Abweichung: Nichts konnte ihm entgehen. Und das machte ihn sehr zufrieden und ließ ihn ruhig schlafen – in dem sicheren Gefühl, dass er am nächsten Morgen die Dinge genau so vorfinden werde, wie er sie zurückgelassen hatte. Der Kontrolleur hatte jedoch nicht einberechnet, dass sich mit der Zeit etwas verändert hatte: Seit einiger Zeit hatte er sich von einem Kontrolleur in jemanden verwandelt, der selbst von seinem Kontrollbedürfnis kontrolliert wird.

6.3.3 Verhaltensbezogene Komponenten

Emotionen erzeugen beherrschbare Reaktionen. Diese Feststellung dient dazu, dem Betreffenden zu helfen, eine Selbstkontrolle zu erlangen, die er vielleicht für unmöglich oder für schwierig hält. Seit wir gelernt haben, unsere Schließmuskeln zu kontrollieren, haben wir auch gelernt, dass wir noch andere Verhaltensweisen lenken können, von denen wir gedacht haben, sie seien automatisch. Wir können schweigen und brüllen, rennen und unbeweglich bleiben, aus Gefälligkeit nur mit dem Mund lächeln und dabei gleichzeitig tötende Blicke aussenden. Wir bremsen die Impulse oder wir lassen sie intensiv aufflammen, weil wir denken, uns so von angestauten Spannungen befreien zu können.

Wir haben eine bestimmte Erziehung genossen, die uns beigebracht hat, anständig bei Tisch zu sitzen, keine Schimpfwörter zu benutzen, und wir erziehen uns weiterhin selbst, um ein Ideal zu erreichen, das uns gefällt oder mit dem wir uns identifizieren. Es ist ein Prozess der ständigen Selbsterziehung, er besteht aus kleinen Schritten oder unerwarteten Sprüngen. Wir können uns nicht *nicht* verändern, wir können unser Verhalten und unsere Reaktionen nicht *nicht* modifizieren: Deswegen können wir uns also genauso gut aktiv bemühen, das zu verändern, was wir verändern können und wollen.

Die Theaterschauspielerin

Es war einmal eine Filmschauspielerin, die Theaterschauspielerin werden will. Viele raten ihr davon ab: Die Regisseure, mit denen sie arbeitet, lassen eine Szene viele Male wiederholen, bevor sie mit ihrer Interpretation zufrieden sind. Und dies ist der größte Unterschied zwischen Kino und Theater. Ein Film besteht aus vielen einzelnen Szenen, die wer weiß wie viele Male wiederholt und dann zusammengesetzt werden. Wenn eine Szene einen Regisseur nicht befriedigt, wiederholt man sie, bis man den gewünschten Effekt erreicht hat.

Aber beim Theater ist das nicht möglich. Die Schauspielerin spielt im Hier und Jetzt, mit Zuschauern, die Bonbons auspacken, husten, niesen oder zu laut miteinander tuscheln. Und ein guter Schauspieler schafft es, sich von solchen und anderen Störungen nicht ablenken zu lassen.

Unsere Schauspielerin ist sehr entschlossen und sehr gewissenhaft. Sie lernt das Stück und die Regieanweisungen bezüglich der Gesten, Blicke und Intonation auswendig, mit denen sie Pointen begleiten soll. Und sie bereitet sich allein vor einem Spiegel vor, um verschiedene Möglichkeiten zu finden, ein und dasselbe wichtige Konzept, ein Gefühl oder eine zentrale Haltung auszuprobieren. Trotzdem wird sie weder vom Regisseur noch von der Kritik noch vom Publikum geschätzt. Irgendetwas funktioniert nicht.

Sie entschließt sich, Rat bei einer alten Schauspielerin zu suchen, die ihre Muse und inspirierendes Vorbild ist und die von Regisseuren, Kritikern und dem Publikum geschätzt wird. Die alte Schauspielerin ist sehr glücklich, ihre Geheimnisse der jungen Frau anzuvertrauen, die ihr Talent nicht ausdrücken kann.

Zuerst muss sie jedoch verstehen, wie sich die junge Schauspielerin vorbereitet, wie sie versucht, sich in ihre Rolle hineinzuversetzen, deren Psychologie zu begreifen, Schattierungen des Charakters, ihre dunklen Seiten und ihre Zweideutigkeit zu erfassen; dann, wie sie den Text lernt, und vor allem, wie sie den richtigen Impuls erkennt, um ihre Neben- oder Antagonistenrolle mit den anderen Figuren der Tragödie oder Komödie in Einklang zu bringen.

Als sie alle diese Informationen hat, begreift die alte Schauspielerin, dass die Anstrengung der jungen Schauspielerin darauf konzentriert ist, den Text auswendig zu lernen und sich gewissenhaft an das zu halten, was dort geschrieben steht. Sie betrachtet ihre Rolle, als hätte sie nur eine einzige Dimension, als sei sie nicht Teil jenes magischen Netzes aus den Beziehungen der Handlung, die sie unterstützen und definieren, als sei ein räumlicher und zeitlicher Gesamtzusammenhang nicht vorhanden, in dem die Geschehnisse sich ereignen und einen Sinn ergeben.

Die alte Schauspielerin begreift, dass sie der jungen Schauspielerin den Text aus der Hand nehmen und ihn ihr lediglich als Basis unter die Füße legen muss, um ihre Leistung zu verbessern. Sie muss aus ihrer Figur heraustreten und sich in die Rolle der Mitspieler versetzen, sie muss den Kontext sprengen und ihm ein Vorher und Nachher geben. Wenn sie einmal den Text auswendig gelernt hat, muss sie ihn anschließend vergessen und mit Herz und Seele spielen und das realisieren, was sie von den anderen Figuren aufnehmen kann.

6.4 Elemente, die man in eine Geschichte einfügt, um limitierende Emotionen zu verändern

Wenn Therapeuten oder Ausbilder die von den Betreffenden dargestellten Fälle hören, schätzen sie ab, ob deren Antwort auf die stimulierende Situation geeignet, funktional, wirksam, nützlich und opportun ist. Sie bewerten das von der Person Berichtete mit ihren Kriterien und horchen auf eine Resonanz ihrer Emotionen. Aus der Resonanz oder Dissonanz erwächst der therapeutische Ansatz, entsteht der Ausgangspunkt für eine Metapher.

Die Konstruktion einer metaphorischen Geschichte dient in diesen Fällen dazu, nicht als Richter zu erscheinen. Dennoch will sie eine korrigierende Suggestion senden, verschiedene Reaktionsmöglichkeiten empfehlen, eine emotionale Flexibilität vorschlagen, die das Repertoire der Antworten bereichert.

All die Hinweise zur Heilung emotionaler Störungen, die von den verschiedenen psychotherapeutischen Schulen geliefert werden, lassen sich nutzen, um entwicklungsfördernde Metaphern zu bauen. Sie sollen den Betreffenden dazu bewegen, sich eine bessere Erfahrung zu verschaffen und eine adäquate Wahrnehmung der äußeren Ereignisse zu entwickeln. Sie fördern die Fähigkeit, mit den Ereignissen umzugehen und evolutive Lebenspläne zu kreieren.

Der Urheber einer Metapher macht Vorschläge für Neudefinitionen und Umstrukturierungen, hebt Nuancen hervor, die vom Betreffenden nicht wahrgenommen werden, und unterstreicht vorher vernachlässigte positive Aspekte. Er verbindet die Emotionen mit den physischen Reaktionen und den kognitiven und verhaltensbezogenen Aspekten systemisch, um bei einem der Bausteine eine Variante zu stimulieren, die in der Lage ist, die anderen Bausteine zu verändern. Auf diese Weise schafft der Therapeut die Bedingungen, in denen der Klient seine bremsenden Emotionen beherrschen und kontrollieren lernt. Beherrschung und Kontrolle bedeuten Flexibilität – nicht Unterdrückung.

Die Metapher kann zu einem besseren Gebrauch der emotionalen Intelligenz, insbesondere einer größeren Flexibilität im Ausdruck der eigenen Gefühle anregen. Um die eigenen Gefühle auszudrücken, ist es wichtig, dass sich der Betroffene ihrer bewusst ist, sie versteht, sie genau definiert und entscheidet, ob er die Absicht und die Fähigkeit hat, sie innerhalb geeigneter expressiver Normen und Konventionen auszudrücken.

Der Urheber einer Metapher kann Dynamiken oder Prozesse vorschlagen, die Verhaltensweisen, Gedanken, Seelenzustände, Erwartungen und Erinnerungen beschreiben, und sie gleichzeitig so kombinieren, dass die negativen Elemente umstrukturiert und versteckte oder unterdrückte Emotionen wiederentdeckt werden. Durch die Metapher werden bestimmte Verhaltensweisen vorstellbar, die dann in das Arsenal der zur Verfügung stehenden Verhaltensmuster des Betroffenen aufgenommen werden können.

Der letzte Teil beim Bau einer Metapher für die Emotionen besteht darin, ein Zusammenspiel von zukünftigen Antworten zu kreieren, die der Betreffende bei bestimmten Stimuli geben kann. So hilft sie ihm, ein besseres Leben für sich und die Menschen um ihn herum zu schaffen. Das letzte Ziel einer Metapher kann es sein, bei der betreffenden Person jenes Quäntchen emotionale Intelligenz zu stimulieren, das hilft, den eigenen Seelenzustand zu prägen und zu vermeiden, dass das Leiden den Einsatz der Vernunft behindert.

Aus dem emotionalen Blickwinkel wird man intelligenter, wenn man die eigene Verantwortlichkeit auch bei der Auswahl der für einen Stimulus am besten geeigneten Emotionen im Hinblick auf Qualität und Intensität anerkennt. Das impliziert eine angemessene Selbstkontrolle zusammen mit der nötigen spezifischen Kompetenz und Motivation, verantwortlich zu reagieren und dabei den Optimismus, das Vertrauen und die Beharrlichkeit zu erhalten, die nötig sind, um Schwierigkeiten und Hindernisse zu überwinden.

Das Training der emotionalen Intelligenz motiviert dazu, das Ziel trotz Frustrationen mit Beharrlichkeit zu verfolgen, Impulse trotz Provokationen von außen zu kontrollieren und die Anerkennung abzuwarten trotz des Bedürfnisses, alles immer jetzt und gleich haben zu wollen. Die emotionale Intelligenz ist nichts anderes, als die Welt der Emotionen zu kennen – eine Kenntnis, die zu einer Beherrschung der eigenen Reaktionen und zu einem besseren Verständnis der Reaktionen anderer führt, ein unerlässliches Instrument, um gute Beziehungen zu knüpfen und zu erhalten.

Zusammengefasst verfolgt der Urheber einer Metapher als letzten Punkt das Ziel, das Vorbild eines ausgeglichenen, aus sich herausgehenden Menschen zu vermitteln, der seine Gefühle direkt und ohne unnötige Ängste ausdrücken kann.

Das Kästchen der Emotionen

Es war einmal ein Land, in dem das Rathaus jedem Kind, sobald es auf die Welt kommt, ein Kästchen mit Emotionen schenkt. In diesem Kästchen sind alle Emotionen, die zu den verschiedenen Anlässen und in den verschiedenen Phasen des Lebens nötig sind. Sie sind gut geordnet, in alphabetischer Reihenfolge, von »Angriff« bis »Zuneigung«, und mit verschiedenfarbigen Aufklebern gekennzeichnet, die die Intensität anzeigen, mit Uhren, die die Dauer beziffern, und mit Pfeilen, die die Richtung in der Zeit anzeigen.

Jedes Kind wird dazu erzogen, jede Emotion zu spüren, um den Geschmack, das Aroma, die Konsistenz und die Nachhaltigkeit auszukosten. Auf diese Weise entdecken sie, dass einige sehr flüchtig sind, andere dauerhaft, einige weich, andere hart, einige süß, andere hinterlassen einen bitteren Nachgeschmack. Mit der Zeit und mit wachsender Erfahrung neigen die Kinder dazu, einige davon zu bevorzugen und sie bei verschiedenen Anlässen zu variieren, aber sie werden vom Rathaus gebeten, auch die anderen auszuprobieren.

In diesem Land ist es das Wichtigste, dass jeder seine Gefühle gemäß den Stimuli variieren kann. Jeder verfügt über eine Vielfalt von Variationen, die es erlauben, flexibel zu sein und eine emotionale Antwort – je nach den gegebenen Umständen und den angestrebten Zielen – heranreifen zu lassen.

6.4.1 Selbstwahrnehmung

Eines der Elemente, die in eine Metapher über Emotionen eingefügt werden sollten, ist das Erkennen der eigenen Emotionen. Die Protagonisten einer metaphorischen Geschichte, in der es um emotionale Themen geht, müssen zeigen, dass sie sich dessen, was sie spüren, bewusst sind. Die Selbstwahrnehmung bringt sie dazu, ihre Gefühle gegenüber den Geschehnissen zu kontrollieren, die verschiedenen Perspektiven und Bedürfnisse der beteiligten Personen zu erfassen und den Stress sowie die Spannungen zu beherrschen, die die unterschiedlichen Situationen hervorrufen.

Selbstwahrnehmung heißt, Gefühle identifizieren, ausdrücken und kontrollieren zu können, Impulse zu bremsen, Anerkennung abzuwarten sowie mit Spannungen und Ängsten umzugehen. Selbstwahrnehmung heißt, über ein präzises und geeignetes Vokabular zu verfügen, um Gefühle auszudrücken; die Verbindungen zwischen Gedanken, Gefühlen und Reaktionen zu erfassen; zu wissen, ob man

Entscheidungen auf der Grundlage von Reflexionen oder Gefühlen fällt; die Konsequenzen der jeweiligen Entscheidungen vorauszusehen. Selbstwahrnehmung kann auch darin bestehen, seine eigenen Stärken und Schwächen zu erkennen und sich in einem positiven, aber realistischen Licht zu sehen.

Die Protagonisten einer metaphorischen Geschichte können das, was sie spüren, mitteilen. Sie können ihre Gedanken verbalisieren, ihre Gefühle ausdrücken, ihre Haltungen begründen, und sie sind auch in der Lage, sich zu öffnen, um anderen zuzuhören, Empathie zu empfinden, um versteckte Bedürfnisse zu verstehen. Sie können scharfsinnig sein, Seelenzustände erfassen, gutwillige und bösartige Absichten bei anderen abschätzen, die eigenen Verdienste und Fehler erkennen und ihre Verantwortung wahrnehmen. Sie haben gelernt, die Vernunft der Emotionen gut einzusetzen.

In der Geschichte können die Faktoren herausgehoben werden, die zum persönlichen, gesellschaftlichen und beruflichen Erfolg beitragen. Sie hängen davon ab, inwieweit man sich selbst kennt und wie sehr man motiviert ist, ein Ziel mit Entschlossenheit und Disziplin zu erreichen.

Den Kleiderschrank ausmisten

Es war einmal eine Prinzessin, die sich entschließt, in ihrem Schrank Ordnung zu schaffen. Sie öffnet ihn und entdeckt, dass er von Gewändern und Gewohnheiten überquillt, die sie in den verschiedenen Phasen ihres Lebens angelegt hat. Es gibt darunter helle, dunkle, gedeckte und grelle Farben, unterschiedliche Stoffe und Schnitte – weit, eng, lang und kurz. Einige schwere Stoffe, die ihre Schritte langsam und schwerfällig machen, andere, die ihr die Freiheit lassen, sich zu bewegen, mit leichten, schnellen Schritten voranzuschreiten, einige, die sie von Kopf bis Fuß bedecken, andere, die mit verführerischer Durchsichtigkeit die weiblichen Formen betonen.

Sie findet Gewänder, die sie als Kind, Jugendliche oder junge Frau getragen hat, Gewänder, die ihr jetzt nicht mehr stehen. Sie findet Gewänder und Gewohnheiten, die Freunde, Freundinnen, Verwandte und Geliebte ihr umgehängt haben, mit deutlichen Etiketten für das, was sie deren Erwartung nach hätte repräsentieren sollen. Sie erinnert sich, wer sie ihr geliehen oder umgehängt hat und mit welcher Absicht, und wie sie sich darauf eingelassen hat, sie anzuziehen, um so zu sein, wie die anderen es wollten, oder weil sie in jenem Moment und bei jenem Anlass nicht wusste, wie sie auftreten sollte.

Sie bemerkt auch, dass es in diesem Schrank Gewänder gibt, die sie nie getragen hat. Warum nur? Aus Scham, aus Furcht, aus Zurückhaltung oder weil sie eine Gelegenheit verpasst hat? Sie probiert sie an, um zu sehen, wie sie ihr stehen: Nun kann sie entscheiden, ob sie diese Gewänder jetzt anziehen oder sie wegtun will, um ihnen nicht mehr nachzutrauern.

Jetzt, da sie gesehen hat, dass sich in ihrem Schrank Gewänder befinden, die sie nicht mehr anziehen will, stellt sie drei Kartons bereit : einen für die Gewänder und Gewohnheiten, die sie denjenigen zurückgeben will, die sie ihr geliehen haben, eine zweiten für das, was ihr nicht mehr gut steht, und einen dritten für das, was sie bei speziellen Anlässen tragen kann, aber nicht dauernd vor Augen haben will. Sie behält nur die Gewänder und Gewohnheiten, die heute für ihren Körper, ihr Alter, ihre Wünsche, ihr Herz und ihre Lebensphase geeignet sind.

Nachdem sie den Schrank geleert hat, betrachtet sie die Leere, die sie geschaffen hat. Und sie bemerkt ein unendliches Gefühl von Freiheit. Endlich hat sie sich von Gewändern und Gewohnheiten der Vergangenheit befreit, die sie nicht mehr beabsichtigt zu tragen. Jetzt kann sie die Leere mit dem Reichtum füllen, den sie tief in sich spürt. Jetzt, da sie diese Fülle fühlt, weiß sie, dass sie von nun an nur noch Gewänder tragen wird, die nach dem Maß ihrer Wünsche und ihrer Fähigkeiten gemacht sind und ihre besten Aspekte hervorheben. Gewänder, die unterstreichen können, wer sie ist, wer sie werden will – je nach den unterschiedlichen Lebensphasen.

6.4.2 Einschätzen von Reaktionen

Einige Menschen ertragen Missbrauch, rechtfertigen Ungerechtigkeiten, sind zu geduldig oder lassen sich beherrschen. Die Metapher kann ihnen helfen, eine entschlossenere Haltung einzunehmen. Andere Menschen dagegen geraten wegen Kleinigkeiten außer sich, ihnen muss geholfen werden, die Flamme herunterzuregeln.

Wer eine Metapher baut, kann dem Betreffenden vorschlagen, schwache Emotionen zu verstärken und zu starke zurückzuhalten, die beängstigenden zu kontrollieren und die befreienden offen auszudrücken. Er kann die Identifikation des Betreffenden mit dem Protagonisten stimulieren, der die Fähigkeit zur Selbstkontrolle hat, sodass die Emotion nicht mehr als automatische Reaktion gesehen wird, der gegenüber man nichts anderes mehr tun kann, als instinktiv zu reagieren. Auf diese Weise bekommt die betreffende Person ein größeres Bewusstsein, das ihr hilft, auch aufbrausende Gefühle mit den Techniken der Prävention und des Ausdrucks in den Griff zu bekommen.

Die Metapher kann helfen, die Intensität der Emotionsebenen zu modifizieren, indem sie negative und dysfunktionale Emotionen durch neutrale oder der Situation eher angemessene ersetzt oder unangenehme in angenehmere verwandelt. Mit einer geeigneten Metapher kann man Eifersucht hin zu Pflege der Beziehung korrigieren, Angst in Neugierde verwandeln, Befürchtungen zur Vorwegnahme und zu genauer Vorbereitung auf ein angsterzeugendes Ereignis nutzen, Neid zum Nacheifern, Wut zu Respekt der eigenen Werte und Rechte modifizieren. Bei jeder Emotion kann die Metapher ihre positive Funktion sichtbar machen – diejenige, die zweckmäßig ist.

Mit der Metapher kann die Unzweckmäßigkeit bestimmter Antworten verdeutlicht werden. Wenn der Protagonist sich sicher gibt, statt in einer Sache Zweifel zu haben, könnte er einen dummen Fehler machen; wenn er mit Schuldgefühlen reagiert anstatt mit Verantwortungssinn, könnte er eine passive statt einer aktiven Haltung einnehmen; wenn er Scham statt Stolz fühlt, könnte er die eigenen Verdienste falsch einordnen. Die Metapher kann helfen, über die Qualität einer sachbezogeneren Antwort nachzudenken und so die eigenen Reaktionen zu lenken.

Die wichtigste Botschaft der Geschichten, die sich mit dem Thema der Emotionen beschäftigen, betrifft die emotionale Fähigkeit, die nötig ist, um ein harmonisches Leben zu führen. Bei dieser Fähigkeit handelt es sich im Wesentlichen um die bewusste Wahrnehmung der eigenen Situationsbewertungen und Reaktionen.

Die Traumdeuter

Es war einmal ein Land, in dem alle Kinder nach dem Frühstück und vor Beginn der normalen Tagesaktivitäten in Gruppen zusammenkommen, um den Weisen ihre Träume zu erzählen. Der Reihe nach erzählt jedes Kind seinen Traum, ganz gleich, ob es sich um einen schönen Traum handelt oder ob er sich in einen Albtraum verwandelt hat. Es sind manchmal schöne Träume, manchmal schreckliche, und jedes Mal diskutiert man in der Gruppe, um zu sehen, was jedes Kind von seinen eigenen Träumen und denen der anderen lernen kann. Die morgendlichen Gespräche verbreiten eine gute Stimmung, weil sie sich in Momente reinster Kreativität verwandeln, zu denen alle mit brillanten Ideen beitragen.

Eines Morgens kommt ein Kind und erzählt einen Albtraum. Während des Traums verwandelte sich jede Situation, die ihm begegnete, in etwas Schreckliches. Wenn es auf ein Wanze traf, verwandelte sich die Wanze in ein Ungeheuer, wenn es auf eine Pfütze traf, wurde sie zu einem unendlich tiefen Brunnen, wenn es auf einen Felsblock traf, wurde daraus ein hoher Berg.

Die Kinder hören diesen Verwandlungen gespannt zu und beklatschen die Kreativität des Kindes. Das Kind hingegen ist verängstigt. Im Traum konnte es nichts tun, weil alles zu schwierig wurde. Blockiert von der Angst war es gezwungen, auf das, was es tun wollte, zu verzichten. Die Gruppe der Weisen hört aufmerksam zu, um dem Kind ein wenig Trost zu spenden und um eine Lösung zu finden, die alle Kinder lehrt, was zu tun ist, wenn ihnen etwas Derartiges passiert.

Die Lösung, auf die die Weisen kommen, ist zu fragen, was die erste Reaktion ist, wenn man einer Wanze begegnet, und die Kinder antworten im Chor: »Igitt!!« »Gut«, sagen die Weisen, »dann wird eine Wanze, die noch größer wird, noch ekliger«. »Ja«, antworten die Kinder und verziehen das Gesicht vor Ekel. »Also, was machen wir, wenn uns etwas wirklich ganz, ganz eklig ist?«, fragen die Weisen noch einmal.

Die Kinder wissen nicht, was sie antworten sollen, sie müssen ein bisschen nachdenken. Dann sagt ein Kind: »Ich zerstampfe es mit den Füßen«; ein anderes: »Ich haue mit dem Stock drauf«; ein anderes: »Ich werde es mit meiner Insektenpistole vernichten«; ein anderes: »Ich warte, bis es eingeschlafen ist, und dann spieße ich es mit einer Nadel auf und quäle es langsam«. Ein anderes Kind sagt: »Wen interessiert es, ob es eine große oder kleine Wanze ist, es ist in jedem Falle eine eklige Wanze.«

Mit dieser Feststellung sind alle Kinder einverstanden, und die Weisen begreifen, dass der Moment gekommen ist, die Verwandlung der Pfütze in einen tiefen Brunnen zu besprechen. Und mit herausfordernder Stimme fragen sie die Kinder: »Was kann sich im Innersten eines tiefen Brunnens verbergen?« Ein Kind sagt: »ein Ungeheuer«, ein anderes: »ein Drache«, ein anderes: »ein Schatz«. »Ja, natürlich«, bestätigen die Weisen, »natürlich verbirgt er einen Schatz. Je tiefer der Brunnen ist, desto wichtiger ist der Schatz, den er beschützt. Und wir

– jetzt, wo wir ihn entdeckt haben – organisieren eine Expedition und schaffen ihn ans Licht, diesen wertvollen versteckten Schatz.«

Die Kinder sind neugierig, aufgeregt und voller Bewunderung für das Kind, das so einen wichtigen Schatz in sich trägt, und alle sind bereit, ihm zu helfen. Die Kinder können es ab jetzt kaum abwarten, dass auch sie von einer Pfütze träumen, die sich in einen Brunnen verwandelt, weil sie wissen, dass sie dann den Schatz finden, der sie innerlich reicher macht.

Jetzt sind sie bereit für die dritte Verwandlung. Der Felsen, der ein Berg geworden ist. Dies fällt den Kindern ein bisschen schwerer. Sie wissen, dass der Berg voller Bäume, Tiere und Flüsse ist und dass es schön ist, Ausflüge dort hinauf zu machen. Sie wissen aber auch, dass man sich verirren kann, wenn man ihn nicht gut kennt.

Was können nun die Kinder aus diesem Traum lernen? Um einen Berg gut kennenzulernen, musst du ihn ganz allmählich kennenlernen. Du musst erst bis zu einem bestimmten Punkt hinaufgehen und den Rückweg von diesem Punkt aus kennen. Dann kannst du ein bisschen weiter gehen und jedes Mal wieder den Rückweg finden.

Um den Berg gut kennenzulernen, musst du ihn Stück für Stück erkunden, ihm schrittweise begegnen – so kann jeder in seinem Tempo und seinem Rhythmus den Gipfel erreichen, vom Gipfel das wunderschöne Panorama bewundern und die Dinge von oben sehen. Und wenn der Gipfel einmal erreicht ist, kann jeder entscheiden, ob er in sein eigenes Tal zurückkehrt oder die Erforschung auf die gegenüberliegende Bergseite ausdehnt.

Bei diesem Ausblick fangen die Kinder an, mit offenen Augen zu träumen, und eines sagt: »Ich will zur Mama zurück«, und ein anderes Kind sagt: »Nein, ich will auf die andere Seite und die Welt erforschen.«

6.4.3 Flexibilität

Der Therapeut kann in die Metapher Suggestionen einfügen, die dem Klienten helfen, neue Reaktionsmöglichkeiten auf die diversen Situationen zu erforschen. Der Klient kann lernen, wie und wann er seine Gefühle ausdrücken sollte, und auch, wie er bestimmten Phänomenen neue Bedeutungen und ein neues Instrumentarium zuordnen kann.

Wenn er einer Geschichte zuhört, kann der Betreffende z. B. die verschiedenen Nuancen von Besorgnis, Befürchtung und Angst bemerken, die alle drei vorwegnehmende Emotionen sind: Die erste ist eher mental, die zweite eher allgemein, die dritte bezieht sich auf etwas Konkretes. Der Betreffende kann ein neues Vokabular entwickeln und bestimmte emotionale Begriffe für Reize, Empfindungen und Verhaltensweisen präziser einsetzen. Die Metapher kann dem Betreffenden nahelegen, in einem für ihn wichtigen Ambiente und gegenüber Menschen, die für ihn eine besondere Bedeutung haben, anders zu agieren.

Die Metapher kann auch eine andere Wahrnehmung des gleichen Phänomens suggerieren, sodass der Betreffende seine Aufmerksamkeit hauptsächlich auf die nichtemotionalen Aspekte der Ereignisse lenkt. Und schließlich kann sie Strategien empfehlen, die dabei helfen, eine Beziehung und ihre Bedeutung neu einzuschätzen, und die daraus resultierende Neustrukturierung der Emotionen vornehmen.

Die Stadt der Masken

Es war einmal eine Stadt der Masken, in der alle Einwohner hin und wieder die Maske einer anderen Person aufziehen, um sie so besser kennen und verstehen zu lernen. Und sie fangen schon als Kinder damit an. Sobald ein Kind geboren wird, bekommt die Mama die Maske des Kindes geschenkt. Wenn sie diese aufsetzt, kann sie dadurch das Weinen ihres Kindes verstehen. Je öfter die Mama die Maske ihres Babys aufzieht, desto besser gelingt es ihr, seine Bedürfnisse zu verstehen. Das Kind wächst auf, fühlt sich verstanden und akzeptiert, und wenn es älter wird, lernt es ebenfalls, die Maske des Brüderchens oder Schwesterchens, des Großvaters oder der Tante aufzuziehen. Wenn es noch älter wird, wird es gebeten, die Maske der Schulkameraden und der Lehrer aufzuziehen – besonders dann, wenn diese wollen, dass es lernen und sich anstrengen soll, sein Bestes zu geben.

Wenn in diesem Land ein tiefes Missverständnis zwischen zwei Menschen entsteht, wird jeder der beiden gebeten, die Maske des anderen zu tragen, sodass er dessen Welt aus dem Inneren seiner Gedanken sehen und verstehen kann. Und das schafft in diesem Land eine Atmosphäre, in der jeder großes Verständnis gegenüber den anderen hat, wodurch Gespräche, Vergleiche und das Erkennen der Unterschiede erleichtert werden.

Der Ehemann wird gebeten, die Maske seiner Frau zu tragen, und umgekehrt. So erhält jeder eine genauere Vorstellung des festgelegten Rollenbildes, der Aufgaben und Mühen des anderen, die er sonst nicht verstehen kann. Und bevor eine Arbeit ausgeführt wird, wird jeder Auftraggeber gebeten, die Maske des beauftragten Fachmanns für eine Weile aufzuziehen. Auf diese Weise erfährt er, was derjenige, der diesen Beruf ausübt, denkt, wie er sich verhält, was er wissen und können muss.

6.4.4 Auswahl geeigneter Emotionen

Ein anderes nützliches Element beim Bau von metaphorischen Geschichten betrifft die geeignete Auswahl der Emotionen in Hinblick auf ihren Kontext. Im Bewusstsein des Zuhörers muss die Botschaft ankommen, dass es keine vorgefertigte Antwort auf einen gegebenen Reiz gibt, sondern dass es im Gegenteil eine große Auswahlmöglichkeit zwischen Reiz/Situation und emotionaler, kognitiver sowie verhaltensbezogener Antwort gibt. Das erfordert, dass der Protagonist durch das Erleben verschiedener Situationen dazu befähigt wird, sich in Richtung einer angemessenen emotionalen Antwort zu orientieren, die den Umständen entsprechend beste auszuwählen und sie so gut wie möglich zu realisieren.

Der Protagonist der Geschichte muss zeigen, dass er sich der Auswirkung seines Denkens und Verhaltens bewusst ist, wenn er eine bestimmte Emotion spürt: Er muss also die speziellen Funktionen jeder Emotion kennen und so nutzen, dass er eine auswählt, die für den entsprechenden Stimulus angemessen ist.

Durch die Auswahl der am besten geeigneten Emotion kann er die Aufmerksamkeit auf das gewünschte Ziel lenken. Er formt die signifikanten Komponenten neu, und findet heraus, was fehlt. Über den Protagonisten wird die Emotion als ständiges Feedback zwischen dem dargestellt, was der Adressat der Metapher auf der einen Seite fühlt, und dem, was er opportunerweise gegenüber anderen ausdrücken sollte. Die Emotion ist die Schnittstelle zur äußeren Welt.

Die vier Taschen der Emotionen

Es war einmal ein Land, in dem an alle Einwohner vier Arten von Taschen verteilt werden. Einen Rucksack, der auf den Schultern getragen wird, eine Gürteltasche, die um die Hüfte geschnallt wird, und zwei Taschen, die über die Schulter gehängt werden – eine auf der rechten und eine auf der linken Seite.

In den Rucksack sollen die Menschen die Dinge tun, die sie hinter sich lassen wollen. Es kann eine Beleidigung, eine Schuld oder eine Enttäuschung sein. Diese Dinge sollen in den Rucksack gesteckt werden, um sie nicht vor Augen zu haben. Der Rucksack ist zudem so klein, dass nur wenige Dinge hineinpassen. Er muss leicht bleiben, um die Schritte der Menschen nicht zu erschweren, die weitergehen und geradeausblicken.

Die beiden Umhängetaschen enthalten die für die Gegenwart geeigneten Antworten. Die auf der rechten Seite enthält Willenskraft, Entschlossenheit und Einsatz, die linke Geduld, Gleichgültigkeit und Zweifel. Manchmal ist es die rechte Tasche, die mehr wiegt, manchmal die linke: Wichtig ist, dass sie beide in der Summe das gleiche Gewicht haben, sodass der Betreffende eine ausgeglichene Antwort in Bezug auf die Handlung findet, die er in Angriff nehmen will.

In der Gürteltasche, die um die Hüfte gebunden wird, befindet sich dagegen die Landkarte der zukünftigen Länder, auf der mit großer Genauigkeit die Schritte der Wünsche, die Brücken der Projekte, die Zufahrten der Träume und die Alleen der Hoffnungen eingezeichnet sind. Es ist die Landkarte, die dem Menschen die Straße anzeigt, die er nehmen muss, um in Richtung Zukunft zu gehen.

6.4.5 Zeitlicher Bezug

Die Emotion, die man spürt, bietet Hinweise auf den mit ihr verbundenen zeitlichen Bezugspunkt an. Emotionen lassen die Zeit zurücklaufen, lassen uns verflossenen Momenten nachtrauern, Sehnsucht nach etwas empfinden, das wir in der Vergangenheit genossen haben und jetzt vermissen, oder Gewissensbisse wegen Dingen, die wir hätten tun sollen oder können, aber nicht getan haben.

Die für die Gegenwart typischen unvorhergesehenen Situationen verstärken die Freude am flüchtigen Moment, überraschen mit etwas Unerwartetem oder erschrecken durch etwas Unvorhergesehenes, das unangenehm ist, stoßen durch etwas Vulgäres ab, empören uns wegen einer Gewalttat oder langweilen wegen des Eindrucks, wertvolle Zeit für Banalitäten zu verschwenden.

Wünsche, Träume, Hoffnungen, Pläne, Befürchtungen und Ängste entfernen uns vom konkreten Hier und Jetzt und transportieren uns in ein Dort und Dann, das sich aus einem Gemisch von Imagination, Kreativität und Proaktivität entwickelt. Die Emotionen, die eine rosarote Zukunft antizipieren, die besser ist als die Gegenwart, schenken dem Blick eine träumerische Aura und zaubern ein Lächeln in das Antlitz des Menschen. Die Emotionen, die mit schlimmen Befürchtungen einhergehen, vernebeln und verengen den Blick und überziehen das Gesicht mit einer dunklen Traurigkeit.

Die vier Störungen

Es war einmal ein Jüngling, der einem Ziel entgegengeht, das er erreichen möchte. Er schreitet schnell voran, weil er in der festgelegten Zeit ankommen will. Irgendwann merkt er, dass ihn etwas zurückzieht. Er dreht sich um und sieht, dass ihn die Freunde der Vergangenheit rufen. Es sind wirklich alle da. Einige erinnern ihn an die schönen Dinge, die sie zusammen aufgebaut haben, und bitten ihn zurückzukommen, um weitere Dinge aufzubauen. Andere erinnern ihn an nichteingehaltene Versprechen, Säumnisse und Unkorrektheiten und sagen ihm, dass er nicht weitergehen kann, wenn er nicht vorher mit der Vergangenheit abrechnet.

Für eine Weile hört er ihren Forderungen, Beschuldigungen, Vorwürfen und Ansprüchen zu, er fühlt sich ein wenig schuldig und fragt sich, was er realistischerweise heute tun kann für das, was in der Vergangenheit geschehen ist. Er begreift: Das Einzige, was er heute angesichts des Plans, den er im Kopf hat, tun kann, ist, sie um Entschuldigung zu bitten, weil er ihnen nicht das gewesen ist, was sie erwartet haben, und ihnen zu sagen, dass er sich darum bemühe, sich in Zukunft korrekt zu verhalten: Die Zeit ist nun einmal vergangen, und er hat einen neuen Weg eingeschlagen. Er bedankt sich bei ihnen, verabschiedet sich und geht ohne Selbstvorwürfe weiter.

Er setzt seinen Weg fort, als er plötzlich von Kälteschauern erfasst wird. Er dreht seinen Kopf nach rechts und bemerkt an seiner Seite eine sehr dunkle Wolke, die mit einem Unwetter droht. Diese immens dunkle Wolke erinnert ihn an seine Befürchtungen, an seine Sorgen und Angstzustände. Er denkt an die schlaflosen Nächte, an die schrecklichen Gedanken, die auch die wärmsten Sonnentage gefrieren ließen, die seine Initiative gebremst und seine Begeisterung zunichtegemacht haben.

Jetzt denkt er jedoch, dass die Wolken vorübergehend sind, dass sie nicht die Macht haben, die Sonne auszulöschen. Sie können sich nur darauf beschränken, sie ein wenig zu verdunkeln: Die Wolken ziehen vorbei, und die Sonne kommt wieder hervor – mit all ihrem

Licht und ihrer Wärme. Und so setzt er, gekräftigt durch die Sonnenstrahlen, zuversichtlich seinen Weg fort.

Irgendwann wird er durch ein Brummen zu seiner Linken abgelenkt. Es ist ein Schwarm Bienen, die herumsummen. Dieses Summen erinnert ihn an die Selbstgespräche, die er geführt hat, bevor er sich auf die Reise gemacht hat – die Fragen, die eine präzise Antwort fordern, die Zweifel, die ihm helfen, genauer herauszufinden, was er erreichen möchte.

Er erinnert sich auch an die Warnungen seitens einiger Bekannter. Er denkt an diese Diskussionen, die manchmal sehr erregt waren, die ihm aber dennoch halfen, das, was er erreichen will, genauer zu benennen, ohne sich zu sehr von den Positionen der anderen beeinflussen zu lassen. Heute stellt sich dieses Brummen als hilfreich heraus – hilfreich, weil es ihn zu einer Entscheidung gebracht hat, die er auch in diesem Moment entschlossen verteidigt.

Und so setzt er seinen Weg fort und fühlt, dass irgendetwas ihn anstachelt, seine Schritte zu beschleunigen. Es scheint ihm, dass er vor sich eine Fata Morgana sieht, und er rennt, um sie zu erreichen, aber er stolpert. Er steht wieder auf, findet sein Gleichgewicht und begreift, dass es besser ist, den Weg in seinem eigenen Rhythmus fortzusetzen, ohne sich von falschen Problemen bremsen zu lassen und ohne die Schritte zu beschleunigen, um einer Fata Morgana hinterherzulaufen.

Er begreift, dass er, um sein Ziel zu erreichen, dem folgen muss, was er geplant hat – in der Zeit und in dem Tempo, das für ihn angemessen ist.

6.4.6 Steuerbare Automatismen

Mithilfe von Metaphern kann etwas, das als automatisch betrachtet wird, in etwas willentlich Gesteuertes umgewandelt und umgekehrt werden, man kann die Kraft des subjektiven Willens verstärken. Das Gefühl von Ohnmacht kann man mit einer geeigneten Prüfung der Realität neu bewerten, um aufzudecken, was der Betroffene wirklich tun will, kann und muss.

Ein wesentlicher Aspekt, der zu beachten ist, besteht darin, den Protagonisten einer metaphorischen Geschichte aktiv sein zu lassen, ihn in die Suche nach Lösungen einzubeziehen. Der Protagonist sollte darauf konzentriert sein zu erkennen, welche Emotion seine Initiativen blockiert und versucht, ihn zu einem passiven Verhalten zu zwingen, und welche ihn dagegen proaktiv sein lässt und ihn dazu anspornt, sich in die Richtung des eigenen Glücks zu bewegen. Mit der Metapher kann man daran arbeiten, einem Ausbruch von unangenehmen Emotionen zuvorzukommen, und lernen, sie nützlicher und sorgsamer auszudrücken.

Mit der Metapher kann man jeweils an einer einzigen Emotion arbeiten oder an vielschichtigen Emotionen, die miteinander in Verbindung stehen. In diesem Fall kann es interessant sein, sowohl das Glied herauszufinden, das die reaktive Kette der assoziativen, emotionalen, kognitiven und verhaltensbezogenen Elemente in Gang setzt, als auch die Faktoren, die das eine mit dem anderen verquicken. Die Metapher kann helfen, die willkürlich lineare Kausalität zu dekonstruieren und eine sehr viel funktionalere und wirksamere zirkuläre Form vorschlagen.

Mit dieser Art der Metapher steuert der Therapeut oder Ausbilder die Einstellung, die Glaubenssätze und die Denkweise des Betreffenden und schlägt eine geeignete Verhaltensweise in speziellen Situationen vor, indem er neue gesellschaftliche Rollen und funktionale Haltungen zuweist. Die Metaphern helfen, emotionale Verhaltensweisen zu überwachen, passen sie an einen gesellschaftskonformen Standard an, nach Rollen, die – wenn auch implizit – die für bestimmte Situationen am besten geeigneten Verhaltensweisen vorgeben.

Einladung an einen Kaftan

Es war einmal ein Edelmann, der zu einem Fest eingeladen wird. Er kommt in einem sehr einfachen Kaftan und sieht, dass die anderen Gäste sehr fein gekleidet sind: Er bemerkt auch, dass die Kellner es vorziehen, die Personen zu bedienen, die mit prächtigen Kleidern protzen, und solche ignorieren, die einfache Kleidung tragen. Er beschließt, nach Hause zu gehen und sich umzuziehen.

Er wählt den wertvollsten, pompösesten Kaftan aus, der mit Brokat, Gold und Edelsteinen geschmückt ist. Er kehrt auf das Fest zurück, und jetzt bemerken ihn die Kellner natürlich und beeilen sich, ihm Speisen und Getränke zu servieren. Er schüttet die Getränke auf sein Gewand und schmiert die Speisen auf den wertvollen Stoff. Der Gastgeber, der dieses seltsame Benehmen bemerkt, nähert sich ihm und bittet um eine Erklärung. Der Edelmann antwortet: »Ihr habt meinen Kaftan eingeladen, nicht mich.«

6.4.7 Ausdruck

Lachen, weinen, in traurigem Schweigen verharren, verzweifelt Türen zuknallen, wütend schreien, sich vor Ekel erbrechen oder Freudensprünge machen: Dies sind Möglichkeiten, seine Emotionen auszudrücken. Es gibt noch viele andere. Es ist sogar wichtig, dass jeder Mensch über ein reiches und vielfältiges Repertoire verfügt, um die feinen Nuancen der Emotionen auszudrücken, und dabei den situativen und konventionellen Gepflogenheiten Rechnung trägt.

So wie es unpassend ist, während einer Beerdigung zu lachen oder auf einem Fest zu weinen, kann es nicht zielführend sein, gegenüber einem Chef oder einem Kollegen seine tiefen, negativen Gefühle offen auszudrücken. Wir verstecken sie aus Bequemlichkeit oder aus gegebenem Anlass. So wie wir auch nicht unsere ganze Liebe, die wir dem/der Geliebten gegenüber fühlen, öffentlich manifestieren – nicht, weil das unvorteilhaft wäre, sondern aus Anstandsgefühl oder Diskretion.

Nicht in der Lage zu sein, Gefühle angemessen auszudrücken, kann zu einer Anstauung von Groll oder der Entstehung von ungesunden Spannungen führen. Es kann auch verhindern, das zu erreichen, was man will. Es kann einen Empathieverlust seitens wichtiger Bezugspersonen oder – noch schlimmer – Verzerrungen, Missstimmungen und falsche Interpretationen provozieren. Wenn man dagegen die eigenen Gefühle im richtigen Moment und auf die richtige Weise zeigt, führt das dazu, dass andere uns kennenlernen können, und es erlaubt uns, die Ausgestaltung einer gewünschten Beziehung zu verhandeln.

Wir können Protagonisten in die metaphorische Geschichte einführen, die von einer anfänglichen Phase, in der sie ihre Gefühle falsch ausdrücken und das Gegenteil der gewünschten Wirkung erzielen, in eine Zwischenphase der Reflexion und des Erkennens eigener Fehler übergehen, bis sie in der Schlussphase ihre Art, sich darzustellen, ändern und das gewünschte Ergebnis erhalten und damit zufrieden sind.

Der Übersetzer

Es war einmal ein Land, das von verschiedenen Stämmen bewohnt wird – jeder mit einem eigenen Dialekt. Dadurch werden viele Übersetzer gebraucht, die den Menschen helfen sollen, sich zu verstehen. Sie sind sich dessen bewusst, dass jeder seine eigene Sprache spricht, und sie haben weder Zeit noch Lust, die Sprache des anderen zu lernen. Jeder kennt jedoch einige Wörter der anderen Sprache, manchmal errät er den allgemeinen Sinn eines Satzes, andere Male missversteht er ihn vollständig – besonders dann, wenn die beiden Gesprächspartner ein gleiches Wort mit unterschiedlicher Bedeutung benutzen.

Unter den vielen Übersetzern gibt es einen, der besonders oft angefordert wird, weil man ihn für den besten hält: Seine wichtigste Eigenschaft ist die Unparteilichkeit. Beide Gesprächspartner fühlen sich verstanden und respektiert. Wenn eine größere Auseinandersetzung zu schlichten ist, rufen sie ihn. Was ist das Geheimnis dieses Übersetzers? Natürlich kennt er beide Sprachen hervorragend, er hat den Wortschatz beider Sprachen studiert. Aber das ist es nicht, was ihn so besonders macht.

Er kann auch die Sprache der Gesten und Töne übersetzen. Er weiß, dass ein großer Teil der Sprache über den Körper vermittelt wird, über die Hände, die Blicke, das Lächeln und die Stimme. Und er ist geschickt, die Nuancen mit überzeugender oder fester Stimme, mit gebieterischem oder gewinnendem Ton und weichen oder harten Gesten zu übersetzen.

Er kennt darüber hinaus die Geheimnisse der menschlichen Seele. Er weiß, dass es niemandem gefällt, gedemütigt, beleidigt oder herabgewürdigt zu werden – aber auch nicht, auf übertriebene Weise gelobt zu werden. Er ist kein übergenauer Übersetzer, er übersetzt nicht wortwörtlich, was sich zwei Gesprächspartner mitteilen. Er ist dagegen schnell dabei, negative Begriffe zu entschärfen, und findet weichere Umschreibungen oder Umformulierungen. Er mildert zu laute Töne ab und betont, was sonst als zu milde erscheinen könnte. So gelingt es ihm, das richtige Gleichgewicht zu finden, sodass zum Schluss beide Gesprächspartner zufrieden sind.

Elemente, die in Metaphern über Emotionen einzufügen sind

- *Selbstwahrnehmung:* Der Protagonist erkennt, dass die Emotion, die er spürt, ungeeignet ist, um auf den Stimulus zu reagieren, und möchte eine andere ausprobieren.
- *Emotionale Flexibilität:* Der Protagonist verfügt über viele Emotionen, von denen er die angemessenste auswählt.
- *Auswahl der geeignetsten Emotion:* Der Protagonist wählt eine andere Emotion, die die vorherige ersetzen kann, und er regelt ihre Intensität und ihre Dauer.
- *Beachtung des Zeitbezugs:* Das Handeln des Protagonisten wird in die Zukunft projiziert.
- *Anwendung eines Instruments, das den Automatismus der Emotion steuert:* Der Protagonist tut etwas, um die neue Emotion zu verstärken und zu festigen.
- *Ausdruck der Emotionen:* Der Protagonist lernt, die Emotionen mit der geeigneten Kompetenz auszudrücken.

7 … und sie lebten glücklich und zufrieden bis ans Ende ihrer Tage: Metaphern und Geschichten zur Verbesserung von Paarbeziehungen

Wir Menschen sind Beziehungstiere – soziale Wesen: Unsere Identität ist eine ständige Wechselbeziehung zu den Menschen, mit denen wir eine Gemeinschaft bilden und aufrechterhalten. Wir werden als Kinder einer Mutter und eines Vaters geboren, wir können Schwester oder Bruder sein, Cousin, Cousine, Nichte oder Neffe, und dann unsererseits Eltern, Tante, Onkel oder Großeltern werden. Und wir schaffen, erhalten und lösen Freundschaften und hetero- oder homosexuelle Liebesbeziehungen.

Die Identität eines jeden Individuums hat eine soziale und von Beziehungen geprägte Komponente, die die individuelle Identität vervollständigt und festigt. Unsere sozialen Bindungen sind Netze, die uns vor dem freien Fall bewahren, schützende Decken, die zarte Herzen erwärmen, Suppen, die einsam Hungernde nähren. Manchmal jedoch verlassen, verraten, beleidigen und verletzen uns genau die Menschen, von denen wir Schutz, Zuneigung, Verständnis und Wertschätzung erwarten. Oft sind es enge Verwandte, Eltern, Brüder, Schwestern, manchmal sogar die Geliebten und auch Freunde oder Arbeitskollegen. Auch wir unsererseits können anderen Menschen Leid zufügen – jenen, die unsere unbedingte Liebe und unseren solidarischen Respekt erwartet haben.

Sehr oft hat persönliches Leiden einen beziehungsbedingten Ursprung, wird von einem Mangel an Harmonie und Eintracht mit den liebsten Menschen verursacht. Es wird durch ein Ungleichgewicht der Vorstellung von sich selbst und dem, was das Gegenüber zurücksendet, hervorgerufen. Auch wer sich seiner eigenen Identität und seines eigenen Werts bewusst ist, braucht Menschen, die ihm zuhören und ihn verstehen, selbst wenn er sich als selbstwirksam erlebt und erfolgreich ist, zumal er die Parameter seines Erfolgs selbst festlegt. Jeder Mensch braucht harmonische Beziehungen in seinem Leben. Auch der Unabhängige und Selbstständige braucht die Gesellschaft und die Anerkennung von anderen. Selbst eine einzige Freundin ist ein Rettungsring, an den man sich bei einem Unwetter im offenen Meer klammern kann, selbst eine einzige Freundschaft oder eine einzige Liebe führt dazu, dass man sich um das Wohlergehen eines anderen kümmert.

Jede Liebesbeziehung ist eine Quelle des Glücks oder des Unglücks: In jeder Beziehung berechnen wir die Ambivalenz zwischen Unabhängigkeit und Symbiose, wir verhandeln individuelle Unabhängigkeit – wer bin ich für mich – und die Identität in der Beziehung – wer bin ich für dich – mit einem Wechsel von Annäherung und Entfernung, die uns dazu zwingt, mit der Möglichkeit der Enttäuschung und des Verlusts zu leben.

Eine Beziehung zwischen zwei Menschen wird unterschiedlich etikettiert, es gibt »Bekannte, Freunde, Kameraden, Lebenspartner, Geliebte, Verlobte oder Ehepartner«. Oft fragt man sich, was eine einfache Bekanntschaft in Freundschaft verwandelt, eine Freundschaft in Liebe, in eine Beziehung, die einen Menschen für einen anderen zu etwas Besonderem macht, etwas Einzigartigem, Unersetzlichem. Jeder bringt in diese Beziehungen einen Koffer voller Erwartungen, Wünsche und Bedürfnisse ein. Der Inhalt des Koffers ist manchmal geordnet, klar und erkennbar, manchmal ungeordnet, vielleicht auch etwas fadenscheinig, abgetragen oder fleckig, sodass es einem Schwierigkeiten bereitet, ihn offen zu zeigen.

Dieses Kapitel beschäftigt sich mit Paaren, mit Menschen, die sich lieben und die sich zusammentun, um ihre Liebe zu genießen. Von Menschen, die sich jedoch auch wehtun können, die leiden, streiten und sich kontraproduktiv verhalten. Menschen, die in eine Einzel- oder Paartherapie kommen und darum bitten, etwas zu reparieren, was durch ungeschicktes Verhalten oder gleichgültige Vernachlässigung zerbrochen ist. Sie bitten um die Hilfe, die sie sich allein nicht mehr geben können. Und wir helfen ihnen, so gut wir können, mit dem Verständnis für ihren Schmerz und mit dem Entwerfen neuer Möglichkeitsszenarien. Das Kapitel beschreibt zunächst, was wir unter einer Paarbeziehung verstehen, was ihre Funktion ist, was sie in eine Krise versetzt, und schließt mit den Elementen ab, die man in metaphorischen Geschichten einfügen sollte, die an Paare gerichtet sind.

Das geheime Zimmer

Es war einmal ein Berater, der etwas eifersüchtig auf einen vom König sehr geliebten Stallmeister war. Eines Tages beschließt der eifersüchtige Berater, dem Stallmeister zu folgen, um zu sehen, ob er ihm irgendein Geheimnis entlocken kann. So entdeckt er, dass dieser sich jeden Tag in ein geheimes Zimmer einschließt und dort eine Weile bleibt. Dieses Verhalten beschwört einen Verdacht herauf: Der Berater denkt, dass der Stallmeister etwas zu verstecken hat. Vielleicht stiehlt er, und dies ist sein Lager. Er hält es für seine Pflicht, den König zu informieren. Und das tut er auch. Der König hört aufmerksam zu, bedankt sich bei ihm, ruft dann den Stallmeister und bittet ihn, das geheime Zimmer sehen zu dürfen. Diese Bitte lässt den Stallmeister den Blick senken und treibt ihm eine leichte Röte ins Gesicht: Er scheint sich zu schämen.

Der Stallmeister begleitet den König in sein Zimmer, und als er eintritt, sieht der König einen Umkleideraum. Es gibt nur einen Stuhl, auf dem ein sehr einfaches, schon etwas abgetragenes Gewand liegt und ein altes Paar Schuhe. Der König versteht nicht und bittet um eine Erklärung. Der Stallmeister antwortet, immer noch mit gesenktem Kopf: »Ich komme jeden Tag in dieses Zimmer, um mich an meine Herkunft zu erinnern, an das, was ich besaß, bevor ich dein Stallmeister geworden bin. Es hilft mir, bescheiden zu bleiben.«

7.1 Was ist ein Paar?

Was macht es aus, dass zwei Personen, die sich gern haben und »zusammen sind«, sich als Paar bezeichnen können? Welches sind die nötigen Elemente, die ausreichen, um von einem Paar sprechen zu können? Reicht ein privates Engagement, ein geheimer Pakt zwischen zwei Menschen oder muss er durch den Staat oder die Kirche legitimiert und bestätigt werden? Müssen sie zusammen leben oder reicht es, wenn sie sich mindestens zwei oder drei Mal in der Woche sehen? Müssen sie den gleichen Geschmack, die gleichen Interessen haben, oder kann jeder seine eigenen pflegen? Müssen sie in ihrer gesamten Freizeit, in den Ferien und auf Festen immer zusammen sein, oder ist jeder auch frei, sie alleine oder mit Freunden oder Verwandten zu verbringen? Ist Treue eine Grundvoraussetzung, oder ist jeder frei, andere hetero- oder homosexuelle Beziehungen zu haben?

Jeder kann die oben gestellten Fragen auf unterschiedliche Weise für sich beantworten. Ich persönlich antworte, indem ich präzisiere, dass ich unter einem Paar zwei Menschen verstehe, die sich lieben und die sich dazu entschließen, für eine Zeit, die nicht a priori festgelegt werden kann, ein Stück ihres Lebens zu teilen. Die Qualität, Intensität und die Art, wie sie es teilen, ist Bestandteil des Vertrags zwischen den beiden. Zwei Menschen, die sich in beiderseitigem Einvernehmen entscheiden zusammenzuleben, ein Stück des Weges gemeinsam zurückzulegen, ihre Freizeit miteinander zu verbringen, sich zu lieben, wenn sie es möchten, gemeinsame Projekte zu entwickeln, sich zu respektieren und treu zu bleiben. Zwei Menschen mit unterschiedlichem oder auch gleichem Geschlecht. Das, was zählt, ist die Wahl der Liebe.

Die zentrale Herausforderung für eine Paarbeziehung besteht darin, dass es gelingt, sich der geliebten Person hinzugeben und gleichzeitig aber sich selbst treu zu bleiben, zu lernen, zwischen ja und nein abzuwägen: Das Paradox der Liebe ist die Anstrengung, sich selbst vollständig zu respektieren, die eigenen und die Egoismen des anderen zum Wohlergehen des Paares zu nutzen und die Individualität und Einzigartigkeit des anderen uneingeschränkt zu respektieren.

Das Paradox der Liebe ist ihre Widersprüchlichkeit: Sie bietet instabile Sicherheit innerhalb einer Beziehung von wechselseitiger selbstständiger Abhängigkeit, bestehend aus einer sich ablösenden Annäherung, die in der Gegenwart die Samen einer Vergangenheit aufgehen sieht, um in der Zukunft Früchte zu bringen. Aus den Früchten entstehen neue Samen, die den Garten immer üppiger werden lassen.

Die Liebe eines Paares bedeutet, Freundschaft mit der Angst, Unsicherheit, Zweideutigkeit zu schließen und den maximalen Respekt für sich und den Partner zu erhalten, unter dem zweckdienlichen Verzicht auf Nebensächliches, um stattdessen das zu privilegieren, was andauert, und das zu pflegen, was einem lieb und teuer ist. Die Liebe eines Paares vertreibt die Drohung der Trennung aus dem Bewusstsein.

Die Prinzessin und der Märchenprinz

Es war einmal eine Prinzessin, die, nachdem sie viele verschiedene Prinzen kennengelernt hat, nicht mehr darauf hofft, ihren Märchenprinzen zu finden. Eines Tages scheint ihr, dass sie ihn gefunden hat, aber sie hat Angst, von Neuem enttäuscht zu werden. Deswegen ist sie vorsichtig. Sie möchte ihn erst kennenlernen, verstehen, ob er ihr gefällt, ob sie ihm gefällt, welche Gemeinsamkeiten sie haben können und in welchen Punkten sie unterschiedlich sind. Die Zeit vergeht, und die beiden sind immer öfter zusammen und verbringen viel Zeit miteinander.

Jeder erzählt dem anderen sein Leben, sie vertrauen sich ihre Träume an, sie legen ihre eisernen Rüstungen ab und legen welche aus durchsichtigem Plastik an. Jeder ist bereit, die Gelegenheit zu ergreifen, sich zu erneuern und sich für und mit dem anderen zu formen und ein gemeinsames Projekt aufzubauen. Jeder kann sich weiterhin mit seinen eigenen Dingen beschäftigen, mit seiner Welt in Kontakt bleiben und damit beginnen, die des anderen regelmäßig zu besuchen.

Eines Tages kommt ihre beste Freundin zu Besuch, der sie von dem Prinzen erzählt, mit dem sie in letzter Zeit oft zusammen ist, und von der Freundschaft, die sie vereint. Die beste Freundin meint, dass dies der Märchenprinz sein muss, auf den sie gewartet hat. Die Prinzessin achtet nicht darauf, und sie reden von etwas anderem. An einem anderen Tag trifft sie bei einem Spaziergang im Garten den Sterndeuter, der ihr mitteilt, die Gestirne zeigten an, dass sie den für sie richtigen Prinzen getroffen habe. Die Prinzessin hat nie allzu viel Vertrauen in den Astrologen gehabt, er erschien ihr immer ein wenig zu abgehoben.

An einem anderen Tag, als sie in der Bibliothek ihren Studien nachgeht, besucht sie der Magier des Hofes, der ihr sagt, er habe sich die Tarotkarten gelegt, um sich ein wenig zu zerstreuen, und dabei entdeckt, dass sie den Prinzen ihres Herzens gefunden habe. Er ist ein bisschen beleidigt, weil sie ihm das verheimlicht hat.

Jetzt denkt die Prinzessin noch einmal über das nach, was ihre beste Freundin, der Astrologe und der Magier gesagt haben. Sie denkt, dass es vielleicht wahr ist, dass sie den richtigen Märchenprinzen für sich gefunden hat. Sie begreift, dass, falls dies so ist, jetzt die wahre Anstrengung für sie und den Prinzen beginnt. Keine vorgetäuschten Fluchten, keine Koketterien, keine Tricks, um Versprechen zu erheischen. Die Prinzessin begreift: Wenn dies ihr Märchenprinz ist, muss sie wissen, ob sie umgekehrt auch für ihn die Wunschprinzessin ist. Und falls er antwortet, dass er sicher ist, die richtige Prinzessin für sich gefunden zu haben, müssten sich die beiden anstrengen, um ihre Liebe so wachsen zu lassen, wie sie es sich wünschen.

Sie wissen nämlich, dass es angeraten ist, sich dafür zu entscheiden, dass sie sich gegenseitig auserwählen, klar und offen miteinander sprechen, sich sagen, was sie sich von ihrer Liebe wünschen, und dass jeder bereit ist, ein paar Kanten zu glätten, um mit dem anderen in Harmonie zu treten. Am Anfang passen sie sehr darauf auf, um gute Erinnerungen zu schaffen, die als Speicher für glückliche Momente dienen, auf die sie in Momenten der Erschöpfung und Zerstreutheit zurückgreifen können. Sie wissen auch, dass sie nicht immer im Gleichschritt gehen können, dass manchmal sie es ist, die zieht, und manchmal er es ist, der schiebt. Wichtig ist, dass sie sich beide dafür entscheiden, gemeinsam in die gleiche Richtung zu gehen.

7.2 Was lässt eine Beziehung funktionieren?

Wer eine Paartherapie macht, hat eine einigermaßen klare Vorstellung von den Elementen, die eine Paarbeziehung vital erhalten und funktionieren lassen. Die Sichtweise eines intakten Paars ist bzw. muss systemisch sein. In einer Paarbeziehung befruchten sich beide Teile wechselseitig, beide haben die Macht, den anderen zu beeinflussen. Und das tun sie auch – es ist nicht wichtig, ob willentlich und bewusst oder nicht. In der Wechselbeziehung in einem Paar sind beide unschuldig und beide schuldig. Einen Peiniger gibt es nur, wenn es ein Opfer gibt, das dessen Rolle am Leben erhält. Ein Verfolger existiert nur, wenn es jemanden gibt, der sich verfolgen lässt.

Die Therapeuten helfen den Klienten, ihre Geschichte auf andere Art zu erzählen, die Ereignisse in eine andere Beziehung zu setzen, Unrecht wieder zurechtzurücken, stereotype Interpretationen zu ändern, die willkürlich als linear gesehene Abfolge der Ereignisse umzudrehen, starre Denkschemata zu erschüttern und beruhigende Gefühle zu mobilisieren. Sie stellen die Möglichkeit in Aussicht, das Fenster einen Spalt zu öffnen, dem Widerhall der eigenen Gefühle beim anderen nachzulauschen und die Wirkung des eigenen Verhaltens auf den anderen zu beobachten.

Reife Menschen, die eine intakte Paarbeziehung haben, nähern sich einander systemisch. Sie begreifen das Individuum eingebettet in ein System, in ein Netz von weiteren Beziehungen, durch das es definiert und unterstützt wird. In diesem System wirkt eine zirkuläre Kausalität, die die Austauschbarkeit von Ursache und Wirkung in Betracht zieht, die beschreibt und nicht urteilt und die die Phänomene der gegenseitigen Beeinflussung und die Prozesse der Osmose beobachtet. Die zirkuläre Kausalität akzeptiert kein Schwarz-Weiß-Denken und keine Antinomie, sondern bevorzugt die Wechselwirkungen und Korrelationen. Darüber hinaus beschränkt sich die systemische Logik nicht darauf, die Ursachen für ein Phänomen zu suchen, sondern akzeptiert die Unentschlossenheit einiger Verhaltensweisen, die ein Resultat aus vielen Variablen sind. Sie unterstreicht das Prinzip des Echos: Einem anderen wehzutun ist eine Art, sich selbst wehzutun.

In einer intakten Paarbeziehung teilen die Partner die Überzeugung, dass es keine absolute Wahrheit gibt – die mit dem extragroßen W –, sondern dass sie relativ ist und veränderbar, voller Nuancen. Diese Überzeugung hilft beiden, sich nicht auf die eigenen Positionen zu versteifen, sondern stattdessen zu versuchen, die Grenzen des anderen nicht zu überschreiten. Jeder ist bereit, die Legitimität verschiedener Standpunkte anzuerkennen. Man kann sich über die Wahrheit bestimmter Fakten und Ereignisse einig sein, aber die zugewiesene interpretierende Wahrheit von ideologischen oder vorurteilsbeladenen Positionen vertritt nur den Standpunkt desjenigen, der sie zum Ausdruck bringt und glaubt.

Die Überzeugung, dass die reine Wahrheit nicht existiert, lässt das Paar akzeptieren, dass Realität subjektiv ist, dass sich jeder sein System aus Denkweisen und Überzeugungen anhand dessen baut, was er wahrnimmt und durch physiologische, kognitive, emotionale, psychologische, erfahrungs- und wertebezogene Filter oder Landkarten auswählt. Anzuerkennen, dass Realität subjektiv ist, führt zu einem größeren Respekt für die Positionen des Partners und zu dem Wunsch, die Wahrnehmungsfilter des anderen und die Bedeutungszuweisung zu teilen, die dann Gemeinsamkeiten werden – spontane Bündnisse für gegenseitige Übereinstimmung oder wechselseitige Beeinflussung.

Der Pferdeexperte

Es war einmal ein Händler, der in der Lage war, für jeden Käufer das geeignete Pferd auszuwählen. In seinem Stall hat er vier Arten von Pferden, die er den Kaufinteressierten anbietet, damit sie dasjenige auswählen können, das ihnen am besten gefällt und am meisten ihren Erwartungen entspricht. Er hat sehr empfindliche Pferde, die losspringen, noch bevor sie eine Berührung mit der Peitsche auf dem Rücken spüren. Es ist ein Typ von Pferd, das jemandem gefallen kann, der es liebt, mit seinem Pferd ein Einverständnis zu kreieren, das nur schwacher Zeichen bedarf – geeignet für Reiter, die ihrer Rolle sicher sind und auf die Fähigkeiten eines Pferdes vertrauen, das auf der Stelle ihre Absichten erkennt und ihren Anweisungen folgt.

Er hat Pferde, die ein wenig langsam sind, die sich nur bewegen, wenn sie die Peitsche fühlen. Diese Pferde sind vielleicht ein wenig faul, sie müssen sicher sein, dass sie das richtige Signal wahrgenommen haben, bevor sie sich bewegen. Dieser Typ Pferd ist für Reiter geeignet, die sicher sein wollen, dass sie das Signal »Los!« gegeben haben.

Er hat Pferde, die erst Schmerz empfinden müssen, bevor sie sich bewegen. Es sind besondere Pferde, die den Schmerz sehr gut ertragen und die beim ersten Peitschenhieb nicht verstehen, dass dies eine Aufforderung ist, sich zu bewegen. Diese Pferde sind besonders für Reiter geeignet, die es lieben, ihre Macht zu zeigen, die ihre Beherrschung des Pferdes spüren wollen und glauben, dass Schmerz den Geist abhärtet.

Schließlich hat er noch Pferde, die geduldig warten, bis der Schmerz durch Mark und Bein gegangen ist. Der Pferdeexperte hat die Natur dieser Pferde nie recht verstanden, weil sie die nachgiebigsten und gelehrigsten zu sein scheinen – in der Lage, starke Schmerzen zu ertragen. Aber er hat bemerkt, dass sie auch die gefährlichsten sind, denn wenn man es am wenigsten erwartet, werfen sie den Reiter unvermittelt ab und verursachen schwerwiegende Schäden.

Schauen wir uns jetzt die Elemente an, die eine Paarbeziehung funktionieren lassen, die dem Paar helfen, eine Beziehung zu schaffen und zu erhalten. Eine Beziehung, in der sich die Partner lieben, auf ihre Selbstständigkeit achten und Wechselseitigkeit aufbauen und respektieren. Eine Beziehung, die ihnen ermöglicht, sich gleichberechtigt auszutauschen, Grenzen zu setzen und zu respektieren – getragen vom Willen und Bemühen, sie dauerhaft zu erhalten.

7.2.1 Sich selbst lieben, um jemand anderen zu lieben

Die Kraft eines intakten Paares basiert auf der Liebe zu sich selbst: Du kannst nicht gut mit anderen zusammenleben, wenn du nicht mit dir selbst im Einklang lebst. Nur wenn du dich selbst respektierst, kannst du einen anderen Menschen respektieren, nur wenn du dich selbst magst, kannst du einen anderen mögen. Ohne Liebe zu sich selbst bleibt die Liebe zu anderen steril. Die Liebe ist eine aktive Macht, die die Mauern einreißt, die von anderen trennt, die das Gefühl der Einsamkeit und des Getrenntseins überwindet, jedoch der betreffenden Person zugesteht, sie selbst zu sein. Jeder muss seine Integrität bewahren können.

Der gesunde Egoismus, der beide Partner vor einem möglichen affektiven Erpressungsversuch des anderen bewahrt und schützt, ist ein Grundkriterium, auf dem eine auf Gleichberechtigung basierende intakte Paarbeziehung aufzubauen ist. In einer solchen Beziehung vermeiden die Partner einseitige Opfer, bremsen übertriebene Vorwürfe aus und grenzen sich nicht übermäßig voneinander ab. Das Paradox der Liebe ist, dass zwei Wesen eins werden, aber zwei bleiben.

Ein intaktes Paar kontrolliert und reguliert den Ausgleich zwischen Bindung und Unabhängigkeit, Trennung und Vereinigung, Nähe und Distanz, Geben und Nehmen. Ein intaktes Paar erhöht die Distanz und die Trennung, wenn das Bedürfnis der Verschmelzung zu exzessiv wird, und verstärkt die Nähe und die Intimität, wenn das Bedürfnis nach Selbstständigkeit überhandnimmt. Es ist ein innerer Mechanismus, der die Wechselseitigkeit konstant hält, der die Ebene von Geben und Nehmen vorgibt. Selbstständigkeit und gegenseitige Abhängigkeit, Anhänglichkeit und Ablösung, Individualität und Zweisamkeit sind Konzepte, die Paartherapeuten als Grundwerte und grundlegende Ziele sehen.

Den Sicherheitsgurt anlegen

Das Flugzeug ist bereit zum Abflug. Die international vorgeschriebenen Sicherheitshinweise informieren die Passagiere darüber, dass es Zeit ist, den Sicherheitsgurt anzulegen und die Handys und CD-Player auszuschalten. Es wird angesagt, dass im Notfall die Sauerstoffmasken automatisch aus der entsprechenden Vorrichtung herunterfallen, die dann von den Passagieren aufgesetzt werden sollen. Es wird darauf hingewiesen, dass man zunächst die eigene aufsetzen und erst dann einem anderen helfen soll, der Hilfe benötigt.

7.2.2 Autonomie

Ein intaktes Paar folgt nicht den Rechenregeln der Addition: Es weiß, dass eins und eins nicht notwendigerweise zwei ist. Manchmal ergibt es vier oder sechs – je nach dem Einfluss der jeweiligen Eltern oder Freunde. Wenn die Summe von eins und eins für eine Weile zwei bleibt, behalten beide Partner ihre Autonomie und bewahren auch innerhalb einer Beziehung die Fähigkeit, ohne den anderen zu leben.

Wer behauptet, unselbstständig zu sein, weist dem jeweiligen Partner magische Macht zu – positive und negative Macht, Macht über Leben und Tod. Wer glaubt, nicht ohne den anderen leben zu können, läuft Gefahr, die Beziehung zum Tode zu verurteilen, weil er sie erstickt. Die Symbiose, die behauptete Omnipotenz des einen oder des anderen schadet der Beziehung und verhindert, dass sie sich entwickeln kann.

Die magische Macht liegt in der Paarbeziehung, nicht bei dem einen oder bei dem anderen; die magische Macht ergibt sich aus der Kombination zweier Menschen, die zusammen einen Tanz einstudieren, der sich in den verschiedenen Lebensabschnitten verändert. Es sind nicht zwei Tänzer, die dazu gezwungen sind, die stereotypen Bewegungen einer Spieluhr zu wiederholen. Die Musik ist nie monoton, nie zu leise, sodass sie niemand hört, und auch nicht zu laut, sodass das Pochen der Herzen nicht mehr wahrzunehmen ist. Die Tänzer tanzen nach der Musik, die sie komponieren – eine Musik, die nicht von zwei Einzelgängern geschaffen wird, die zusammengefunden haben, sondern vom Echo ihrer persönlichen Schritte, die sich in dieselbe Richtung bewegen, manchmal langsam, manchmal schnell, manchmal drehen sie sich um sich selbst, manchmal ist einer ein Stückchen voraus, manchmal ein Stückchen hinterher. Sie warten aufeinander und gehen wieder gemeinsam in die gleiche Richtung – mit der Absicht zusammenzubleiben. Das ist ein Faktor für die Vitalität, ein Element der Lebhaftigkeit des Paares: Es ist der Rettungsring des Paares.

Diejenigen, die glauben, dass der Zauber oder die Macht, die in einem Paar steckt, bei einem von beiden liegt, machen nicht nur einen Rechenfehler, sondern gefährden die Entwicklung der Beziehung und schaffen die Voraussetzung für eine asymmetrische Beziehung, die die Aufteilung der Rollen in Opfer/Täter, Verfolger/Verfolgter, Unschuldiger/Schuldiger begünstigt: Dies ist willkürliches Schwarz-Weiß-Denken, das außerdem noch schädlich ist.

Die Autonomie in einer Paarbeziehung ist ein Indikator für ihre gesunde Beschaffenheit. Wer selbstständig ist, hat Fähigkeiten. Wer Fähigkeiten hat, hat Verantwortung, wer Verantwortung hat, entscheidet, und wer entscheidet, kann auch entscheiden, auf etwas zu verzichten, er kann die eigenen Grenzen und die des anderen akzeptieren. Wenn ein Mensch selbstständig und verantwortungsvoll ist, wird er durch sein eigenes Interesse motiviert, und sein Verhalten ist besser kalkulierbar und weniger fehlerhaft. Wer stattdessen nach einem Muster agiert, von dem er glaubt, dass es die Forderungen, die Erwartungen oder die latenten Bedürfnisse des Partners verwirklicht, oder nach dem, was konventionellerweise zu tun ist, oder wer dazu neigt, entgegenkommend und nachgiebig zu sein, tendiert auch dazu, anzugreifen und sich zurückzuziehen, sich zu beschweren, anzuklagen und sich unverstanden zu fühlen. Wer Bemerkungen wie »nach alldem, was ich für dich getan habe« macht und irgendwann eine oft gesalzene Rechnung präsentiert, signalisiert, dass er eigentlich eine Entschädigung verlangt.

Die Freiheit eines Individuums bedeutet vor allem die Freiheit, eigene Geheimnisse zu bewahren und unverletzbare persönliche Grenzen zu setzen. Die Entscheidung, bestimmte Dinge von sich dauerhaft geheim zu halten, ist die Bestätigung von Autonomie – eine Art, sich dem ständigen Blick des anderen zu entziehen. Zu lernen, die eigenen Gedanken und Fantasien für sich zu behalten, zu lernen, nicht nur zwischen dem zu unterscheiden, was wir sagen und was wir nicht sagen können, sondern vor allem zwischen dem, was wir sagen und was wir nicht sagen wollen, ist Teil eines Prozesses der Selbstwerdung und Entfaltung eines jeden Menschen.

Das Mieder der Prinzessin

Es war einmal eine Prinzessin, die damit einverstanden ist, ein Mieder anzuziehen, das ihr von ihrem Märchenprinzen geschenkt worden ist. Dieses Mieder schnürt ihr die Taille so ein, dass es sie daran hindert, tief durchzuatmen. Manchmal glaubt sie sogar zu ersticken.

Aber sie will es nicht ausziehen, um den Prinzen, der es ihr geschenkt hat, nicht zu verletzen.

Eines Tages wird die Prinzessin krank, und als der Arzt, um sie zu untersuchen, das Mieder abnimmt, entdeckt er, dass dieses allzu enge Mieder nicht nur das freie Atmen verhindert, sondern auch eine eitrige Wunde hervorgerufen hat.

7.2.3 Wechselseitige Abhängigkeit

Es ist wichtig, dass beide Partner eines Paares begreifen, dass ihre Beziehung auf einer ständigen gegenseitigen Befruchtung und Intensivierung beruht – auf der Tatsache, dass jeder die Fähigkeit hat, nicht nur das eigene, sondern auch das Verhalten des anderen zu beeinflussen. Sich zu sehen, zusammen zu sein und miteinander zu leben ist durch einen Prozess wechselseitiger Abhängigkeiten charakterisiert. Die beiden Partner sind Koprotagonisten des Lebens, das sie zusammen leben und das sie, sich gegenseitig einschätzend, zusammen aufführen.

Die gegenseitige Abhängigkeit ist ein Widerspruch zu der Tatsache, dass beide in der Lage sind, allein zu leben. Dennoch haben sie beide entschieden, mit dem anderen ein Stück des Lebens zu teilen. Ausgehend von dieser Entscheidung, seine Autonomie zu teilen, sollte jeder die Freiräume des anderen respektieren und jedes Mal um Erlaubnis bitten, wenn er das Territorium des anderen betritt. Jeder weiß, dass er ein eigenes Territorium hat, einen eigenen privaten Bereich, der heilig ist und nur von jemandem erobert werden kann, der volles Vertrauen verdient.

Jeder weiß, dass er seine Tore öffnen kann, um einem Menschen, der es verdient, den Zutritt zu gestatten – einer Person, die dank dieses Privilegs das Schamgefühl und die Empfindlichkeit des anderen respektiert. Sie drängt ihre Gegenwart nicht auf, sondern schlägt sie diskret vor.

Die verwöhnte Tochter

Es war einmal eine Mutter, die sich darüber beklagte, dass ihre Tochter ungezogen, unhöflich und verwöhnt sei. Eine Freundin, die eine wohlerzogene, höfliche und nette Tochter hat, fragt sie: »Und du, wo bist du, wenn deine Tochter ungezogen, unhöflich und verwöhnt ist?«

7.2.4 Austausch und Gleichberechtigung

Wenn wir das Konzept der Unabhängigkeit akzeptieren, ist es eine logische Konsequenz, dass wir auch das der Gleichberechtigung akzeptieren. Die beiden Partner sind verschieden, etwa aus Gründen des Alters, der Kultur, des Geschmacks oder des sozialen Stands. Jeder hat seine Individualität und Einzigartigkeit. In dem Moment, in dem zwei Menschen entscheiden, ein Paar zu werden, akzeptieren sie das Konzept der Gleichberechtigung. Sie sind verschieden und bleiben es auch, aber sie sind auch gleich: Sie haben die gleichen Rechte und die gleichen Pflichten sich selbst gegenüber und gegenüber dem Partner.

Es ist nicht zu akzeptieren, dass sich nur der eine um den anderen kümmern muss, oder sich nur der eine für den anderen aufopfert, sondern es muss ein ständiger Austausch, ein Wechsel von Geben und Nehmen sein. Austausch heißt: ein Wechsel beim Geben und Erhalten von Liebe, Perioden, in denen mal der eine und mal der andere kommandiert oder die Verantwortung übernimmt. Wechselseitigkeit bedeutet, das Gleichgewicht der beiden Seiten und die Harmonie des Ganzen zu kennen.

Ein Paar setzt sich nicht zusammen aus der Schönen und dem Biest, dem Prinzen und dem armen Schlucker: Beide sind schön und hässlich, arm und reich.

Das Geschirr abwaschen

Es war einmal eine Frau, die ihren Mann sehr liebt. Deswegen gibt sie das Beste, was sie geben kann. Wenn er nach Hause kommt, ist das Haus immer ordentlich und sauber, sie kocht mit liebevoller Meisterschaft, was er gerne isst, sie lässt es ihm an nichts fehlen und sie verlangt nie seine Aufmerksamkeit für ihre Hingabe.

Eines Tages fühlt sich die Frau nicht gut. Trotzdem macht sie sauber, räumt das Haus auf, bereitet das Abendessen vor und bedient ihren Mann. Als das Abendessen beendet ist, sagt sie zu ihrem Mann: »Liebling, heute geht es mir wirklich nicht gut, ich schaffe es nicht, den Tisch abzuräumen und das Geschirr zu spülen.« Der Ehemann antwortet: »Das macht doch nichts, meine Liebe, dann machst du es eben morgen.«

Nach zwei Jahren lassen sie sich scheiden.

7.2.5 Grenzen ziehen

Das Axiom, dass eine intakte Paarbeziehung auf zwei selbstständigen Individuen basiert, hat einige Konsequenzen. Da jeder seine Entscheidungen vollkommen selbstständig treffen kann, setzt er sich selbst und dem anderen Grenzen: Grenzen, die dazu gemacht sind, dass man sie respektiert und nicht übertritt. Jeder hat die Aufgabe, sie zu respektieren und sie respektieren zu lassen, jeder übernimmt die Verantwortung für sein Gebiet, ohne jedoch auszuschließen, dass der andere nicht hin und wieder eine Grenzüberschreitung versucht.

Wenn einer von beiden sehr großzügig und zuvorkommend ist und dem anderen sehr viel Freiraum zugesteht, zeigt die Erfahrung, dass er irgendwann entdeckt, wie er seinen eigenen Freiraum eingebüßt hat, wobei dem anderen nicht unbedingt böse Absichten zu unterstellen sind. Es ist wichtig zu betonen, dass das Konzept der Selbstständigkeit einschließt, dass man sein eigenes Territorium schützt, sich respektieren lässt, auf der Hut bleibt, sich nicht unwissend stellt und dann überrascht ist, wenn der andere die dargebotene Hilfsbereitschaft, Großzügigkeit und Offenheit ausnutzt.

Den Partner zu verwöhnen kann bedeuten, dass man die Fehler des anderen eher verstärkt, statt dazu beizutragen, dass sie eingedämmt werden. Es ist die Aufgabe eines jeden Partners, den anderen zu lehren, zu erziehen und darauf zu konditionieren, wie man behandelt werden möchte. Der andere hat das Recht, ahnungslos zu sein. Wir müssen es selbst sein, die es bei den ersten Zeichen von Gefahr rechtzeitig mitteilen und es bei jedem Versuch der Grenzüberschreitung wiederholen.

Die Schlange, die zu gutmütig ist

Es war einmal eine sehr gutmütige Schlange. Sie mag keine Menschen beißen, weil sie sie verlieren könnte. Sie beschließt deswegen, zu dem alten Weisen zu gehen, um ihn um Rat zu fragen. Sie erklärt ihm, dass es ihr gefällt, mit anderen zusammen zu sein und viele Freunde zu haben. Aber wenn sie dann doch einmal aus Versehen zubeißt, verschwinden die Menschen. Der Weise versteht die Situation und sagt ihr, dass sie, um die Freunde zu behalten, nicht mehr beißen solle. Sie muss lernen, den Mund geschlossen zu halten. Die Schlange begreift und denkt, dies zu tun sei einfach. Und sie tut es.

Nach etwa einem Jahr kehrt die Schlange zu dem alten Weisen zurück. Sie ist nicht mehr wiederzuerkennen. Ihre schöne Haut hängt in Fetzen herunter, sie kann sich kaum fortbewegen, hat die Zähne verloren und hat ein blaues Auge. Der alte Weise ist überrascht und fragt sie, was passiert sei. Und sie sagt traurig: »Ich bin deinem Rat gefolgt. Seit damals habe ich niemanden mehr gebissen, ich habe den Mund immer geschlossen gehalten. So haben einige Freunde, als sie sich ein schönes neues Portemonnaie machen wollten, ein Stückchen von meiner Haut genommen. Als sie einen hübschen Anhänger wollten, nahmen sie sich ein paar Zähne und immer so weiter.«

Der alte Weise hört ihr zu und fragt: »Und du, was hast du gemacht?« Die Schlange antwortet: »Ich habe den Mund geschlossen gehalten.« Der alte Weise antwortet: »Ich habe dir gesagt, dass du nicht beißen sollst, aber ich habe dir nicht gesagt, dass du nicht drohen sollst zu beißen.«

7.2.6 Die Absicht, eine langfristige Beziehung aufzubauen

Eine intakte Paarbeziehung basiert auf der Absicht, eine dauerhafte Beziehung aufzubauen, in der die Vorteile des Zusammenseins mit diesem Partner gegenüber den Vorteilen des Zusammenseins mit einem anderen Partner oder des Alleinseins überwiegen. Man posiert gemeinsam für ein Porträt mit dem Titel »Und sie lebten glücklich und zufrieden bis ans Ende ihrer Tage«. Dieser Titel bringt beide Partner dazu, den Absichten, Motivationen und Verhaltensweisen des Partners eine positive Konnotation zu geben und aus den Gesten des anderen sein Wohlwollen und seine Sympathie herauszulesen.

Beide gründen ihre Beziehung auf einer Basis, die auf Verlässlichkeit, gegenseitigem Vertrauen und dem Bemühen beruht, sie reifen zu lassen, und die dem anderen hilft, sich in eine kongeniale Richtung zu entwickeln. Das Vertrauen, das innerhalb eines solchen Paares aufgebaut wird, impliziert z. B., dass bei ihren Gesprächen Androhungen einer Trennung ausgeklammert werden, die Angst und Zweifel schüren könnten.

Ein funktionierendes Paar vermischt die Liebe, die beide vereint, mit gegenseitiger Achtung – ein magisches Reagenz, das hässliche Dinge in schöne verwandelt, alltägliche Aktivitäten in Anekdoten, die man den Enkeln erzählt, Enttäuschung in Akzeptanz, Missfallen in Verzeihung, Bedauern in eine Quelle des Lernens, Zorn in eine Möglichkeit gegenseitiger Aufklärung. Wenn jedoch Achtung und Zuneigung fehlen, kann sich jede kleine Erschütterung in ein Erdbeben verwandeln.

Die Paare, die sich den aus gegenseitiger Zuneigung und Achtung bestehenden Kitt beibehalten, schaffen eine Allianz, die sie dazu befähigt, sich gegenseitig zu unterstützen, um den Widrigkeiten des Lebens zu begegnen. Sie empfinden eine unerlässliche Empathie und lernen, Beschwerden in plausible Forderungen zu verwandeln, Kritik in Ratschläge, Anklagen in Vorschläge: Jeder Eingriff wird vom anderen als eine Manifestation einer wohlwollenden Absicht gelesen, als Hilfe, das persönliches Potenzial des einzelnen Individuums zu entwickeln und daran zu arbeiten, als Paar Stabilität und Glück zu erlangen.

Der Paararchitekt

Es war einmal ein Architekt, der darauf spezialisiert ist, Wohnungen für Brautpaare zu bauen. Er weiß nämlich, dass das Haus nach Maß gebaut werden muss, damit sie gut und lange darin leben können. Sonst besteht die Gefahr, dass sie in das Haus zurückkehren, aus dem sie kommen, oder sich ein neues bauen wollen. Der Architekt weiß, dass jeder Typ Haus ein solides Fundament haben muss, trennende Wände und Türen, die es möglich machen, die Intimität zu schützen, Fenster, die es erlauben, zu sehen, was draußen vor sich geht, eine sehr gute Heizanlage, die die richtige Menge Wärme spendet, und ein geeignete Beleuchtung, die die dunklen Stellen ausleuchtet.

Die originellste Idee des Architekten betrifft die Nutzung von einigen Räumen. Es gibt das Zimmer der schönen Erinnerungen, in dem die Bilder und die Melodien aufbewahrt werden, die die schönsten Momente des gemeinsamen Lebens bestimmt haben. Dieses Zimmer kann benutzt werden, wenn die beiden sich ein wenig gelangweilt oder abgestumpft fühlen oder wenn eine Wolke den Horizont trübt. Oder wenn sie eine Anregung brauchen, um eine neue Erinnerung zu schaffen.

Es gibt das Zimmer der Druckentlastung, das zur Entladung der negativen Emotionen vorgesehen ist. Nach einem Sturm von Anklagen oder Forderungen, nach einem Erdbeben von Enttäuschungen kann das Paar so lange in diesem Zimmer bleiben, wie es nötig ist, um die aufgestaute Spannung abzubauen, das Gift des Hasses abzuleiten und die Energie der Liebe neu aufzuladen. Nur wenn das Paar sein Gleichgewicht wiederhergestellt hat, kann es diesen Raum verlassen – bereit, sich in das angrenzende Reparaturzimmer zu begeben. Das Reparaturzimmer ist dazu da, den anderen um Entschuldigung zu bitten, sich gegenseitig zu verzeihen und mit einem starken und durchsichtigen Faden die Wunden zuzunähen. Es ist ein aseptisches Zimmer mit einem reinigenden Thermalbad.

Darüber hinaus gibt es das Zimmer des Übergangs, um anzuzeigen, wenn sich etwas verändert. In diesem Raum lädt derjenige den anderen ein, wenn er ihn informieren und warnen will, dass er in sich ein Gefühl von Unruhe wahrnimmt, das entsteht, weil er sich nicht mehr mit den alten Rollen identifizieren will und sich von eintönigen Aufgaben befreien möchte. Durch diese Warnzeichen werden die nächsten Schritte geregelt. Dieses Zimmer ist wichtig, weil es dazu dienen kann, rechtzeitig die passenden Mittel zu finden, die das Paar wieder zusammenschweißen, und um zu klären, dass die Veränderung des Einzelnen zum Wohlergehen des Paares beitragen kann.

Und schließlich gibt es noch ein schalldichtes Zimmer, in das nur jeder einzeln eintreten kann. Die Stille, die man hier atmet, dient dazu, die eigene innere Stimme zurückzuerobern, auf die eigenen Bedürfnisse zu lauschen und ihnen die volle Aufmerksamkeit zu geben. In diesem Zimmer haben die Stimmen von außen keinen Zutritt, sie bleiben draußen und können deshalb nicht beachtet werden. Erst nachdem der Betreffende seine eigene innere Stimme wiedergefunden hat, kann er den Raum verlassen und wieder damit beginnen, die Stimme des anderen zu hören.

7.3 Wie entsteht eine Beziehungskrise?

Auf den letzten Seiten haben wir die Faktoren herausgearbeitet, die dazu beitragen, dass eine Paarbeziehung intakt bleibt. Jetzt werden die Faktoren dargestellt, die ein Paar in eine Krise stürzen können, die es destabilisieren und einen oder beide leiden lassen. Wenn zwei Menschen die Qualität ihrer Beziehung nicht pflegen, ist es sehr wahrscheinlich, dass diese sich aufgrund der ungewollten Vernachlässigung verschlechtert. Wenn zwei Menschen das Gebäude, das sie errichten, nicht schätzen, würdigen sie die Mühe nicht, die jeder in dieses Werk der langsamen, schrittweisen und konstanten Konstruktion und in die Reparatur der Risse steckt, die mit der Zeit und durch den Gebrauch entstehen. Es ist möglich, dass die Arbeit unterbrochen und das Gebäude nicht zu Ende gebaut wird, dass die nicht reparierten Risse immer größer werden, bis sie das Gebäude einstürzen lassen.

Ein Gebäude ist dann stabil, wenn das Fundament und die tragenden Mauern stabil sind. Wenn es stabil ist, kann ein Gebäude auch eine Erschütterung ertragen, nach der sofort die Dachziegel repariert werden, durch die es durchregnet, die Fenster, durch die es hereinzieht, und die Türen, die man nicht abschließen kann, sodass Fremde eintreten können, wann immer sie wollen.

Faktoren, die ein Paar in eine Krise versetzen, sind Seitensprünge, Untreue, das Abhandenkommen der Liebe, der Wertschätzung, nichtvorhandene Abnabelung von der Ursprungsfamilie, mangelnde Akzeptanz durch die Eltern des Partners oder mangelnde Achtung der elterlichen Bindung einer oder beider Partner.

Die Paare, die Vertrauen, Wertschätzung und Zuneigung verloren haben, ersetzen das einstige Einvernehmen durch den Konflikt, die Akzeptanz der Defekte des anderen durch negative Urteile, das Projekt des Zusammenseins durch Selbstvorwürfe über die falsche Wahl und durch die wiederholte Drohung, sich zu trennen. Und vor allem ist jeder sofort dabei, beim anderen all das zu bemerken, was nicht funktioniert, und ignoriert dabei die positiven Seiten desjenigen, in den er sich schließlich mal verliebt hat.

Eine Liebesbeziehung kann durch Zorn, der sich in Bitterkeit und Groll verwandelt, bedroht werden, eine schöne Vorstellung kann zur Enttäuschung werden, Vertrauen und Hoffnung können in Misstrauen und Pessimismus umschlagen: Dies sind Elemente, die die Notwendigkeit anzeigen, die Beziehung zu prüfen und zu klären. Jeder sollte die Gründe des eigenen Leidens erklären, seine eigene Stimme wiederfinden und sie zum Ausdruck bringen, um die Werte des Paares neu zu definieren, um einen neuen Vertrag abzuschließen.

Es ist wichtig, die schweigende Unterwerfung aufzuheben, um die Kraft zu gewinnen, sich um das eigene Wohlergehen zu kümmern, um den Zorn als Mittel zur Veränderung zu nutzen, als Ausgangspunkt, um die dysfunktionalen oder schädlichen Verhaltensschemata zu ändern, ohne jedoch jemandem die Schuld zuzuweisen. Wenn diese beiden Menschen sich entschieden haben, zusammen zu reisen, müssen sie jetzt anhalten, die augenblickliche Situation analysieren, feststellen, wo sie angekommen sind, und sich entscheiden, wohin sie gehen wollen und ob sie dies zusammen oder getrennt tun möchten.

Es ist wichtig, dass beide lernen, die Enttäuschung in eine klare Bilanz in Hinblick auf sich selbst zu verwandeln, ohne dabei den Partner schuldig zu sprechen, und die Qualitäten des anderen zu akzeptieren, ohne ihm seine Mängel vorzuwerfen. Innerhalb einer Beziehung benutzt jeder seine Energie, um seine eigene Identität zu klären und um mit seinen eigenen Gefühlen umzugehen – ohne zu erwarten, dass es der Partner für ihn macht. Jeder übernimmt seinen Anteil an Verantwortung, ohne zu verlangen, dass der andere sie für beide übernimmt.

7.3.1 Ausbruch von Konflikten

Ein intaktes Paar weiß, dass das gemeinsame Leben gesunde Krisen überstehen kann, normale Phasen der Veränderung, die dazu dienen, eine neue Ordnung zu schaffen, ein neues Gleichgewicht, neue Kraft für die Liebenden. Das Leben eines Paares kann durch äußere Stresselemente, aber auch durch innere Faktoren gestört werden.

Zu den äußeren Ereignissen können wir Unfälle, Probleme bei der Arbeit, Trauerfälle und Krankheiten zählen, die einen von beiden oder beide treffen. Es sind Momente, in denen der Schwächere und stärker Betroffene vom Partner mehr Hilfe braucht und auf seine Solidarität und Unterstützung vertraut. Wenn diese ausbleibt, kommt zum externen Stress noch die Enttäuschung über das unsensible Verhalten des Partners hinzu. Der äußere Stress wird zum Zünder für den Ausbruch einer latenten Krise.

Der Konflikt wird verschärft, wenn Achtung und Respekt fehlen, wenn schlechte Absichten unterstellt werden, wenn beide sich in die Verteidigung zurückgezogen haben, um den anderen anzugreifen, wenn beide das Spiel spielen »Ich habe recht, und du hast unrecht«, wenn der Zorn bei einem oder bei beiden alle anderen Gefühle überwiegt.

Der Zorn, den einer der beiden Partner gegenüber dem anderen empfindet, ist ein Warnsignal, das nicht zu vernachlässigen ist: Er weist darauf hin, dass der eine den anderen verletzt (egal, ob absichtlich und bewusst oder nicht), dass er Rechte missachtet, dass er Wünsche und Bedürfnisse nicht befriedigt. Der Zorn signalisiert, dass etwas Wichtiges nicht funktioniert – dass es nötig ist, etwas zu ändern. Er ist eine Reaktion auf unangenehme Ereignisse, er ist eine Verteidigung gegen eine Bedrohung des Ichs und seines Gefühls für Integrität.

Der Zorn verdient eine aufmerksame Untersuchung, damit man seine Grammatik, die Syntax und die Terminologie begreifen und ihn in Energie verwandeln kann, damit man die Kraft einfordern kann, die jeder hat, und von affektiven Erpressungen unabhängig bleibt. In Energie verwandelt ist er ein starkes Instrument, um eine individuelle Veränderung zu realisieren, die zu einer Veränderung in der Paarbeziehung führen kann. Er stellt das Gleichgewicht wieder her, das auf gegenseitigem Respekt und Achtung basiert und nicht auf der Macht, die der eine über den anderen hat. Und wenn die Veränderung einmal stattgefunden hat, verliert der Zorn sein Motiv, weiterhin mit dem Paar zusammenzuleben, und er kann sich woandershin begeben.

Die beiden Vulkane

In Italien haben wir zwei bekannte Vulkane: den Vesuv und den Ätna. Der Letztere bricht ständig aus, schleudert alles Überflüssige heraus und staut nichts in sich auf. Die Bevölkerung weiß, dass der Ätna so beschaffen ist: Sie ist an seine ständigen Ausbrüche gewöhnt. Manchmal sind sie etwas heftiger als gewöhnlich, aber nie wirklich dramatisch.

Der Vesuv dagegen ist für lange Zeit still, die Menschen, die um ihn herum leben, wissen, dass es dort einen Vulkan gibt, und haben sich daran gewöhnt, ihn als ein Wahrzeichen des Golfes von Neapel zu sehen. Er ist so schön! Aber er ist auch gefährlich, weil er, wenn er erwacht, alles zerstört, was sich in seinem Umfeld befindet, wie man an Pompeji sieht.

7.3.2 Beharren auf den eigenen Positionen

Bei einem Paar in der Krise glaubt jeder, im Recht zu sein, und erwartet vom anderen den ersten Schritt zur Versöhnung. Aufgrund des Misstrauens oder der zu hohen Erwartungen wird der erste Schritt leider häufig nicht bemerkt. Manchmal erwartet derjenige, der den ersten Schritt macht, eine sofortige Antwort oder eine Anerkennung und gibt auf, noch bevor der Partner die Zeit hat, etwas zu bemerken. Wenn die Anerkennung auf sich warten lässt, besteht das Risiko eines Rückzugs, der nicht nur den ersten Schritt entwertet, sondern auch das Klima verschlechtert.

So versteift sich jeder auf seine Positionen, weil er denkt, dass er recht und der andere unrecht hat. Beide vergessen dabei, dass es im

Krisenfall opportun ist, eine Position einzunehmen, die es erlaubt, das Paar in seiner Gesamtheit von eins plus eins zu sehen.

Das Paar in der Krise kann sich nur fragen, ob die Voraussetzungen gegeben sind, um die ruhende Liebe wiederzuerwecken, ob das Feuer noch Glut hat, die nur wieder angefacht werden muss, oder ob mittlerweile zu viel Wasser nicht nur den Kamin gelöscht, sondern das ganze Haus überschwemmt hat.

Es ist nicht wichtig zu wissen, wer recht hat, sondern zu der Absicht zurückzufinden, zusammenzubleiben und die Beziehung fortzusetzen. Wenn jeder intolerant ist und unfähig, einen anderen Standpunkt als den eigenen einzunehmen, haben beide recht und beide unrecht. Das heißt, dass jeder eine perspektivische Sichtweise, die perzeptive, kognitive und emotionale Flexibilität und vor allem seine Fähigkeit zur Empathie verloren hat.

Die Erinnerung an einen Film

Es waren einmal zwei Freunde, die über einen alten Film diskutieren, den sie vor langer Zeit gemeinsam gesehen haben. Der eine erinnert sich, ihn in dem einen, der andere, ihn in einem anderen Kino angeschaut zu haben. Der eine meint, ihn im Originalton, der andere, auf Italienisch gesehen zu haben. Beide sind sicher, dass sie ihn zusammen angeschaut haben.

Sie diskutieren über einige Szenen, und irgendwann erinnert sich einer der beiden, dass die Wendung im Film ausgelöst wurde durch einen Satz, den der Anwalt in seinem Schlussplädoyer gesprochen hat: »Und jetzt stellt euch vor, dass dieses Mädchen weiß wäre.« Der Freund bestreitet das und behauptet, dass der Anwalt gesagt hat: »Und jetzt stellt euch vor, dass dieses Mädchen eure Tochter ist.« Der eine – überzeugt, sich richtig zu erinnern – besteht darauf, dass die Worte »weißes Mädchen« waren, der andere ist sich sicher, dass es »eure Tochter« geheißen hat. Beide sind sicher, recht zu haben, beide verlassen sich auf ihr Gedächtnis, beide insistieren, führen als Beweis andere Einzelheiten des Plädoyers und Details des ganzen Films an.

Irgendwann wechseln die beiden die Diskussionsebene. Einer erklärt: »Du hast nie etwas von Filmen verstanden.« Und der andere antwortet: »Du glaubst, du bist der große Experte, aber in Wirklichkeit bist du nur überheblich.« Darauf erwidert der eine: »Die schönsten Filme habe aber immer ich ausgesucht«, und der andere erwidert: »Ja natürlich, weil du immer bestimmen willst. Entweder wird das gemacht, was du einem aufdrängst, oder es wird gar nichts gemacht.« Darauf gibt der eine zurück: »Du kommst doch nur mit mir mit, weil ich zahle. Dass du mal zahlst, das kommt nie vor.« Der andere verteidigt sich: »Sicherlich, dir gefällt es, den Großzügigen zu geben, um es einem dann vorzuhalten, weil du eigentlich ein Egoist und Opportunist bist.«

Ihr könnt euch vorstellen, wie die beiden damit weitermachen, sich gegenseitig zu beleidigen und zu demütigen. Der Film und ihre Freundschaft rücken in den Hintergrund. Keinem von beiden kommt in den Sinn, dass sie sich den Film nur ausleihen und noch einmal anschauen müssten.

7.3.3 Untreue, Vertrauensverlust, Enttäuschung

Ein Seitensprung bringt mit sich, dass man das Vertrauen des Partners und die Überzeugung ausnutzt, es bedürfe für sein Vertrauen keiner Beweise. Untreue bedeutet, die Erwartungen des anderen nicht zu beachten, es entsteht ein Lügengebäude – ein intelligentes Manöver, um das eigene Doppelspiel zu kontrollieren.

Der Seitensprung lässt sowohl das Unbekannte am anderen entdecken als auch unbekannte Seiten an uns selbst. Er zerstört eine vertrauensvolle und freiwillige Beziehung, löscht das Bemühen, innerhalb einer Beziehung Treue zu bewahren, erklärt sowohl symbolisch als auch konkret eine Fremdheit, eine Distanzierung vom Partner und der Beziehung. Mit dem Fremdgehen betrügt man nicht nur den Partner, sondern verrät auch die Beziehung.

Wer betrogen wird, verliert die Unschuld und begreift, dass er nicht nur dem Risiko ausgesetzt ist, betrogen zu werden, sondern auch der Möglichkeit, selbst zum Betrüger zu werden, und er erfährt, dass Unsicherheit und Unvorhersehbarkeit Teil des menschlichen Handelns, also auch Teil einer Paarbeziehung sind.

Unser soziales Dasein basiert auf impliziten und expliziten Vereinbarungen der gegenseitigen Loyalität und Treue, der ungeselligen Geselligkeit, in denen sich Kooperation mit Wettkampf und Loyalität mit der Fähigkeit zum Verrat abwechseln. Der eine vertraut mit Misstrauen, der andere mit Vertrauen und aus reiner Notwendigkeit. Wir müssen vertrauen können und selbst verlässlich sein, um Vertrauen zu schaffen und damit die Komplexität einer modernen Gesellschaft etwas zu vereinfachen. Vertrauen und Loyalität sind keine Spielarten der Tugend, sondern nützliche und bewusste Verhaltensweisen.

Das Häuschen auf dem Lande

Es war einmal ein junger Mann, der in einem bezaubernden Häuschen auf dem Lande lebt. Irgendwann nimmt er wahr, dass in dem Haus etwas Merkwürdiges passiert: Dinge verschwinden. Manchmal fehlt ein Stift, dann ein Buch, eine Schallplatte usw. Am Anfang fällt es ihm nicht auf, aber als er bemerkt, dass viele Dinge fehlen, wird er nachdenklich. Er hat das Haus immer offen stehen lassen, er hat immer allen erlaubt einzutreten, aber er hat es nie für möglich gehalten, dass man ihm Dinge wegnehmen könnte, vor allem nicht, ohne ihn vorher zu fragen. Er hat seinen engen Freunden immer vertraut.

Er begreift aber, dass er jetzt etwas tun muss, um diese unrechtmäßigen Inbesitznahmen zu unterbinden. Aber er will nicht zu drastisch sein. Er entschließt sich zunächst herauszufinden, welche Dinge ihm besonders am Herzen liegen, von denen er nicht will, dass sie ihm weggenommen werden. Das Buch mit den Bemerkungen am Rand, die Schallplatte, die ihn an den ersten Kuss der von ihm geliebten Frau erinnert, das kleine Souvenir, das er von seiner ersten Reise mitgebracht hat, die er allein unternommen hat. Es sind keine teuren, aber für ihn sehr wertvolle Dinge.

Er sucht sie alle einzeln heraus und hängt jedem Gegenstand ein Schild um: Dies kannst du nehmen, bei diesem würde es mir sehr leid tun, wenn ich es nicht mehr hätte, das kannst du dir ausleihen, denk bitte daran, es mir zurückzugeben. Dies kannst du nicht mitnehmen. Und er hat auch beschlossen, die Dinge in einen Safe einzuschließen, bei denen er ganz sicher sein will, dass niemand sie wegnimmt.

7.3.4 Interferenzen aus den Ursprungsfamilien

Wenn zwei Individuen eine neue Bindung eingehen und ein Paar werden, müssen sie sich von ihren vorherigen Bindungen lösen und sich von den eigenen Eltern abnabeln. Interferenzen und Einmischungen seitens der jeweiligen Ursprungsfamilien können die Entwicklung einer neu geschaffenen Paarbeziehung behindern und auf verschiedene Weise schädigen.

Sehr typisch sind Fälle, in denen einer oder beide sich nicht von ihrer Ursprungsfamilie abgenabelt haben. Sie halten eine besondere Beziehung zur eigenen Mutter oder zum eigenen Vater aufrecht, sie ergreifen Partei für sie und bleiben ihre treuen Verbündeten. Der Partner fühlt sich als Eindringling oder als Fremder und nimmt wahr, dass das eigentliche Paar aus Tochter/Sohn und Mama bzw.

Tochter/Sohn und Papa besteht. Diese Haltung kann ein Gefühl von Eifersucht und Fremdheit stimulieren und das nötige Einvernehmen des neuen Paares hinauszögern oder behindern.

Ein anderes Beispiel von Interferenz ist es, wenn einer der beiden Partner nicht bereit ist, eine Beziehung zur Ursprungsfamilie des anderen aufzubauen, sie ausschließen will, sie nicht besuchen will: Er sieht sie als Fremde, die nichts mit seinem Leben in der Paarbeziehung zu tun haben. Diese Haltung kann sowohl für die Eltern des Partners als auch für den Partner selbst schmerzlich sein, weil er fühlt, dass ein Teil von ihm negiert wird.

Eine dritte Form der Interferenz ist die Einmischung der Eltern, die die Wahl des Sohnes oder der Tochter boykottieren. Der Boykott kann offen erklärt oder nur angedeutet werden, verschleiert oder offenkundig gezeigt werden. Diese Haltung kann verschiedene Resultate hervorbringen. Entweder folgen Tochter oder Sohn der Einmischung seitens der Ursprungsfamilie und brechen die neue Beziehung ab oder sie behalten die Beziehung bei und brechen mit der Ursprungsfamilie. Oder das junge Paar setzt seinen Weg mit der Bürde des Leidens fort, die von der Ablehnung der Eltern hervorgerufen wird, die nicht gelernt haben, dass ihre Kinder nicht ihr Besitz sind, dass sie nicht in erster Linie zu der Familie gehören, in die sie hineingeboren sind, sondern dass sie frei sind, ihren Weg und ihren Lebenspartner selbst zu wählen.

Eine Hecke um das Haus pflanzen

Es war einmal ein Haus auf dem Land, das keinerlei Einzäunung hatte. Die Besitzer haben es so gewollt. Sie wollen zeigen, dass sie offen, gastfreundlich, großzügig sind und keine Geheimnisse haben. So gut ihre Absichten auch sind, sie merken schnell, dass die Nachbarn sie missverstehen. Einige kommen herein, ohne um Erlaubnis zu fragen, während sie vielleicht gerade schlafen, und wecken sie dadurch auf. Andere kommen herein, während die Besitzer bei der Arbeit sind, und nehmen sich einfach, ohne Bescheid zu sagen, das, was sie brauchen.

Noch andere benutzen das Haus, um eigene Freunde einzuladen. Wieder andere haben in dem Garten ein Zelt aufgestellt, andere lassen ihren Hund sein Geschäft genau vor der Küchentür dieses Hauses verrichten.

Nachdem sie eine Weile zugesehen haben, begreift das Paar, dass es notwendig ist, eine Hecke zu pflanzen, die die Grenzen absteckt, und ein nur von innen zu öffnendes Tor mit einer Klingel aufzustellen. Von jetzt an sind sie es, die entscheiden, wer wann und für wie lange eintreten darf. Um das zu tun, müssen sie sich nur daran erinnern, dass sie die Besitzer sind. Wenn sie offen, gastfreundlich und großzügig sind, heißt das nicht, jedem zu erlauben, in ihr Gebiet einzufallen.

7.3.5 Das Ende einer Liebe

Die Liebe eines Paares stirbt keinen natürlichen Tod, sondern aus Mangel an Fürsorge und Sauerstoff, aus Sorglosigkeit oder Nachlässigkeit, aus Blindheit oder Ermüdung, aus Verkümmerung oder Abnutzung. In den glücklicheren Fällen stirbt sie bei beiden Partnern gleichzeitig – dann ist es für beide besser, sich zu trennen. In anderen Fällen ist es nur der eine von beiden, der den anderen nicht mehr liebt. Der Weg der Trennung wird dann sehr viel schmerzhafter. Sich zu trennen, den anderen zu verlieren, ist manchmal der Preis, den man bezahlen muss, um gut zu leben. Es kann auch die Quelle für Wachstum und neue Errungenschaften sein.

Da wir sterbliche Wesen sind, müssen wir in dem Bewusstsein leben, dass wir denjenigen, den wir lieben, verlieren können. Der Schmerz des Verlustes und der Trennung ist unvermeidlich und zwingt dazu, das Leben neu zu strukturieren. Jeder Verlust – gewollt oder erlitten – führt zu einer neuen Art, wie man sich zu seiner Umwelt in Beziehung setzt, und zu einer neuen persönlichen Identität sowie einer neuen Identität im Hinblick auf die Beziehung zum Partner.

Auf den Verlust der Liebe innerhalb eines Paares kann man unterschiedlich reagieren. Wer nicht mehr liebt und deswegen die Trennung will, neigt dazu, sich sofort in die Zukunft zu projizieren, als ob er die Vergangenheit vergessen möchte. Wer dagegen nicht mehr geliebt wird, neigt dazu, hauptsächlich an die glücklichen Zeiten zurückzudenken. Er hat Mühe, die traurige Wirklichkeit zu akzeptieren, und kann sich keinen Ausweg aus dem Leiden vorstellen. Er will nicht auf das verzichten, was er mit dem einmal geliebten Menschen aufgebaut hat, er will die Ideale und die Projekte des gemeinsamen Lebens nicht verlieren.

Wenn ein Mensch entdeckt, dass er nicht mehr geliebt wird, kann sein Selbstwertgefühl ins Schwanken geraten: Es gibt eine Diskrepanz zwischen dem, was er von sich wahrnimmt – ein geliebter Mensch und aktiver Partner in einer Paarbeziehung zu sein –, und dem, was der Partner ihn fühlen lässt – ich liebe dich nicht mehr, du bist nicht mehr Teil des Paares mit mir, du bist nicht mehr Teil meiner Projekte. Wer entdeckt, dass er nicht mehr geliebt wird, kann sich nur schwer an die neuen Rollen gewöhnen. Er neigt dazu, diese Phase nicht als Gelegenheit zu sehen, herauszufinden, wie er Vertrauen und Respekt gegenüber sich selbst zurückerobern kann und welche Eigenschaft er ändern sollte, um einer zukünftigen Beziehung eine solidere Basis zu geben.

Wer sich trennt, kommt irgendwann dahin, die Niederlage und das Scheitern der Verbindung zu erkennen, die er eingegangen ist, und er bereitet sich darauf vor, Wesenszüge zurückzugewinnen, die ihn als autonomes Individuum auszeichnen. Die Erfahrung der Trennung zwingt ihn dazu, sich in Richtung Eigenständigkeit zu bewegen, die aber zugleich den Wunsch nach einer neuen Symbiose wiedererweckt. Nach einer Trennung hat die Hoffnung auf eine Symbiose einen derartigen Schock erlitten, dass er die Betroffenen vorsichtiger sein lässt, erneut an diese Illusion zu glauben. Sie sind jetzt fähiger, die nötige Distanz zu halten.

Wer Hoffnung auf weitere Verbindungen hat, ist in der Lage, sich zu trennen. Wer sich darüber bewusst ist, dass er innehalten kann, ist für einen Abschied bereit. Wer weiß, dass er seinen Reichtum in sich trägt, weiß, dass er sich trennen und vereinen, lieben und geliebt werden kann, ohne sich je selbst zu verlieren. Er bringt in eine neue Beziehung nur das ein, was nötig ist, um in einer Paarbeziehung zu leben: die eigene Integrität.

Das Haus, das repariert werden muss

Es war einmal ein Paar, das ein Haus auswählt, um darin zu leben, sich aber nicht darum kümmert, wie der Untergrund beschaffen ist. Sie wissen nicht, dass sie in einem Erdbebengebiet leben. Nachdem sie einige Zeit in dem Haus gewohnt haben, kommt ein Erdbeben, das glücklicherweise nicht sehr stark ist. Es ist jedoch von ausreichender Intensität, dass es viele Risse in den inneren und äußeren Mauern verursacht.

Die beiden sind erschrocken und fürchten, dass früher oder später noch ein Erdbeben kommen wird. Deswegen halten sie es für nicht der Mühe wert, die Schäden, die das erste verursacht hat, zu reparieren. Sie lassen die Risse, die verschobenen Dachziegel, die ausgehängten Fenster und die beschädigten Türen, wie sie sind. Leider werden die Risse mit der Zeit immer größer, die Dachziegel fallen herunter, die Fenster brechen aus den Rahmen, die Türen schließen nicht mehr richtig. Und als schließlich nicht etwa ein Erdbeben, sondern ein starker Regen kommt, ist das Haus blitzschnell überschwemmt. Das Wasser dringt durch die fehlenden Dachziegel, durch die Risse, Fenster und Türen. Die Besitzer haben einen so gewaltigen Regen, der das ganze Haus zerstört, nicht erwartet. Sie waren nicht darauf vorbereitet.

Sie kommen nicht auf die Idee, dass ihr Haus nicht vom Wasser überschwemmt worden wäre, wenn sie die ersten Schäden des Erdbebens repariert hätten.

7.4 Bestandteile von Metaphern und Geschichten für Paare in der Krise

Paaren in der Therapie eine metaphorische Geschichte zu erzählen kann dazu dienen, Verhärtungen aufzuweichen, flexiblere Kommunikationsmöglichkeiten vorzuschlagen, ihnen unterhaltsamere »Spiele« beizubringen und in ihren Differenzen auch ein Potenzial zu sehen.

Wenn ein Paar in die Therapie kommt, müssen wir herausfinden, ob die Bedingungen so sind, dass die Beziehung wieder in Ordnung gebracht werden kann, oder ob es nicht für beide besser ist, sich zu trennen, und jeder sich auf andere soziale Rollen vorbereiten und seine Gefühle woanders investieren sollte. Vor der Trennung kann es nützlich sein, sich darüber bewusst zu werden, was die Krise in der Beziehung verursacht hat – schon allein, um nicht die gleichen Fehler in der nächsten Beziehung zu wiederholen.

Wenn wir feststellen, dass das Paar den passenden Stoff hat, der nach seiner Bitte geflickt werden soll, sollten wir sicher sein, dass dieser Stoff nicht schon so dünn geworden ist, dass er beim ersten Ruck reißt. Bei dieser Einschätzung müssen wir herausfinden, wie viel Mühe jeder bereit ist zu investieren, und erkennen, ob Achtung und Zuneigung als unverzichtbare Grundlage vorhanden sind.

Eine Liebesbeziehung kann durch Zorn, Gewissensbisse, Selbstvorwürfe, Argwohn, Enttäuschungen oder Vertrauensverlust gefährdet werden – alles Elemente, die die Notwendigkeit anzeigen, die Beziehung einer Überprüfung zu unterziehen. Während der Therapie können beide die Gründe ihres Leidens erklären, ihre eigene Stimme wiederfinden und als Paar ihre gemeinsamen Werte neu definieren.

Ein großer Teil der therapeutischen Arbeit mit Männern in einer Beziehungskrise besteht darin, sie dazu zu bringen, stereotype oder völlig überholte Rollenbilder aufzugeben und sie dazu anzuspornen, ihre Position in der Beziehung mit einem ebenbürtigen Wesen auf einen aktuellen Stand zu bringen.

Ein großer Teil der therapeutischen Arbeit mit Frauen in einer Beziehungskrise besteht darin, sie dazu zu bewegen, ohne Schuldzuweisungen die schweigende Unterwerfung aufzugeben und sich zu erlauben, für sich selber zu sorgen, Gefühle als Instrument zur Veränderung zu benutzen – als Anstoß, um dysfunktionale oder schädliche Verhaltensschemata zu verändern. Diese illusorischen Vorstellungen von Liebe werden häufig von einem bequemen, stillen Einverständnis des Mannes genährt, der sich in dieser geschützten Position einnistet und damit den Zeitpunkt der Abrechnung zwischen Nehmen und Geben hinauszögert.

Innerhalb einer Paarbeziehung ist es oft die Frau, die dazu neigt, Abhängigkeit mit Liebe zu verwechseln und zu glauben, dass die Unterwerfung eine Manifestation der Liebe sei, die früher oder später honoriert und anerkannt wird.

Um sich selbst, das eigene Potenzial und die eigenen Ressourcen wirklich zu entdecken, muss man manchmal den Mut haben, den Sumpf zu verlassen, in den man langsam versunken ist, ohne es zu bemerken: vielleicht ein lauwarmer, bequemer Sumpf, aber doch immer noch ein Sumpf. Um herauszukommen und nicht wieder hineinzufallen, muss man die ersten Spuren zurückverfolgen, die ersten Indizien der Transformation in ein aufgeweichtes Gebiet. Aus einem Sumpf herauszukommen heißt, sich darum zu bemühen, dass man die eigene Identität durch den Erwerb eines größeren Bewusstseins dessen, was man ist, und dessen, was man werden will, wachsen lässt. Je größer dieses Bewusstsein ist, desto größer ist die Fähigkeit, sich der Gegenwart zu stellen und herauszufinden, was man zu akzeptieren wünscht und was man ablehnen will.

Auf diesen neuen Grundlagen können neue intime Beziehungen aufgebaut werden, die helfen, sich von selbst auferlegten Konditionierungen zu befreien, und die es erlauben, genau zu erkennen, wo und wie man blockiert ist. Jede neue Beziehung oszilliert um den Wunsch herum, mit einem anderen zu verschmelzen, und um die Aufrechterhaltung der eigenen Integrität als Individuum – zwischen Hingabe und Selbstbestätigung, Öffnung und Rückzug auf sich selbst. Es ist die Oszillation eines Pendels, das das Vergehen der Zeit anzeigt, die man zusammen verbracht hat, und das Gleichgewicht seiner Bewegung beibehält.

Auf den folgenden Seiten werden Elemente vorgeschlagen, die man in Metaphern für Paare einfügen sollte – Elemente, die jedes Mal mit den Schwierigkeiten, die das Paar während der Therapie darstellt, austariert werden sollten, sodass beide spüren, dass die Geschichte speziell an sie gerichtet ist. Es sind die Elemente, die eine gute Kommunikation stimulieren, die eine der Verzeihung innewohnende Großzügigkeit und die Fruchtbarkeit einer wohlwollenden Haltung hervorheben, dazu die Absicht verstärken, die Krise zu überwinden, und die Notwendigkeit unterstreichen, einen neuen Pakt zu schließen.

7.4.1 Wiederaufnahme der Kommunikation

Ein Paar in der Krise hat auf seinem Weg die Empathie verloren. Es hat die Gewohnheit, miteinander zu reden, sich einander anzuvertrauen und dem anderen gegenüber neugierig zu sein, hinter sich gelassen. Es ist, als ob sie die Wichtigkeit des unverzichtbaren gegenseitigen Zuhörens ignorieren und die Ambivalenzen, die in jedem menschlichen Wesen stecken, nicht akzeptieren würden. Es scheint, als ob sich die beiden Partner ihre jeweiligen Bedürfnisse nicht mehr offen mitteilen könnten, sondern sie in absolute Forderungen verwandelt hätten: Sie wollen recht haben oder dominieren, weil sie die Wahrheit für sich gepachtet haben. Oder sie sagen nichts und vertiefen ein Schweigen, das aufgeladen ist mit Mehrdeutigkeit, Geheimnisvollem, mit Ängsten und Unsicherheiten. Unterdrückte Fragen, nicht gegebene Antworten nähren aber Gespenster und Albträume.

Ein Paar in der Krise spricht vor allem mit der Absicht zu dominieren, um der eigenen Version der Fakten das größere Gewicht zu geben. Es vergisst, dass die Kommunikation ein unverzichtbares

Mittel ist, um den anderen kennenzulernen und selbst erkannt zu werden, um Dinge zu klären oder abzustreiten, um sich zu bemühen und zu beruhigen, um auf beiden Seiten produktiv und rezeptiv zu kommunizieren: zu sprechen, um den anderen wissen zu lassen, was man in seinem Herzen versteckt hat, und um die Musik hinter den Worten zu hören und sich auf das Nichtgesagte einzustellen. In die Metapher fügen wir die Botschaft ein, dass es zu besseren Ergebnissen führt, wenn man mit der Absicht spricht, verstanden zu werden und zuzuhören, mit dem Willen, das Gesagte zu verstehen, und mit der Botschaft, in der Beziehung mehr Empathie an den Tag zu legen.

Das Wunder der kleinen Fee

Es war einmal eine kleine Fee. Als sie eine Runde um ihre Schutzbefohlenen fliegt, fällt ihr auf, dass in einem Haus völliges Schweigen herrscht. Interessiert nähert sie sich dem Haus, um den Grund für so ein ausgeprägtes Schweigen herauszufinden. So entdeckt sie, dass durch zu viel Schreierei leider der eine taub und die andere stumm geworden ist.

Der kleinen Fee tut der Zustand der beiden leid, auch deshalb, weil sie sich erinnert, dass aus diesem Haus zuvor harmonisches Gelächter und Gekreische sowie intime Seufzer kamen – und sie möchte dem Paar die Möglichkeit zurückgeben, erneut miteinander zu reden und sich zuzuhören, mit frischem Bemühen und neuer Sympathie.

Sie will jedoch sichergehen, dass sie nicht wieder anfangen zu brüllen, wenn sie einmal ihre Fähigkeit zu reden und zuzuhören zurückgewonnen haben. Sie beschließt, sie auf die Probe zu stellen. Sie holt die beiden zu sich und sagt, dass sie nur bereit ist, dem Mann die Fähigkeit zu hören wiederzugeben, wenn er bereit ist, dem zuzuhören, was seine Frau ihm sagen möchte. Und dass sie nur bereit ist, der Frau die Fähigkeit zu reden wiederzugeben, wenn sie bereit ist zu schweigen, die Regeln der Wechselseitigkeit zu akzeptieren und auch ihren Mann reden zu lassen. Sie müssen eine Probe ihres guten Willens geben.

Ehemann und Ehefrau müssen ein wenig überlegen, weil sie durch das erzwungene Schweigen gelernt haben, sich selbst zuzuhören und ihre eigenen Bedürfnisse und Grenzen besser zu erkennen. Nachdem sie eine Weile nachgedacht haben, signalisieren sie der kleinen Fee, dass sie zu tun bereit sind, was diese fordert.

Die kleine Fee gibt ihnen einen Monat Probezeit und stellt ihnen drei Aufgaben. Die erste ist: Jedes Mal, wenn sich die Frau beschwert, muss er verstehen, worin die versteckte Forderung besteht, und überprüfen, ob er sie richtig verstanden hat. Jedes Mal, wenn er sie beurteilt, muss sie die versteckte Forderung herausfinden und überprüfen, ob sie ihn richtig verstanden hat.

Die zweite Aufgabe ist: Jedes Mal, wenn sie eine der Einzelheiten analysiert, hilft er ihr, den Zusammenhang mit anderen Elementen zu begreifen, die Teil eines Ganzen sind. Jedes Mal, wenn er verallgemeinert, hilft sie ihm, den Zusammenhang mit anderen Einzelheiten zu begreifen, aus denen dieses Ganze zusammengesetzt ist.

Die dritte Aufgabe besteht darin, das Spiel des »Ja ... aber« durch das Spiel »Ja ... und« zu ersetzen. Jeder soll sich dabei bemühen, das, was der andere sagt, zu verstärken und ihm nicht zu widersprechen.

Nach einem Monat flattert die Fee wieder über das Haus des Paares und hört, wie sie sich mit gereifter Unbekümmertheit gemeinsam darüber freuen, dass sie ihre Intimität wiedergewonnen haben.

7.4.2 Geben und Vergeben

Das Geben ist eine Form von Bindung, die auf dem Gefühl der *Philia* basiert – einer Leidenschaft, die den Individualismus durch den Utilitarismus ersetzt. Sie lässt den Wunsch nach einer Bindung entstehen und den anderen als konstitutives Element der eigenen Identität erscheinen. Das Geben drückt aus, dass man nicht nur von dem Wunsch motiviert ist zu bekommen, sondern auch durch die Großzügigkeit des Gebens, durch Allianz und Freundschaft, die die soziale Verbindung als ein sich selbst genügendes Ziel festigt.

Das Geben drückt innerhalb eines Paares die soziale und die moralische Beziehung von und zwischen den Partnern aus: Es ist der Wert des wechselseitigen Gebens, innerhalb einer vertrauten Beziehung zu sein. Wer etwas gibt – auch wenn es freiwillig und gratis ist –, verdient, etwas zurückzubekommen. Das ist die anthropologische und universal gültige Regel des Gebens. Ein Geschenk zu bekommen, der Empfänger einer Geste zu sein, die freiwillig und gratis ist, führt zu einem Gefühl der Verpflichtung, lädt zu einer impliziten Struktur des Austauschs ein, die Gemeinschaftssinn hervorbringt.

Das wichtigste Geschenk, das die Partner untereinander austauschen können, ist das mehrfache Vergeben: Man vergibt dem anderen generell, weil er nicht das ist, was wir erträumt haben, oder einfacher, weil er uns hat leiden lassen. Wir vergeben uns selbst, weil wir Illusionen und Ideale kultiviert haben, weil wir die Realität nicht rechtzeitig überprüfen wollten und weil wir den Partner haben leiden lassen.

Das Vergeben ist ein Geben, das den Zorn und das Schuldgefühl überwindet und den Wunsch wiederherstellt, einer Beziehung Beständigkeit zu verleihen. Es verstärkt den Willen, sich nicht von der Person zu trennen, die uns verletzt hat. Vergeben heißt, auf Rache zu verzichten, Vertrauen zurückzugeben und sich gleichzeitig vor einer möglichen weiteren Verletzung zu schützen. Vergeben ist einfacher, wenn derjenige, der schuldig geworden ist, die Verantwortung übernimmt und sich um Wiedergutmachung und um die Änderung des eigenen Verhaltens bemüht.

Das Vergeben wie auch das Geben ist das Symbol eines sozialen Verhaltens und Mittel zur Transformation. Das Vergeben wandelt die alte Verbindung um, gibt ihr eine neue Form, die konkreter und realistischer ist, erneuert die Hoffnung auf gemeinsame Projekte und modifiziert das Bild desjenigen, dem vergeben wurde, und desjenigen, der vergibt.

Vergeben bedeutet jedoch weder eine Amnesie noch eine Amnestie im Hinblick auf die Verletzung. Mit dem Vergeben befreit man sich von der Vergangenheit und lebt in der Gegenwart, mit gewachsenem Bewusstsein, dass man sich gegenseitig wehtun, betrügen oder beleidigen kann. Man lernt, aufmerksamer zu sein, man kann das Herrschaftsgebiet der Illusionen verlassen und lebt im Reich des Möglichen.

Der Friedensrichter

Es war einmal ein Friedensrichter, der jeden Tag den Menschen beisteht, die angeklagt sind, weil sie sich in irgendeiner Form schuldig gemacht haben. Er ruft die Menschen zu sich und lässt sich die von ihnen begangenen Sünden und die ihnen zur Last gelegten und eingestandenen Vergehen erzählen. Der Richter hört sehr aufmerksam zu, weil er sicher sein will, dass er versteht, ob es Vergehen des Denkens oder des Handelns sind, der Achtlosigkeit oder der Oberflächlichkeit, der Fahrlässigkeit oder der bösen Absicht, der Ignoranz oder der Zerstreutheit, ob sie geplant oder zufällig, eine absichtliche Manipulation oder reine Unwissenheit sind.

Wenn der Richter die Natur und die Qualität des Vergehens begriffen hat, fragt er den Angeklagten, was er bereits als Buße abgeleistet hat, um sich vergeben zu lassen. Dies ist in der Regel ein ziemlich dramatischer Moment. Denn wenn der Angeklagte seine Schuld darstellt, benutzt er oft Begriffe, die er von anderen übernommen hat – Details der Anklage aus der Sicht der anderen, die von ihm selbst möglicherweise nicht vollständig anerkannt werden.

Aber wenn der Richter ihm diese Frage stellt, ist die Antwort meist echt und authentisch. Der Angeklagte spürt, dass es endlich jemanden gibt, dem er sein Leiden erzählen kann, das Weinen und die Selbstvorwürfe, das Schuldgefühl und die Gewissenbisse, die ihn seit so langer Zeit quälen. Endlich gibt es jemanden, den er wissen lassen kann, was er alles unternommen hat, um sich vergeben zu lassen und um mit seinem Gewissen Frieden zu schließen. Die Erzählung scheint geradezu endlos. Und wenn der Friedensrichter mit der Antwort zufrieden ist, unterbricht er und fragt: »Glaubst du nicht, dass du nun schon genug Buße geleistet hast?«

7.4.3 Wohlwollen

Vergeben, Verstehen, Empathie und Anerkennung der Charakteristiken des Partners führen dazu, dem anderen wohlwollend gegenüberzutreten. Wir sehen dann bei ihm oder ihr keine Gemeinheit, Bösartigkeit oder negative Absichten. Wir können feststellen, dass die beiden Partner einen vollkommen unterschiedlichen Geschmack haben: Wenn sie gerne ins Theater geht, geht er gern ins Stadion; wenn sie auf eine Beautyfarm möchte, will er ein neues Einkaufszentrum kennenlernen; wenn sie meditieren will, will er diskutieren; wenn sie auf die Form achtet, interessiert er sich ausschließlich für den Inhalt.

Wir können bemerken, dass sie eine harsche Art hat, dass er ihr dagegen keine Geschenke macht, dass er unhöflich ist, dass sie Jahrestage vergisst oder nicht daran denkt, Verspätungen anzukündigen. Wir können aber auch bereit sein, in diesen Verhaltensweisen keine Zeichen von Böswilligkeit, Gemeinheit oder Unehrlichkeit zu lesen.

In der Metapher zur Überwindung einer Krise in einer Paarbeziehung müssen wir die wichtigen Voraussetzungen des Vertrauens und der gegenseitigen Anstrengung vermitteln, die auf dem Beachten erneuerbarer Vereinbarungen beruhen. Durch Wohlwollen kann man die guten Seiten der Beziehung zurückgewinnen und sie mit einem stärkeren Faden zusammennähen. Eine positive Haltung heißt, vergeben zu haben, die Mängel und Fehler des anderen akzeptiert zu haben, es heißt zu glauben, dass das Paar nach der Krise genau dort, wo es am meisten verletzt war, stärker wird, eben weil es die Krise überwunden hat.

Brücken zwischen den Inseln

Es war einmal eine Gruppe von acht Inseln, die durch Brücken verbunden sind. In der Mitte liegt die Insel der Spiritualität, auf der sich Orte des Kultes, der Meditation, Kathedralen, Klöster und Moscheen befinden, und sie ist mit den anderen sieben verbunden. In direkter Nachbarschaft liegt die Insel der Gesundheit, auf der es Beautyfarmen, Thermalbäder und Pflegeheime gibt. Rechts von der Insel der Gesundheit befindet sich die Insel der Erholung mit Schwimmbädern, Stadien sowie Fitnessstudios und links die Insel der Kultur, auf der sich Theater, Museen, Bibliotheken, Galerien konzentrieren. Die Insel der Erholung ist ihrerseits mit der Insel des Kommerzes verbunden, auf der sich die Banken und die Märkte befinden, während die Insel der Kultur mit der Insel der Gerechtigkeit verbunden ist, auf der die Gerichte und Friedensrichter ihren Sitz haben. Zwischen der Insel des Kommerzes und der Insel der Gerechtigkeit gibt es noch zwei andere Inseln, die miteinander verbunden sind. In der Nähe von der Insel der Gerechtigkeit liegt die Insel der Geometrie, auf der gute Schablonen und Formen gesammelt werden, und neben der Insel des Kommerzes liegt die Insel der Wahrscheinlichkeit, auf der Risiko und Zufall zusammenkommen. Jede Insel ist mit den anderen durch große und kleine, enge oder breite Brücken aus Holz oder aus Stahlbeton verbunden.

Eines Tages bemerken die Einwohner, dass die Brücken nicht mehr so solide sind wie früher: Einige sind baufällig, andere gefährlich. Bei einigen sind die Treppen glatt und rutschig, bei anderen haben die Geländer große Lücken, bei wieder anderen sind die Zugseile abgenutzt. Und tatsächlich: Nach und nach geschehen kleine Unfälle. Einer stolpert und verstaucht sich den Fuß, ein anderer rutscht aus und bricht sich den Arm, einer lehnt sich an das Geländer, um ein Erinnerungsfoto zu machen, das Geländer gibt nach, und er fällt ins Meer. Zum Glück ist er ein erfahrener Schwimmer und kann sich retten. An einem anderen Tag reißt ein Zugseil, und die Brücke ist für einige Tage nicht begehbar.

Die Bürger bitten die Stadtverwalter, die Brücken zu reparieren, weil sie zu gefährlich sind. Sie fühlen sich nicht mehr sicher, und jeder ist gezwungen, auf einer einzigen Insel zu bleiben, statt auf andere gehen zu können, um die verschiedenen notwendigen Dinge zu erledigen. Der Bürgermeister begreift, dass er den Einwohnern der Inselgruppe die Möglichkeit zurückgeben muss, der Sicherheit der Brücken zu vertrauen, von einer Insel zur anderen zu gelangen – mit dem Gefühl der Sicherheit, dass bei der Überquerung nichts Gefährliches passiert und jeder die Dienste in Anspruch nehmen kann, die die jeweilige Insel anbietet.

Der Bürgermeister will sichergehen, dass die Brücken diesmal solider gebaut werden. Er ruft den besten Ingenieur und beginnt mit der Rekonstruktion. Der Ingenieur lässt gut gesetzte Pfeiler der Hoffnung bauen, Zement aus eingegangenen Verpflichtungen, gestählt durch eingehaltene Versprechen, und fügt Gerüste mit der Flexibilität von Holz und der Festigkeit von Stahl hinzu. Er belegt die Brücken mit soliden Steinen aus klaren Erwartungen bezüglich der Rollen und der Ziele, dichtet sie ab mit den winzigen Steinchen der Ehrlichkeit von Gedanken, gemischt mit der Kohärenz der Handlungen, und sichert sie durch ein Geländer von gerechten Regeln und mit Zugseilen, die die Spannung von übereilten Urteilen aushalten.

Jetzt werden sich die Bürger darüber klar, dass die Brücken solide sind, sie fühlen sich sicher, wenn sie sie überqueren, und sind überglücklich, den Kontakt mit den anderen Einwohnern aufnehmen und wieder den Aktivitäten nachgehen zu können, die auf die verschiedenen Inseln verteilt sind.

7.4.4 Der Wille, die Krise zu überwinden

Das Paar, das zur Therapie kommt, muss entscheiden, ob es sich trennen oder zusammenbleiben will. Dies ist eine nicht immer leichte, oft quälende Entscheidung, die hin und her schwankt. Die beiden Partner kennen die Vergangenheit gut, aber sie wissen nicht, wie die Zukunft sein kann. Wenn es gute Aussichten gibt, dass das Paar wieder eine gute Beziehung herstellen kann, ist es Aufgabe des Therapeuten, sie sichtbar zu machen und zu verstärken. Wenn jedoch die Beziehung schon dermaßen ruiniert ist, dass sie auch einer minimalen Hoffnung auf Besserung keinen Raum gibt, ist es die Aufgabe des Therapeuten, dem Paar zu helfen, sich auf die bestmögliche Art zu trennen. Aber vorher muss er den Willen zur Überwindung der Krise überprüfen. Er muss verstehen, ob sie bereit sind, sich zu vergeben, bestimmte Positionen zu revidieren, flexibler und toleranter zu werden, sich entgegenzukommen und Verhaltensweisen zu verändern, die den Partner verletzen und beleidigen.

Die Metapher, die für Paare in der Krise kreiert wird, muss den Betroffenen eine korrigierende emotionale Erfahrung anbieten, die ihnen hilft, ein Bewusstsein für sich selbst, den anderen und die Paarbeziehung als eine für sich stehende Entität zu erwerben, die durch die Beteiligung von beiden entsteht. Deswegen kann es nützlich sein, sich mit der Vorstellung vertraut zu machen, wie der Verstand des anderen funktioniert – als Mittel, sich selbst zu verstehen, wie in einem Spiel von Spiegeln, die sich gegenseitig reflektieren. Die Gedanken des anderen zu denken, die Wünsche des anderen zu wünschen und die Gefühle des anderen zu spüren ist eine Möglichkeit, um die Analogien und Unterschiede zu erkennen und sie als wertvollen Reichtum für das persönliche Wohlergehen und das des Paares zu nutzen.

Die Unterschiede zu erkennen heißt zu akzeptieren, dass, wenn einer stärker ist, der andere daraus einen Vorteil ziehen kann: Statt sich unterlegen zu fühlen, statt Angst davor zu haben, kann er sich beschützt fühlen, verteidigt, er kann sich glücklich schätzen, weil jemand so Starkes ihn trotz seiner »Schwäche« gewählt hat.

Der Schneider

Es war einmal ein Schneider, der auf die Reparatur von Kleidungsstücken spezialisiert ist. Er ist ein besonderer, sehr anspruchsvoller Schneider: Er akzeptiert nicht alle Reparaturen, um die er gebeten wird, sondern nur die, die seinen strengen Kriterien standhalten. Sein Kriterium hat als Orientierungspunkt die Taille[1] seiner Kunden. Jede Maßnahme geht von diesem Punkt aus: Er misst die Taille – wie viel ist diesen Klienten die Taille (das Leben) wert – und dann die Entfernung zwischen Taille und den Füßen, dem Kopf und den Händen.

Wenn ihn die Kunden darum bitten, ein Kleidungsstück zu kürzen, zu verlängern, weiter oder enger zu machen, überprüft er, ob sie von ihm verlangen, zu viel oder zu wenig einzugreifen. Die Maßnahme bestimmt er, weil sie einem Ideal von Harmonie entspricht, das er dank sehr komplizierter Berechnungen erstellt hat.

1 Anm. d. Übers.: Im Italienischen wird sowohl für die »Taille« als auch das »Leben« das Wort »vita« benutzt.

Und auch wenn ihn die Kunden bitten, ein Samtgewand zu reparieren, das ausgerissen ist, oder bei dem die Nähte aufgegangen sind, achtet er darauf, ob der Stoff noch haltbar genug ist, dass das Kleidungsstück nach der Reparatur schöner wird: dass man den Riss nicht mehr sieht, dass an seiner Stelle ein Ornament sitzt, welches es noch wertvoller macht.

Bevor er eingreift, schätzt er die Qualität des Stoffes ein: Mit großer Genauigkeit misst er die Quantität und die Qualität der aufgegangenen Nähte und der Risse. Manchmal ist es ihm nämlich passiert, dass nach der Reparatur eines Risses ein weiterer erscheint und dann noch einer und noch einer, sodass er sich zum Schluss eingestehen muss, dass es keinen Sinn hat, das Kleidungsstück zu reparieren, weil der Stoff schon zu dünn geworden ist. Manchmal bemerkt er, dass die Risse durch eine ungeschickte Nutzung erzeugt worden sind, andere Male durch ein zu aggressives Reinigungsmittel, andere Male durch übertriebene Nachlässigkeit.

Dieser Schneider liebt die Kleidungsstücke, die er repariert, so sehr, dass er seinen Kunden Anweisungen gibt, wie sie sie noch lange erhalten können. Vor allem rät er ihnen, Flecken sofort zu entfernen. Wenn sie sofort etwas tun, brauchen sie kein Reinigungsmittel – ein einfaches Auswaschen reicht. Das Gleiche gilt für aufgegangene Nähte und Risse. Er rät, sofort einzugreifen und nicht erst zu warten, bis sich zu viele anhäufen, weil es dann schwieriger sein wird, das Kleidungsstück nicht nur zu reparieren, sondern ihm die Form zu geben, die die Taille am schönsten macht.

7.4.5 Eine neue Allianz

Wenn es einmal sichergestellt ist, dass die Partner den Willen zur Überwindung der Krise haben und sich darum bemühen, die nötigen Veränderungen vorzunehmen, ist es die Aufgabe des Therapeuten, daran zu arbeiten, um zwischen den beiden eine neue Allianz herzustellen, die solider ist als die vorherige – nachdem sie eine Krise überwunden haben.

Die Überwindung einer Krise ist mit einem neuen Pakt sanktioniert und ratifiziert, der die vorgenommenen Veränderungen sowohl beim Individuum als auch beim Paar einbezieht. Er unterstreicht, dass die Vergangenheit sie gelehrt hat, sich anders zu verhalten.

Jetzt können sie, wenn sie wollen, selbstständig und bewusst eine neue Allianz festlegen. Und zu dem neuen Hochzeitsfest sind weder

Illusionen eingeladen, die die vorherige Verbindung geschädigt haben, noch die Anklagen, das Hadern und der Groll, die die alten Zeiten begleitet haben. Die neue Allianz bedankt sich bei den Schmerzen und den Verletzungen, weil sie beide Partner stärker und realistischer gemacht und klare Grenzen gesetzt haben, und weil beide neue Werte entdeckt haben. Jetzt verstehen sie, dass niemand perfekt ist.

Die Hochzeitszeremonie

Es war einmal ein merkwürdiger Priester, der es liebt, Hochzeiten auf seine eigene Weise zu feiern. Er hat genaue Regeln festgelegt, um deren Befolgung sich das Brautpaar bemühen muss. Wenn sie dazu nicht bereit sind, bittet er sie, woanders zu heiraten.

Er will vor allem, dass die Kirche mit Vergissmeinnicht und Glückszweigen geschmückt wird. Und er will, dass die Eheringe aus drei ineinander verschlungenen Ringen bestehen, einer, der an die glücklichen Momente der Vergangenheit erinnert, einer an die Wichtigkeit der Gegenwart und einer an die Anstrengungen der Zukunft.

Darüber hinaus will er, dass die Braut einen Schleier trägt, der ihre gute Absicht durchscheinen lässt, treu zu bleiben, und der Bräutigam eine Weste, auf der ein Panorama rosiger Aussichten abgedruckt ist. Er macht auch Einschränkungen bei der Gästeliste: Die Gäste müssen Verbündete des Paares sein – bereit, die beiden zu verteidigen und ihr Glück zu beschützen.

Während der Zeremonie betont er sein Prinzip, das das Brautpaar dazu auffordert, nach vorn zu schauen auf Zeiten, in denen es schön sein wird zurückzuschauen. Und er beschließt seine Zeremonie wie ein Märchen: »Und sie lebten glücklich und zufrieden, bis ans Ende ihrer Tage.«

8 … und sie wurden kompetenter: Metaphern und Geschichten zur Verbesserung der eigenen Professionalität

Dieses letzte Kapitel präsentiert einige Geschichten, die besonders dazu geeignet sind, Aspekte der beruflichen Identität weiterzuentwickeln, und die hauptsächlich mit der Arbeitswelt im Zusammenhang stehen. Eine Welt, in der die berufliche Identität gegenüber anderen Identitäten den Vorrang hat und in der man damit beschäftigt ist, sowohl technische Spezialkenntnisse in einem bestimmten Einsatzgebiet als auch allgemeine Kompetenzen eines menschlichen Wesens in der Beziehung zu anderen menschlichen Wesen an den Tag zu legen.

Auch in Schulungsräumen hat die Metapher heute eine Daseinsberechtigung und wird nicht mehr als Illegale oder als Schmugglerin betrachtet, die unter der Hand Krümel der Weisheit, Päckchen der Moral, Konzentrate aus billigen Lösungen oder Säckchen mit duftendem Wohlgefühl verkauft. Die Teilnehmer hören sie gerne, sie erwarten eine Einsicht, die den Weg der Veränderung erhellt.

Die Metapher gefällt den Leuten, weil sie den rationalen Anteil des Lehrstoffs konterkariert und der linken Hirnhälfte eine Abwechslung zugesteht, durch die sie für die wenigen Minuten der Erzählung entspannen kann. Sie weckt die rechte Hirnhälfte mit ihrem Vorrat an Erfahrung, Intuition und Neugierde. Sie gefällt, weil sie den Dämon des Widerstands und des Misstrauens verjagt, weil nicht von abstrakten Strukturen gesprochen wird, sondern von Gärtnern, Prinzessinnen und Stachelschweinen, die diese Strukturen ganz konkret nutzen. Und die Zuhörer wissen, dass sich hinter den Erscheinungen von Königen und Königinnen, Prinzen und Prinzessinnen, Bürgermeistern oder Landwirten, Bären oder Stachelschweinen, Astrologen oder Architekten sie selber befinden, ihre Kollegen, ihre Chefs und ihre Freunde. Die Metapher spricht nicht von Firmen, Unternehmen und Büros, sondern von Wäldern, Dörfern oder Klöstern, in denen dieselben Dynamiken ablaufen wie in ihrem Arbeitsumfeld.

Die Metapher findet auch deswegen Gefallen, weil sie oft eine fantasievolle Sprache benutzt, mit einer Einfärbung, die man sofort erkennt. Man hört die Geschichte mit dem wiedererweckten kindlichen Anteil und kontrolliert mit dem erwachsenen Anteil, dass alles mit rechten Dingen zugeht.

Die in den Schulungsräumen benutzte Sprache kann ein wenig technischer als die in therapeutischen Metaphern sein, um nicht zu deutlich in einen Kontext abzugleiten, der mögliche Ablehnungen stimuliert: Der Schulungsraum steht in einem Kontext des Unterrichts, nicht der Therapie. Diese Vorsichtsmaßnahmen sind keine Vorurteile gegenüber den Teilnehmern, sondern ein Ergebnis von Erfahrungen. In manchen Zusammenhängen ist es mir passiert, dass Metaphern als merkwürdige Witze missverstanden wurden, über die man nicht lachen kann, oder als Manipulationsinstrumente, gegen die man sich verteidigen muss. Wenn man in einem Schulungsraum ein Klima des Misstrauens, der Gleichgültigkeit und der Distanzierung wahrnimmt, ist es besser, sie nicht zu erzählen: Sie sollten nur in einem Klima der aufrichtigen Teilnahme und Aufgeschlossenheit eingebracht werden.

Im Schulungsraum können die Metaphern den Standpunkt des Dozenten präsentieren, ohne in Konflikt mit dem der Teilnehmer zu geraten. Sie beschäftigen sich nicht mit der Wahrheit, sondern mit der möglichen Wahrheit. Sie stellen keine unverrückbaren Tatsachen oder ewigen Sicherheiten dar, sondern nur Bruchstücke eines erdachten Lebens mit Anspielungen auf etwas anderes, das die meisten verstehen und die wenigen Widerständigen sich entgehen lassen.

Jedes Thema, das im Schulungsraum behandelt wird, kann Ausgangspunkt für eine Metapher sein – nicht nur, um die Teilnehmer des Kurses zu amüsieren, sondern auch, um ihre Flexibilität und Kreativität zu trainieren. Sie ist eine Form, die zu sprachlicher und relationaler Flexibilität erzieht: Sie trainiert die Fähigkeit, ein und dasselbe Konzept auf verschiedene Art zu präsentieren und die erwachsene Position des Gesprächspartners zu respektieren. Sie ist auch ein Instrument, das dem Ausbilder dazu dient, das behandelte Thema zu vertiefen, es mehr zu seinem zu machen, es zu personalisieren und Standpunkte zu klären. Er kann mit der Metapher seine Sichtweise ausdrücken, indem er sie in seine theoretischen Erklärungen integriert oder sie ihnen gegenüberstellt.

Oft ist es nützlich, den Unterricht mit einer Geschichte zu beginnen, die das vorwegnimmt, was an den folgenden Tagen vertieft werden soll. Die Geschichte, die jetzt folgt, kann zum Beispiel geeignet sein, einen Kurs über das Zuhören einzuleiten.

Das Buch der sieben Weisen

Es waren einmal sieben Weise, die zusammenkommen, um das Buch des Lebens zu schreiben, das jeder Einwohner des Planeten bekommen soll. In dieses Buch wollen die sieben Weisen die nützlichen Kapitel auflisten, wie man glücklich lebt. Jedes Kapitel muss einen wichtigen Aspekt enthalten, den jeder seiner Eingebung folgend auf seine Art entwickeln kann.

Das Buch des Lebens muss alle Aspekte der verschiedenen Phasen des Übergangs enthalten: Abhandlungen über die physiologischen Veränderungen im Leben, das Geborenwerden und das Sterben, das Pflanzen und das Ausreißen, das Töten und das Heilen, das Zerstören und das Aufbauen, das Weinen und Lachen, über Trauer und ausgelassene Freude, über die Umarmung und die Trennung, das Suchen und Verlieren, das Aufheben und Wegschmeißen, das Aufreißen und Zunähen, über die Liebe und den Hass, über Krieg und Frieden.

Die sieben Weisen haben kein Problem damit, einstimmig zu entscheiden, was das erste Kapitel enthalten soll. Das erste beschäftigt sich mit dem Sinn des Lebens, dem Geheimnis der Geburt und der Magie in allem, was wächst. Es handelt von Menschen- und Tierkindern, den Blüten der Pflanzen, und wie es eine Quelle des Glücks sein kann, an der Geburt von etwas Neuem beteiligt zu sein.

Sie sind sich einig, in das zweite Kapitel die Phasen des Übergangs und der Veränderung einzufügen, die jedes Wesen durchläuft. Die Natur hat ihre Jahreszeiten, der Mensch hat seine Lebensphasen: Kindheit, Heranwachsen, Jugend, Reife, Älterwerden, Alter. Jede Lebensphase, jeder Abschnitt des Lebens hat seinen Mechanismus, seine Spielarten seine Aktivitäten, seinen Verhaltenskodex – mit dem, was erlaubt, und dem, was verboten ist.

Im dritten Kapitel beschreiben sie die familiären, sozialen, nationalen und internationalen Verbindungen. Jeder weiß, dass er Teil einer Gruppe ist, jeder definiert sich im Hinblick auf Menschen, die ihm gleichen, und jeder lernt den Wert des Zusammenseins und des gegenseitigen Respekts schätzen und lernt, die Unterschiede zu akzeptieren, die uns einzigartig und gegensätzlich sein lassen.

Das vierte Kapitel unterstreicht die Freude daran, jeden Tag etwas Neues zu lernen, das Behagen, das jeder spürt, wenn er sich auf etwas spezialisiert, Meisterschaft und Kompetenz entwickelt für etwas, das ihn befriedigt und frei macht. Den großen Reichtum, den alle Menschen haben, neue Speisen zu probieren, neue Menschen kennenzulernen, eine neue Kunstfertigkeit zu erreichen, neue Sprachen zu sprechen, ihr Wissens- und Aktivitätsfeld zu erweitern.

Im fünften Kapitel wollen die sieben Weisen auf die Welt der Gefühle eingehen – dieses wunderbare Geheimnis, das das Herz schlagen lässt bei dem Gedanken, den geliebten Menschen zu treffen, das die Beine zittern lässt bei einer Gefahr oder Tränen der Rührung oder solche der Freude heraufbeschwört. Die Gefühle sind treue Begleiter, die helfen, besser zu verstehen, welches die Rechte sind, die verteidigt werden müssen, sie motivieren und treiben dazu an, sich Mühe zu geben, und lassen uns die Beziehung zu anderen Menschen würdigen.

Für das sechste Kapitel scheint es den sieben Weisen unerlässlich, das Thema der Trennungen, der Verluste und der Trauer zu behandeln. Der Tod ist Teil des Lebens, jeden Tag stirbt der Tag und lässt am nächsten Morgen einen neuen entstehen. Nichts in der Natur entsteht für die Ewigkeit, sondern für eine bestimmte Zeit, in der es Transformationen unterliegt und dann stirbt. Zu wissen, dass sich alles verändert und stirbt, lässt uns das wertschätzen, was wir haben, und regt dazu an, es zu beschützen und nicht zu vernachlässigen.

Als der Moment kommt, darüber zu entscheiden, was das siebte Kapitel enthalten soll, beginnen die Weisen zu streiten. Sie können sich nicht über die Vorschläge, die jeder einzelne macht, einigen: Jeder versucht, dem anderen seinen Willen aufzuzwingen. Jeder spricht eher für sich, als dass er mit den anderen kommuniziert. Bald herrscht so ein Chaos, dass man keinen Überblick mehr hat, wer gerade mit wem spricht, warum alle drauflosreden und keiner mehr zuhört. Bis irgendwann – alle zusammen – schweigen.

Da begreifen sie, dass das siebte Kapitel das Thema des Zuhörens behandeln muss – sich selbst zuhören und auch den anderen zuhören, um zu begreifen, was man mitteilt, um mit einem anderen einen Gleichklang herzustellen, ohne dabei den eigenen Gedanken zu verlieren. Ein Zuhören, das Respekt, Wechselseitigkeit und die Regel des Abwechselns einschließt. Es ist vor allem das Verstehen von dem, was die andere Person gerade mitteilt.

Der Urheber einer Metapher wählt aus den vielen möglichen bestimmte Kenntnisse und Referenzmodelle aus und vermittelt diese, ohne zu erwarten, dass die Teilnehmer sie begeistert annehmen, sie sich aneignen oder sie verwenden. Metaphern zu erzählen lässt uns jedoch hoffen, dass die mit den Geschichten ausgesäten Samen die

Macht haben, auf bestimmte träge gewordene Prozesse aufmerksam zu machen, Glocken läuten zu lassen, um die eingeschlafene Liebe zu sich selbst aufzuwecken, Lichter anzuzünden, die einen dunklen Weg erleuchten. Geschichten enthüllen Vorlieben und machen die Werte desjenigen transparent, der sie erzählt.

Der Urheber einer Metapher muss sich jedoch der Willkürlichkeit seiner Sichtweise bewusst sein: Auch wenn er Dozent, Leiter, Lehrkraft oder Kursveranstalter ist, hat er weder das Recht noch die Macht, die Teilnehmer davon zu überzeugen, dass sie ihre Gewohnheiten ändern müssen. Es ist seine Aufgabe, die nötigen Versuche zu machen, ohne Anmaßung, falschen Ehrgeiz, ohne sich aufzudrängen – nicht zuletzt, um mit sich selbst im Reinen zu sein und seine Pflicht erfüllt zu haben: das Mögliche zu tun, damit die Menschen, mit denen er arbeitet, das Beste aus sich herausholen, Lust und Freude daran empfinden, zu leben, zu lieben und zu arbeiten, und dabei ihre gesamte Kompetenz und ihr volles Potenzial ausschöpfen.

Die Geschichten, die ich auf den folgenden Seiten vorstelle, sind für alle Arten von Aus- und Weiterbildungskursen geeignet – gleichgültig, was ihr Thema ist. Sie behandeln in der Tat übergreifende Themen, sie bilden eine Grundlage bei der Arbeit in Seminarräumen und sie repräsentieren eine Metaebene.

Dieses Kapitel ist in sechs Abschnitte unterteilt, von denen jeder einem beruflich relevanten Aspekt und den dazugehörigen Metaphern gewidmet ist. Der erste Abschnitt behandelt das Thema der *Kompetenzen* und der Notwendigkeit, dass jeder Berufstätige über ein seiner Arbeit entsprechendes Instrumentarium von kognitiven und erfahrungsbezogenen Fähigkeiten verfügt. Der zweite präsentiert das Thema des *Lernens* als Faktor einer ständigen Entwicklung, der dritte die *Motivation* als Anreiz, sein Bestes zu geben und Ziele zu erreichen, der vierte behandelt die *zwischenmenschliche Kommunikation* als Modus, wie man mit anderen in Beziehung tritt, der fünfte das *Zeitmanagement* als Möglichkeit, die internen und externen Ressourcen voll auszuschöpfen, und der sechste vermittelt schließlich *Führungsqualität* als Möglichkeit, andere zu beeinflussen.

8.1 Metaphern und Geschichten im Hinblick auf Kompetenzen

Jeder Berufstätige erwirbt ein Repertoire von Kompetenzen, die ihn einzigartig und unersetzbar machen. Es sind allgemeine, spezielle, technische, abgrenzende, verbindende, veraltete, neu aufkommende, rückständige und moderne Kompetenzen, die ihm erlauben, sich dem Bereich zu widmen, der für seine Erwartungen und sein Potenzial am besten geeignet ist. Und jeder Berufstätige weiß, dass es seine Aufgabe ist, seine speziellen Kenntnisse auf dem neuesten Stand zu halten, sie immer wieder zu aktualisieren und zu erweitern.

Als Kompetenzen bezeichnet man gewöhnlicherweise eine von kognitiven, operativen und verhaltensbezogenen Schemata strukturierte Gesamtheit, die ihrerseits in einer Wechselbeziehung zu den Resultaten stehen, die die Person bei ihrer Arbeit im Besonderen und im Leben allgemein erreichen will. Die Kompetenzen kommen bei vielen Gelegenheiten zum Vorschein, in denen das Individuum über sein Verhalten selbstständig entscheidet. In der Tat sind es der Ermessensspielraum und die Entscheidungsfreiheit, die ein Mensch nutzt, die die Wechselwirkung von Ursache und Wirkung, vom Gebrauch bestimmter Fähigkeiten und von dem durch sie erreichten Erfolg sichtbar werden lassen.

Der Urheber einer Metapher im Hinblick auf Kompetenzen kann die Art, wie auf bestimmte Anreize reagiert wird, und die Wirksamkeit der Resultate verdeutlichen. Er kann die Absichten und die Aktionen, um einen Erfolg zu erhalten, zueinander in Beziehung setzen, sowohl in einem vorhersehenden Sinn – ex ante – als auch in einem bewertenden Sinn – ex post.

Je nach dem Hauptthema, das bei einer Fortbildung behandelt wird, kann der Urheber einer Metapher die persönlichen oder speziell technischen Fähigkeiten, die Beziehungsfähigkeit oder die Managerqualitäten hervorheben. Er kann Kompetenzen betonen, die sich mit dem nötigen Anteil von Selbstkontrolle auf die persönliche Wirksamkeit, das Selbstvertrauen und das Selbstwertgefühl beziehen. Er kann einen Akzent auf Selbstbeherrschung setzen oder auf die Entschärfung einer Missstimmung, auf das Kontrollieren von Impulsen oder auf die Möglichkeit, Probleme unterschiedlich auszudrücken oder mit negativen Impulsen und Gefühlen wirksam umzugehen.

Es können auch allgemeine kognitive Erkenntnisse hervorgehoben werden, die Bedeutung, Experte in seinem Fachgebiet zu werden, spezielle Bereiche und Argumente zu kennen, die einen in die Lage versetzen, eine bestimmte intellektuelle Aufgabe zu bewältigen, sie mit Gebrauch des analytischen und konzeptionellen Denkens zu kombinieren, mit der Fähigkeit zu abstrahieren und zusammenzufassen und dabei bequemen Verallgemeinerungen zuvorzukommen.

Wer eine Metapher zum Thema Kompetenzen entwickelt, kann die technischen Fähigkeiten betonen, die die Realisation einer selbst oder fremd gestellten Aufgabe erfordert: vom Ergreifen der Initiative bis zur Suche nach den nötigen Informationen, von Ergebnisorientierung bis zum aufmerksamen Überprüfen der gestellten Aufgabe, der Qualität und der Genauigkeit des Endergebnisses.

Wenn die Weiterbildung sich an Fachleute aus dem Gesundheitswesen und der Pflege richtet, kann das Gewicht auf Unterstützung und Hilfsbereitschaft gelegt werden – mit den Korrelaten der zwischenmenschlichen Sensibilität, der Fähigkeit zuzuhören, der Empathie und der Orientierung hin zum Patienten.

Wenn der Schwerpunkt des Kurses auf Beziehungskompetenzen liegt, kann der Urheber einer Metapher die Fähigkeiten zur Schaffung und zum Erhalt von Beziehungen betonen. Er kann auch das Gewicht auf die Teamarbeit legen oder darauf, wie man Führungsqualitäten entfaltet, wie man Befehle erteilt oder formale Macht positiv einsetzt, wie das Potenzial zur Überredung und zur Beeinflussung entwickelt wird, wie man Ressourcen stimuliert, wie sich die Kompetenzen der Mitarbeiter und Kollegen trainieren lassen.

Der beste Kunstschreiner

Es war einmal ein Herr, der einen guten Kunstschreiner sucht. Er geht also in die Stadt der Schreiner und informiert sich darüber, wer der beste ist. Alle sind sich darüber einig, ihm Marco zu empfehlen, und jeder schreibt ihm eine andere Fähigkeit zu. Einer hält ihn für den Besten, weil er seine Arbeit mit Leidenschaft betreibt: Es sieht so aus, als mache er es nicht um des Geldes willen, sondern weil ihm die Arbeit an sich gefällt. Ein anderer nennt seine Zuverlässigkeit: Wenn er eine Arbeit annimmt, kannst du sicher sein, dass er sie ausführt. Ein Dritter betont seine Kreativität: Jede seiner Arbeiten unterscheidet sich von den anderen, er weiß, die Bedürfnisse seiner Kunden zu befriedigen. Ein Vierter stellt seine Kompetenz heraus: Er weiß wie kein anderer, wie man das Holz behandeln muss, er bringt dessen versteckte Qualitäten zum Vorschein. Ein Fünfter beschreibt seine Präzision: Seine Arbeiten sind akkurat und gleichzeitig schlicht, es gibt niemals etwas zu beanstanden.

Also geht der Herr zu Marco. Er findet ihn bei der Arbeit in seiner Werkstatt. Der Herr fragt ihn, was er gerade mache, und Marco antwortet, dass er den Traum eines Kunden verwirkliche. »Und wie realisierst du ihn?«, fragt der Herr. »Mit der Kraft des Verstandes, der Geschicklichkeit der Hände und dem Blick des Herzens.« »Und wann merkst du, dass du das erreicht hast?« »Wenn mir das Holz sagt: Ich habe dir alles gegeben, was ich dir geben konnte, jetzt kannst du dich ausruhen gehen«, antwortet Marco. Der Herr begreift, dass er den für ihn richtigen Kunstschreiner gefunden hat.

Der König und der Ruderer

Es war einmal ein König, der an Bord seiner Galeere mit seinem Hofstaat nach Hause zurückkehrt. Es ist Nachmittag, es ist warm und der König und seine Berater gönnen sich ein erholsames Nickerchen. Aber der König kann nicht einschlafen. Er denkt ständig an die wichtigen Entscheidungen, die er treffen muss. In diesem Zustand des Halbschlafes hört er einen Ruderer, der zu seinem Kameraden sagt: »Das ist nicht gerecht. Wir sitzen hier unter der brennenden Sonne und müssen rudern, während der König und seine Berater sich im Schatten ausruhen. Was haben sie, was anders ist als bei uns? Wir sind in allem gleich. Wir haben zwei Arme, zwei Beine und einen Kopf. Aber nur wir sind es, die hier schwitzen, und sie tun nichts.« Den König macht die Einschätzung des Ruderers betroffen, aber er sagt nichts.

Die Reise geht weiter, bis das Schiff den Hafen erreicht. Als sie gerade dabei sind anzulegen, hört der König viel Geschrei, ohne dass er ausmachen kann, woher es kommt. Er ruft also den Ruderer, der jene Bemerkung gemacht hatte, und sagt ihm, er solle nachsehen, was passiert sei.

Nach wenigen Minuten kommt der Ruderer zurück und sagt, es gebe eine Hochzeit. Der König fragt: »Wer heiratet?« »Ich weiß es nicht«, sagt der Ruderer. »Geh fragen«, sagt der König.

Der Ruderer geht, kommt nach kurzer Zeit zurück und sagt, dass die Tochter des Bäckers den Sohn des Müllers heirate.

»Und warum machen sie so viel Radau?« »Ich weiß es nicht«, antwortet der Ruderer. »Geh fragen«, sagt der König.

Der Ruderer geht, kommt nach einer Weile zurück und sagt, dass der Lärm vom Singen und Tanzen herrührt, weil die beiden Familien früher Feinde gewesen wären und es jetzt nicht mehr seien. »Und warum waren sie denn Feinde?«, fragt der König. »Ich weiß es nicht«, antwortet der Ruderer, sichtbar müde vom Hin- und Herrennen und davon, dass er auf die merkwürdigen Fragen des Königs keine Antwort weiß. Der König ahnt die Erschöpfung des Ruderers, bedankt sich bei ihm und sagt ihm, er solle sich ausruhen gehen. Er weckt seinen Berater und sagt ihm: »Geh nachschauen, was die Ursache für diesen Radau ist.«

Der Berater des Königs geht und kommt nach wenigen Minuten zurück und sagt, dass das gesamte Dorf an dem Frieden Anteil nehme, der zwischen dem reichen Müller und dem armen Bäcker zustande gekommen sei, weil ihre Kinder heiraten. Sie seien wegen alter Missverständnisse immer im Streit gewesen, aber jetzt, da ihre Kinder sich lieben, haben sie beschlossen, ihre Kräfte zu vereinen. »Jetzt ist das ganze Dorf im Festrausch, und wenn wir wollen, sind wir eingeladen mitzufeiern.«

Der König bedankt sich bei seinem Berater. Dann geht er zum Ruderer und sagt leise zu ihm: »Hast du jetzt verstanden, warum er Berater und du Ruderer bist?«

Der alte Menschenkenner

Es war einmal ein alter Mann, dessen Beruf es ist, aus verschiedenen Bewerbern für einen bestimmten Posten den besten auszuwählen. Nun ist er kurz davor, in Rente zu gehen. Seine letzte Auswahl besteht darin herauszufinden, wer seinen Posten einnehmen soll. Es ist eine Aufgabe, die ein bisschen anders als gewohnt ist, sie erfordert eine besondere Aufmerksamkeit. Er ruft die Person, die er im Auge hat, und teilt ihr mit, dass er sie als seinen Nachfolger gewählt hat. Der junge Mann fühlt sich geehrt, aber er ist erstaunt und fragt: »Ich fühle mich geschmeichelt, dass du mich ausgewählt hast, aber ich habe noch so viel zu lernen. Bitte hilf mir, gib mir ein paar Ratschläge.«

Der alte Auswähler sagt: »Es ist ganz einfach: Du brauchst nur einige Dinge bei der Person, die du auswählst, zu beachten: die Hände, die Augen, die Ohren, die Füße und den Kopf.« Der junge Mann versteht nicht, und der Alte fügt hinzu: »Schau dir die Hände an und achte darauf, ob sie offen bleiben, um eine Gelegenheit beim Schopf zu packen, ob sie kräftig genug sind, sich zu schließen, um eine Situation im Griff zu behalten, und ob sie stark genug sind, das fallen zu lassen, was es nicht wert ist, festgehalten zu werden.

Der junge Mann versteht das, was der Auswähler ihm sagen will, und ist bereit, noch mehr zu hören. »Schau dir die Augen deiner Gesprächspartner genau an. Schau dir an, ob sie den Unterschied zwischen Sehen und Schauen kennen, ob sie in der Lage sind, aus der Nähe und aus der Ferne zu beobachten, den Teil im Ganzen und das Ganze in jedem einzelnen Teil, ob sie den Blickwinkel wechseln können, und vor allem, ob sie das sehen, was sie eigentlich gar nicht sehen können.«

Der junge Mann sieht nach vorn mit einem Blick, der in die Ferne schaut, während er sich fragt, wie es möglich ist, all diese Aspekte in einem Blick zu erkennen. Als der Auswähler sieht, dass der junge Mann zu Ende gedacht hat, fährt er fort: »Schau die Ohren an, sie dürfen nicht zu groß sein, nicht zu weit offen, sodass sie nur den von außen kommenden Stimmen zuhören, und nicht zu weit geschlossen, sodass sie nur die inneren Stimmen vernehmen. Es müssen Ohren sein, die den inneren und den äußeren Stimmen abwechselnd zuhören können, die in der Lage sind, die Musik hinter den Worten zu erlauschen, die sich auf Nuancen einstellen, in die Stille hineinhorchen, das nicht Gesagte erhaschen und von den Lippen das Unsagbare ablesen können.« Der junge Mann scheint die Absicht zu haben, zuzuhören und den äußeren Dialog mit dem inneren in Gleichklang zu bringen.

»Schau dir die Balance zwischen Füßen und Kopf an«, setzt der Auswähler hinzu. »Die Füße müssen fest auf dem Boden stehen, und der Kopf muss gut aufgerichtet sein – mit dem Blick nach vorn. Es ist die parallele Linie zwischen Füßen und Kopf, die Gleichgewicht, Festigkeit und Selbstkontrolle anzeigt. Ein Mensch, der mit den Füßen auf dem Boden steht und den Blick geradeaus richtet, kann die Realität mit den Erwartungen aus seinen Idealen kombinieren. Ein Mensch, der den Kopf nach vorn neigt, kann zu impulsiv sein – einer, der sich kopfüber in verschiedene Situationen stürzt, ohne zuvor Sinn und Zweck einzuschätzen. Ein Mensch mit zurückgeneigtem Kopf kann ein wenig ängstlich sein, zu grüblerisch, gebremst durch das Gewicht seiner Gedanken. Das Ideale für diese Arbeit ist ein Mensch mit den Füßen auf dem Boden, dem Kopf auf den Schultern und dem Blick nach vorn.«

Der alte Auswähler hat seine Ausführungen beendet. Er hat nichts mehr hinzuzufügen und wünscht dem jungen Mann eine gute Arbeit. Während der sich entfernt, fragt er sich, ob er die Eigenschaften besitzt, die von dem Alten aufgezählt worden sind. Er schaut seine Hände an und sie scheinen ihm in der Lage zu sein, etwas zu ergreifen und von etwas abzulassen, mit den Augen des Verstandes sieht er die Wichtigkeit zuzuhören und zu beobachten. Noch bevor der Alte ihn ruft, dreht er sich mit dem Kopf so zu ihm um, dass sein Kopf mit den Füßen auf einer Ebene gerade ausgerichtet ist. Der Alte fügt hinzu: »Ich habe vergessen, dir noch etwas Wichtiges zu sagen.« Der junge Mann ist ganz Ohr. »Ich habe vergessen, dir zu sagen, dass jeder am Ende, wenn er den Kandidaten auswählt, dem Rhythmus des eigenen Herzschlags folgt.«

8.2 Metaphern und Geschichten für das Lernen

Lernen ist ein Prozess der Selbstorganisation von Wissen, der eine relativ stabile Veränderung der Handlungsfähigkeit des Betroffenen bewirkt. Die Veränderung kann durch neu erlangtes Wissen stimuliert werden oder durch signifikante Erfahrungen und das Nachdenken über diese. Wer in der Position eines Lernenden ist, hat schon einen weitgehenden Grad der inneren Reife erreicht, er zählt auf die vorausgegangenen Lernerfahrungen und sieht die Schwierigkeiten voraus, auf die er bei der Anwendung des neu Erlernten treffen könnte.

Der Urheber einer Metapher für das Lernen kann Zweifel schüren, Unruhe stiften und den Prozess der kognitiven, strategischen und kulturellen Umstrukturierung stimulieren, der für jegliches Lernen notwendig ist. Er sollte dabei die Vermutungen, Darstellungen, Behauptungen und Erklärungen der Lernenden als Basis benutzen, auf die er das neue Wissen stützt.

Er weiß, wie man lernt zu lernen, er weiß die Informationen zu nutzen, um einen Lernkontext herzustellen und Zusammenhänge zu erläutern, deren wertvollste Ressource die Erfahrungen der Schüler sind: Diese müssen in dem Bewusstsein anerkannt, geschätzt und bewertet werden, dass man niemandem direkt etwas beibringen, sondern ihm nur das Lernen erleichtern kann.

Der Urheber von Metaphern für das Lernen sollte berücksichtigen, dass Erwachsene sehr selektiv sind und das leichter lernen, was sie mit der Pflege und dem Wachstum ihrer Persönlichkeit auf privater oder beruflicher Ebene direkt in Verbindung bringen, und dass sie sich vor allem für die Anwendung des Gelernten interessieren. Er muss auch Rücksicht auf jene Teilnehmer nehmen, die sich in dem augenblicklichen Kontext, für diesen bestimmten Zeitraum und unter diesen zufälligen Umständen in einer zeitweiligen Position der Unterlegenheit befinden.

Der Urheber von Metaphern für das Lernen weiß, dass Erwachsene ein tiefes, psychologisches Bedürfnis nach Autonomie haben und als verantwortlich für ihr Lernen angesehen werden wollen. Sie strengen sich an, wenn sie einen praktischen Sinn in dem sehen, was ihnen vorgeschlagen wird. Der Erzähler der Geschichte lässt ihnen die Freude daran, über die Voraussetzungen des Wissens an sich und dessen Anwendung in einer Metapher nachzudenken, die dabei hilft, logisches Denken, Vorgehensweisen und Kompetenzen zu erlernen, die für die Recherche, das Entdecken und Erneuern nützlich sind. Daten, Fakten und eine starres, kodifiziertes Wissenskorsett sind dabei unwichtig, sie werden sehr bald überholt sein, während die Metaphern helfen, sich effizient in neuen Bereichen zu bewegen, oder diese Bereiche sogar auf rationale Weise selbst entstehen lassen.

Hier sind einige Geschichten zum Thema Lernen.

Die Wahl des Meisters

Es war einmal eine Gruppe von jungen Leuten, die sich in ein Kloster begeben, um einen alten Meister aufzusuchen, dessen Schüler sie werden wollen. Der Meister ist alt und müde, er hat keine große Lust mehr zu lehren. Als ihm die jungen Leute ihre Bitte vortragen, sagt er, dass er nur bereit sei, sie zu nehmen, wenn sie ihrerseits bereit seien, alle vorausgegangenen Lehren und alle Lehrer zu vergessen. Bei ihm müssten sie alles bisherige Wissen ablegen und sozusagen zu einer Tabula rasa werden. Er fügt hinzu, dass er noch einmal eine Nacht darüber nachdenke und ihnen am nächsten Tag die Antwort gebe.

Die jungen Leute besprechen die Forderung des Meisters: Einige sagen, dass er anmaßend sei; andere, er sei sich bewusst, dass sein Unterricht mehr wert sei als der von anderen; andere meinen, es handele sich um eine feste Regel dieses Klosters, wieder andere vermuten, der Meister wolle sicher sein, dass es keine Missverständnisse oder

Konflikte zwischen verschiedenen Schulen und verschiedenen Theorien gebe und dass er seine eigene durchsetzen wolle.

Am nächsten Tag erscheinen die jungen Leute beim Treffen mit dem alten Meister, und als er ihnen die Frage stellt, wer bereit ist, seine Bedingungen zu akzeptieren, heben alle, ohne zu zögern, die Hand – bis auf einen.

Der Meister wendet sich an den jungen Mann und fragt ihn: »Du also willst meine Lehren nicht?« Der junge Mann senkt den Kopf ein wenig und sagt: »Ich bin von sehr weit her gekommen, weil ich viel von deinen Lehren halte. Aber ich kann das, was du forderst, nicht tun. Ich kann meine bisherigen Lehrer nicht vergessen, weil sie geholfen haben, das zu werden, was ich heute bin. Ich kann das nicht vergessen, was ich von meinen guten Lehrern gelernt habe, weil ich das, was ich heute bin, ihren Lehren verdanke.«

Der Meister sagt zu den anderen jungen Leuten, dass sie nach Hause gehen sollen. Der Einzige, der bleiben kann, ist derjenige, der begreift, dass jedes neue Lernen auf dem vorherigen Wissen aufbaut.

Einen Pfeil bauen

Es war einmal ein indianisches Dorf, in dem die Jugendlichen jedes Jahr an einem Initiationsritus teilnehmen. Jeder Jugendliche muss seine Familie verlassen, um eine Zeit lang in Einsamkeit zu leben und seine eigenen intuitiven Kenntnisse wiederzuerlangen.

In diesem Jahr wird den Jugendlichen die Aufgabe gestellt, einen Pfeil zu bauen. Sie gehen in den Wald, um das Holz für den Pfeil zu suchen. Und instinktiv wissen sie, dass das Holz nicht zu trocken sein darf, denn sonst bricht es zu leicht, aber auch nicht zu frisch, sonst hält es der Kraft des Windes nicht stand. Als sie das geeignete Holz gefunden haben, bringen sie es in ihr Zelt, um es zu glätten: Sie wollen nämlich, dass es glänzend und blank ist – schön anzusehen und angenehm anzufassen.

Als sie diesen Arbeitsschritt abgeschlossen haben, kehren sie in den Wald zurück, um den Stein zu suchen, aus dem sie die Pfeilspitze herstellen wollen. Und auch hier können sie instinktiv erkennen, welcher für sie am besten geeignet ist. Er darf nicht zu spröde sein, denn sonst fällt er sofort auseinander, und auch nicht zu hart, sonst haben sie Mühe, die Spitze zu feilen. Als sie den passenden Stein gefunden haben, kehren sie in ihr Zelt zurück, um aus ihm die Pfeilspitze zu schleifen und sie am Holz zu befestigen.

Jetzt müssen sie nur noch die Federn anbringen, die nicht nur die Funktion haben, die Flugbahn zu halten, sondern auch als Ornament dienen. Während sie die erstgenannte Funktion immer im Auge behalten, können sie sich in aller Ruhe der zweiten widmen. Hier gestaltet jeder Jugendliche seinen Pfeil nach seinem ganz persönlichen Geschmack. Einige wählen die schwarzen Federn eines Raben, andere die bunten der Fasane, wieder andere die grauen des Truthahns, die sie dann mit ihren Lieblingsfarben bemalen.

Der Pfeil ist jetzt fertig, und jeder Jugendliche präsentiert sich mit seinem Meisterwerk vor dem Häuptling des Dorfes. Der große Häuptling lobt sie und sagt, dass sie jetzt, da sie bewiesen haben, dass sie einen Pfeil bauen können, in der Lage sind, alle Pfeile zu bauen, die sie brauchen. Und um dem Ritus noch mehr Gewicht zu verleihen, lädt der große Indianerhäuptling, der Häuptling aller Jäger, die Jugendlichen in sein Zelt ein.

Die Jugendlichen sind neugierig, sie haben niemals vorher das Zelt des großen indianischen Häuptlings betreten und sie schauen sich um, um das eine oder andere Geheimnis zu erhaschen. Und schon beim Eintreten bemerken sie, dass der Häuptling in einer Ecke Holzstücke, Steine und Federn aufbewahrt – also die Materialien, um neue Pfeile zu bauen. Aber er hat auch viele Köcher, gefüllt mit vielen in Farbe und Größe unterschiedlichen Pfeilen. Es gibt Pfeile für die Büffeljagd, Pfeile für die Kaninchenjagd und Pfeile für die Vogeljagd. Und als der Häuptling die Bewunderung der Jugendlichen für die Vielfalt der Pfeile, die er zur Verfügung hat, bemerkt, sagt er scherzend: »Wenn ihr auf Büffeljagd geht, denkt daran, die richtigen Pfeile mitzunehmen, andernfalls kitzelt ihr ihn nur, und wenn ihr auf Vogeljagd geht, gebt darauf acht, sie nicht mit zu großen Pfeilen zu zerschmettern.«

Die jungen Indianer verstehen die Botschaft und sind jetzt bereit, in ihre Zelte zurückzukehren. Aber der Jüngste und Furchtloseste der Gruppe ist neugierig und hat noch eine Frage: »Warum bist du der große Häuptling? Warum haben sie dich statt einen von unseren Eltern gewählt, was hast du, was anders ist, was ist das Geheimnis eines großen Jägers?« Und der Häuptling antwortet nach einer langen Pause:

»Das Geheimnis eines guten Jägers ist es, immer noch einen Pfeil mehr im Köcher zu haben.«

Der Holzfäller

Es war einmal ein Holzfäller, der wollte den riesigen Wald kennenlernen, der sein Haus umgibt. Er beginnt damit, sich die Gegend direkt um sein Haus herum einzuprägen, und jedes Mal, wenn er sich entfernt, versichert er sich, dass es ihm gelingt, den Rückweg zu finden. Er betritt den Wald nicht, wenn er nicht sicher ist, dass er zurückkehren kann. Auf diese Weise kennt er mit der Zeit alle Geheimnisse des Waldes und entdeckt die versteckten Bereiche, wo die schönsten Bäume zu finden sind.

Das weckt die Neugierde eines anderen Holzfällers, der ebenfalls den Ort entdecken will, wo es die schönsten Bäume gibt. Deswegen folgt er ihm eines Tages heimlich. Der erste Holzfäller macht sich in den Wald auf, und nachdem er genug gearbeitet hat, geht er. Derjenige, der ihm gefolgt ist, bleibt noch ein wenig, fasziniert von der Vielzahl und Qualität der Bäume, die es hier so tief im Wald gibt. Als es schon fast dunkel ist und an der Zeit, nach Hause zurückzukehren, wird ihm klar, dass er den Rückweg nicht kennt und gezwungen ist, die Nacht dort zu verbringen.

8.3 Metaphern und Geschichten zur Motivation

Metaphorische Geschichten zur Motivation kann man entweder mit dem Ziel erzählen, konkret das Konzept zu erklären, oder dazu, die Teilnehmer zu einer größeren Motivation zu stimulieren. Die Elemente für die Konstruktion einer solchen Metapher sind diejenigen, die einen Prozess der Motivation beschreiben. Sie stellen die nötige Anstrengung, das angestrebte Ziel, die aus ihm erwachsende Belohnung und die Wechselbeziehung zwischen Anstrengung, Belohnung und subjektiver Zufriedenheit dar. Das Wort Motivation hat dieselbe Wurzel wie das Wort Emotion – *movere* – und zeigt Bewegung und Richtung an, die die Wahrnehmungen lenken und den Handlungen Form geben. Motivation ist eine Mischung aus affektiver Handlungsbereitschaft und kognitiver Antizipation, ein Anstoß, der den Alternativen möglicher Handlungen eine Orientierung gibt.

Der Urheber einer Metapher zur Motivation kann darlegen, dass der Handlungsanreiz, um ein gewünschtes Resultat zu erhalten, auch die Vorstellung der Zufriedenheit enthält, die man durch die Ausführung einer bestimmten Handlung zu erreichen meint. Er kann den Mechanismus zeigen, der einen dazu anspornt, sich auf diese statt auf eine andere Weise zu verhalten. Er kann den Grad der Handlungsbereitschaft, die Richtung, die Intensität, Dauer und die ethische Orientierung der Handlungen vorgeben.

Er kann Geschichten mit Figuren kreieren, die beim Auswahlprozess folgende Faktoren einkalkulieren: die Stärke und die Wichtigkeit des Bedürfnisses, die Erwartungen an den Ausgang und die Nützlichkeit eines präzisen Verhaltens als Mittel, das gewünschte Ziel zu erreichen. Er kann sowohl einen konkreten Erfolg beschreiben als auch die Zufriedenheit als inneres Gefühl, das von der Gratifikation bestimmt wird oder von dem, was der Protagonist der Geschichte zu gewinnen glaubt.

Der Urheber von Metaphern zur Motivation kann Figuren erfinden, die sich gegenüber anderen Menschen und Dingen, gegenüber der Arbeit, der Welt und dem Leben ohne unnötige Ängstlichkeit ganz offen verhalten. Wer motiviert ist, ist nicht gegen Ängste desensibilisiert, sondern er ist aktiv und proaktiv und will sich verbessern, um etwas für sich und andere zu realisieren. Er traut sich die Herausforderung zu, Energie für ein als erreichbar angesehenes Ziel aufzuwenden.

Als Urheber von Metaphern kann man betonen, dass die Motivation die Initiative desjenigen in Gang setzt, der handelt, bevor er von den Ereignissen, den Umständen oder anderen Menschen dazu gezwungen wird. Die Vernunft kalkuliert die Risiken ein, der Optimismus ergreift die Gelegenheit, damit Misserfolge und Hindernisse mit Leichtigkeit überwunden werden können. So kann der Betroffene seinen Weg entschlossen fortsetzen und das zu Ende führen, was er begonnen hat.

Hier sind einige Geschichten zur Motivation.

Der Prior und der Rabbiner

Es war einmal ein sichtbar vernachlässigtes Kloster. Die Mönche, die dort wohnen, haben keine große Lust mehr zu arbeiten, zu beten oder sich die Zeit mit Spielen zu vertreiben. Etwas in ihnen ist erloschen und niemand tut etwas, um diesen Zustand zu ändern. Eines Tages verlässt der Prior das Kloster – mit der Absicht, in der Stadt seinen

Jugendfreund zu treffen, der jetzt Rabbiner geworden ist. Zwischen den beiden hat immer eine herzliche Beziehung bestanden, und sie treffen sich gern.

Erst fragen sie einander, wie es den jeweiligen Eltern, Verwandten und gemeinsamen Freunden geht, dann erinnern sie sich an nette Begebenheiten aus ihrer Kindheit und schließlich beginnen sie, langsam und mit viel Taktgefühl über die Gegenwart zu sprechen – wie es ihnen geht und wie die Dinge so laufen.

Da er weiß, dass er sich auf ihn verlassen kann, vertraut der Prior dem Freund seinen Kummer und seine Besorgnis über die Nachlässigkeit an, die in seinem Kloster herrscht. Er sagt ihm, dass es ein bisschen so sei, als wenn alle, er selbst eingeschlossen, den Glauben an den Sinn ihrer Mission verloren hätten. Bei diesen Worten zeigt sich der Rabbiner überrascht und sagt: »Merkwürdig, denn ich habe gehört, dass sich im Inneren deines Klosters der Messias versteckt.« Sie wechseln das Gesprächsthema, reden über ihre Verpflichtungen und Projekte. Als der Abend kommt, verabschieden sich die beiden Jugendfreunde und hoffen, sich bald wieder zu sehen.

Auf dem Rückweg denkt der Prior über das Treffen mit dem Freund nach und irgendwann erinnert er sich an die Geschichte von dem Messias und fragt sich: »Wer weiß, was er damit sagen wollte?« Und während er einen Sinn sucht, denkt er: »Und wer könnte es sein? Pater Tischler, dem es trotz seines Alters gelingt, bequeme Stühle, solide Tische und bequeme Betten für jeden von uns zu bauen? Oder vielleicht ist es Pater Maurer, der, wenn auch langsam, in seinem Tempo und seinem Rhythmus die Risse und Löcher in den Mauern und die Schindeln auf dem Dach repariert. Oder es ist vielleicht Pater Koch, der, obwohl die Produkte aus dem Garten nicht optimal sind, jeden Tag für uns alle etwas zu essen zubereitet. Oder es ist Pater Gärtner, dem es trotz der schlechten Erde, der Unwetter und sonstiger Unwägbarkeiten gelingt, Kartoffeln, Zucchini, Tomaten und Auberginen anzubauen.

Nachdem er alle im Kloster wohnenden Pater aufgezählt hat, erkennt er, dass der einzige, den er noch nicht genannt hat, er selbst ist. Und er fängt an, darüber nachzudenken, welche guten Gründe es dafür geben könnte, dass auch er der zukünftige Messias sein könnte. In diese Gedanken vertieft kommt er am Kloster an.

Die Mönche sind neugierig darauf, sich erzählen zu lassen, wie der Besuch bei dem Rabbiner war – schon allein, um ein wenig Zerstreuung von der alltäglichen Routine zu haben. Der Prior erzählt die

Neuigkeiten und fügt dann diese merkwürdige Geschichte von dem Messias hinzu, der sich im Kloster versteckt.

Die Mönche verabschieden sich, jeder geht zum Schlafen in seine Zelle. Jeder Einzelne denkt bei sich darüber nach, auf was der Rabbiner wohl angespielt hat, was es heißen kann, dass sich im Kloster der Messias versteckt. Und jeder fragt sich, wer es sein könnte, und alle finden gute Gründe dafür, dass es jeder sein könnte. Und jeder kommt zu dem Schluss, auch in sich selbst einen möglichen und plausiblen Messias zu sehen.

Am nächsten Morgen wacht jeder mit guter Laune und voller Energie auf und fängt mit Eifer an, zu arbeiten und Dinge zu tun, die schon wer weiß wie lange liegen geblieben sind. Wenn ein Mönch einen anderen trifft, bleibt er stehen, um ein bisschen zu plaudern. Er fragt, wie es geht, wie der andere geschlafen hat und ob er Hilfe braucht. Innerhalb weniger Tage entdecken die Mönche die Freude wieder, allein oder gemeinsam zu arbeiten, sich gegenseitig zu helfen, Ideen, Meinungen und Ratschläge auszutauschen. Und sie entdecken, dass die Zufriedenheit über die gewonnenen Resultate, ihnen die Freude am Spielen zurückbringt. So organisieren sie Tischtennis-, Fußball- oder Kartenspiele, sie amüsieren sich, lachen und lassen Beine, Seele, Herz und Hirn baumeln.

Es vergeht einige Zeit. Der Maurer hat die Risse ausgebessert und die Mauern von außen und innen neu gestrichen, der Tischler hat das Tor repariert, der Gärtner den Gemüse- und Blumengarten neu angeordnet und die Bäume beschnitten, auch der Koch ist kreativer geworden.

Jetzt steht das Tor zum Kloster offen, und die Leute, die vorbeigehen, sehen, wie die Mönche heiter ihren Beschäftigungen nachgehen. Aus der Küche kommen angenehme Gerüche, die die Menschen dazu einladen einzutreten, das Kloster zu besichtigen, und nach diesen Besuchen entscheidet der eine oder andere zu bleiben und ebenfalls Mönch in dieser Bruderschaft zu werden, in der jeder sich selbst und den anderen respektiert und wo jeder die Zeit zum Arbeiten und zum Spielen findet.

Der Marmorsteinbruch

Es war einmal ein Wissenschaftler, der eine Untersuchung zur Motivation von Arbeitern in einem Marmorsteinbruch durchführt. Er stellt zwei einfache Fragen: Was machen sie und was gefällt ihnen an der Arbeit, die sie machen?

Er geht zu einem großen, kräftig gebauten Mann und fragt ihn, worin seine Arbeit bestehe. Und dieser antwortet, seine Arbeit bestehe darin, die Steine von hier nach **dort** zubringen, und er zeigt in eine ganz bestimmte Richtung. »Und was gefällt dir am besten an deiner Arbeit?«, fragt der Wissenschaftler weiter. Der Arbeiter antwortet, dass ihm die körperliche Aktivität am meisten gefällt, das ständige Training seiner Muskeln und dass er den ganzen Tag draußen ist. Das gibt ihm das Gefühl, gesund zu sein, und macht seinen Körper stark und beweglich.

Der Wissenschaftler bedankt sich und interviewt einen anderen Arbeiter, der ihm antwortet, seine Arbeit bestünde darin, Steine von hier nach **dort** zu bringen, und er zeigt dieselbe Richtung an wie der vorher Befragte. Auf die Frage, was ihm am besten gefalle, antwortet er, er tue das, was ihm sein Chef sagt. Sein Chef vertraut ihm, er vertraut seinem Chef. Wenn er also seine Pflicht getan hat und sein Chef mit dem Resultat zufrieden ist, ist er es auch.

Der Wissenschaftler bedankt sich, geht zu einem Dritten und stellt ihm die gleichen Fragen: Auf die erste antwortet dieser genauso wie die anderen, auf die zweite sagt er mit einem angedeuteten Lächeln und leuchtenden Augen, dass er arbeite, um seinen Kindern das Studium zu ermöglichen. Seine Arbeit ist anstrengend, und er kommt langsam in ein gewisses Alter, sodass ihm die körperliche Anstrengung schwerfällt. Es gelingt ihm, die Mühen zu ertragen, weil er weiß, dass diese Arbeit es ihm ermöglicht, seinen Kindern das zu geben, was sie verdienen, und dass sie ihnen erlaubt, zu studieren und eine bessere Arbeit zu finden.

Der Wissenschaftler bedankt sich und geht zu einem anderen, der gerade dabei ist, etwas abzumessen. Der Wissenschaftler fragt ihn, was er mache, und er sagt, er messe aus, was die beste Methode ist, den Stein anzuheben und ihn von hier nach **dort** zu transportieren, welche die beste Körperhaltung ist, die beste Position der Arme und der Beine, wie viele Schritte bis zum Bestimmungsort nötig sind, und wie man den Stein am besten dicht an den anderen postieren kann. Es ist eine anstrengende Arbeit und sie verlangt eine große Genauigkeit. »Was gefällt dir an deiner Arbeit?«, fragt der Wissenschaftler. »Genau das: messen, bewerten und eine wirkungsvolle und effiziente Methode finden, die Steine von hier nach **dort** zu transportieren.«

Der Wissenschaftler bedankt sich und geht zu einem anderen Arbeiter, dem er die gleichen Fragen stellt. Auch er antwortet auf die erste Frage wie die anderen. Als der Wissenschaftler die zweite an ihn richtet, schaut er auf die Uhr und sagt mit schelmischer Miene, dass ihm die Mittagspause am besten gefalle. Er und ein paar seiner Freunde essen ein leckeres Salamibrötchen, trinken ein Glas Rotwein und spielen danach Karten. Es ist nicht nur eine Ruhepause, in der sie für ein Stündchen sitzen können, sondern sie können vor allem zusammen sein, sich ihre Angelegenheiten erzählen, lachen, sich amüsieren und die angestaute Spannung abbauen. »Weißt du, wir arbeiten seit vielen Jahren zusammen«, fügt er hinzu, »wir hängen aneinander, wir helfen uns gegenseitig, wann immer wir können, amüsieren wir uns.«

Der Wissenschaftler bedankt sich und geht zu einem anderen Arbeiter und stellt ihm die übliche Frage, welche Arbeit er mache. Dieser zeigt in die gleiche Richtung wie die anderen und antwortet: »Meine Freunde und ich sind dabei, eine Kathedrale zu bauen.«

Der pünktliche Mitarbeiter

Es war einmal ein Chef. Er hat einen Mitarbeiter, der seine Arbeit immer pünktlich abliefert. Er ist jedoch der Einzige. Die anderen verzögern die Abgabe, ohne es vorher anzukündigen, oder bitten um eine Verlängerung oder sie erfinden tausend Ausreden und schicken den Auftrag sogar zurück. Der Chef will das Geheimnis dieses Mitarbeiters verstehen und fragt ihn danach. Dieser antwortet ganz offen: »Das Geheimnis ist, sofort das zu machen, um was ich gebeten wurde, und sofort das Schwierigste, Unangenehmste oder Aufwendigste zu erledigen.«

Der Chef ist überrascht, auch, weil er bemerkt hat, dass es die allgemeine Tendenz ist, das Unangenehme so lange wie möglich hinauszuzögern. Er versteht und sagt: »Auch ich habe es früher so gemacht, aber dann habe ich entdeckt, dass ich, wenn ich mich nicht sofort von dem befreie, von dem ich weiß, dass ich es machen muss, die ganze Zeit daran denke, und dieser Gedanke trübt alle schönen Momente. Während ich mich amüsiere, während ich etwas Angenehmes tue, höre ich in mir drin die feste Stimme der Integrität, die die eindringliche Stimme der Verantwortung zu sich ruft, welche mich an die Aufgabe erinnert, die ich übernommen habe. Dann ist es die Stimme der Loyalität, die das Zusammengehörigkeitsgefühl weckt, das auf gegenseitigem Vertrauen und der vollständigen Übereinstimmung von gefordertem und erwiesenem Respekt basiert.

Nachdem ich diese Stimmen in mir gehört habe, wird mir klar, dass es sehr viel bequemer ist, die Dinge gewissenhaft und sofort zu erledigen, ohne auf eine Inspiration zu warten. So fühle ich mich frei, mich auch den angenehmen Dingen mit heiterer Seele zu widmen. Seit ich diese Vorgehensweise einhalte, bin ich glücklich. Ich befreie mich von dem, was ich tun muss, und dann amüsiere ich mich mit zufriedener Seele.«

8.4 Metaphern und Geschichten zur zwischenmenschlichen Kommunikation

Aspekte des sprachlichen Handelns sind ein fester Bestandteil der Arbeit von vielen Therapeuten und Ausbildern.Sie sind per se Fachleute der Kommunikation – Verkäufer von aufregenden oder beruhigenden, anspornenden oder zügelnden, didaktischen oder therapeutischen, informativen oder beschwörenden Worten. Sie führen ihre Arbeit mit Worten aus, besser gesagt: durch verbale und analoge Kommunikation. Sie kommunizieren nicht nur in erster Linie, sondern agieren auch durch ihre professionelle Kommunikationskompetenz. Sie zeigen, dass sie in der Lage sind, zu sprechen und zu schweigen, zuzuhören und sich zuhören zu lassen, zu verstehen und sich verständlich zu machen, vor kleinen Gruppen oder vor einer großen Zuhörerschaft zu reden, die Kunst der Überredung und Überzeugung, der Suggestion und der Evokation anzuwenden, den Gebrauch des Verstandes zu stimulieren und den Verstand des Herzens aufzuwecken.

Der Urheber von Metaphern über die zwischenmenschliche Kommunikation kann das pragmatische Modell anwenden, also sich auf eine Systemtheorie beziehen und den Prozess der Kommunikation als ein Zusammenwirken von Interaktionen darstellen, bei denen sich die Protagonisten der Geschichte gegenseitig beeinflussen und die Macht teilen. Er kann zeigen, wie willkürlich, wenn nicht unmöglich es ist, eindeutig herauszufinden, wer beherrschender ist, wer derjenige ist, der innerhalb einer Beziehung mehr Macht hat. In der Geschichte kann er den Prozess der gegenseitigen Beeinflussung deutlich machen und Konzepte vermitteln, die abstrakt erscheinen, die aber doch sehr pragmatisch und nützlich sind.

Er kann metaphorische Geschichten kreieren, um zu zeigen, wie man die Axiome der Schule von Paolo Alto konkret anwendet. Er kann auch zeigen, dass man nicht *nicht* kommunizieren kann –

bzw., wie man mit dem Körper und der Stimme, mit Worten und mit Schweigen kommuniziert. Er kann sich solcher Geschichten bedienen, die durch die verschiedenen Ebenen der Botschaft den Unterschied zwischen dem, was jemand ausdrückt, und dem, was er heimlich beabsichtigt, deutlich werden lassen. Oder er kann auch auf die diversen Effekte eines symmetrischen Austauschs hinweisen, der auf Gleichheit beruht, oder eines sich ergänzenden Austauschs, der auf Unterschiedlichkeit basiert.

Die eine oder andere Geschichte kann dazu dienen, diese Konzepte besser zu beschreiben.

Die Überholspur

Es war einmal ein Herr, der auf der Autobahn auf der Überholspur fährt. Er fährt schnell, weil er es eilig hat, sein Ziel zu erreichen; er fährt sicher, weil er ein guter Fahrer ist und am Steuer eines soliden Autos sitzt; er kommt gut voran, weil die Autos vor ihm, denen er seine Präsenz signalisiert, ihm die Spur überlassen.

Irgendwann nähert er sich einem Kleinwagen, der auf der Überholspur fährt. Er blinkt und hupt, aber dieses Auto macht keinen Platz. Der schnelle Fahrer ist zunächst überrascht: Er versteht nicht, wie das möglich ist. Dann verwandelt sich seine Überraschung in Missmut, dann in Zorn, schließlich in Besessenheit. Er ist so von dem Bedürfnis eingenommen, das Auto von seiner Spur zu verdrängen, dass er nicht bemerkt, wie er seine Geschwindigkeit verlangsamt hat. Er bemerkt gar nicht, dass die Autofahrer, die sehen, dass diese beiden Autos vor ihnen nicht die Spur wechseln, sie rechts überholen.

Er ist stur. Es muss ihm gelingen, dieses Auto von der Spur zu verdrängen. Er ist überzeugt, dass dieser Fahrer ihm persönlich eins auswischen will, und das steigert seinen Zorn. Es ist eine Frage des Prinzips. Es ist sein Recht zu überholen: Der Fahrer dieses Kleinwagens dürfte nicht durchgehend auf dieser Spur fahren.

Er ist so von seiner Haltung überzeugt, dass er nicht versteht, warum der Fahrer vor ihm die Spur nicht wechseln kann: Er ist völlig verängstigt durch das, was um ihn herum geschieht, durch die Autos, die ihn rechts überholen, und durch all diese merkwürdigen Manöver, mit denen der Fahrer hinter ihm ihn nötigen will, die Spur zu wechseln.

Der König, der Angst hatte, getötet zu werden

Es war einmal ein König, der fürchtet, getötet zu werden: Er lebt mit dem Verdacht und mit der Angst, die ihm die Momente der Heiterkeit und der Intimität rauben, denn er wird immer von seinen Leibwächtern bewacht. Und er muss ständig neue Methoden entwickeln, um sich zu verteidigen oder Anschläge auf sein Leben zu verhindern.

Eines Tages, als er sich mit seiner ganzen Familie und seinem gesamten Hofstaat im Audienzsaal befindet, hört er einen großen Lärm. Er fragt die Wachen, was los sei. Sie antworten, dass da ein Jüngling sei, der darauf bestehe, zum König vorgelassen zu werden. Der König hat zunächst Angst. Er denkt, dass der Jüngling gekommen sei, um ihn zu töten. Dann sieht er, dass das kaum möglich ist, und ordnet an, ihn einzulassen.

Herein tritt ein wunderschöner Jüngling von heiterem und zugleich stolzem Aussehen, der sich vor dem König verbeugt und sagt: »Ich habe das Geheimnis für deine Rettung.« Diese Worte machen den König so neugierig, dass er den Jüngling bittet fortzufahren. Dieser sagt: »Heute Nacht habe ich einen Traum gehabt. Ich habe von dem Beschützer des Reiches geträumt, der mir das Geheimnis für ein langes Leben des Königs verraten hat. Der Beschützer des Reiches hat mir ein Geheimnis anvertraut, das Seiner Majestät erlaubt, bis zum Ende seiner Tage zu regieren, und schließlich an Altersschwäche zu sterben und nicht von der Hand eines Feindes getötet zu werden.«

Der König hört aufmerksam zu, auch wenn er sein vorbeugendes Misstrauen beibehält. Er schaut sich um, um zu sehen, wie sein Hofstaat auf die Erklärung des Jünglings reagiert. Er sieht, dass einige den Jüngling bewundernd anschauen, andere den Blick senken, manche nicken, andere einander etwas zumurmeln, die einen rot werden, andere ihren Zorn nicht unterdrücken können.

Nun fordert der König den Jüngling auf, das Geheimnis zu verraten. Der Jüngling lächelt und betont: »Es ist ein Geheimnis, und ich kann es nur sagen, wenn du und ich allein sind. Niemand anderes darf dieses Geheimnis erfahren. Das hat mir der Beschützer des Reiches aufgetragen.« Der König weiß nicht, ob er dem Jüngling glauben, ihm trauen soll. Es ist ein Risiko. Er fragt also: »Was willst du dafür haben?«

Der Jüngling wirft der Prinzessin einen liebevollen Blick zu und sagt: »Die Hand deiner Tochter.« Der König schaut zu seiner Tochter, die, weil ihr der Jüngling gefällt, leicht errötet und ein zustimmendes Lächeln andeutet. »Deine Forderung ist sehr hoch«, bemerkt der König. Der Jüngling antwortet: »Dein Leben ist sehr viel mehr wert als mein Leben, nicht nur für dich und deine Lieben, sondern auch für das Reich und alle seine Bewohner.« Der König versteht jetzt, dass der Jüngling Ressourcen hat, die wertvoll sein könnten. Er stellt noch eine Frage: »Weißt du, was passiert, wenn deine Idee mich nicht überzeugt?« »Du wirst mich ins Gefängnis einsperren und mich für meine Anmaßung büßen lassen«, antwortet der Jüngling gelassen.

Nun entscheidet der König, es zu riskieren, mit dem Jüngling allein zu bleiben, und die beiden ziehen sich zurück. Als sie alleine sind, sagt der Jüngling zum König: »Die Lösung ist sehr einfach. Du brauchst nur zuzustimmen, dass ich deine Tochter heirate.« Der König begreift nicht. »Es gibt keine magische Lösung, man muss weiterhin alle notwendigen Schutzmaßnahmen aufrechterhalten. Aber von jetzt an werden diejenigen sich fürchten, die dich töten wollen. Weil ihnen jetzt deutlich wird, dass du ein unfehlbares System haben musst, das dich schützt. Sie sind es jetzt, die aufgeben, weil sie jetzt davon überzeugt sind, dass ihre Versuche nie Erfolg haben können. Du bist stärker als sie.«

Der König muss darüber ausführlich nachdenken, um die Logik des Jünglings richtig zu verstehen. Und als er sie begreift, akzeptiert er sie und verspürt ein Gefühl von Leichtigkeit. Endlich hat er sich von der Angst befreit, getötet zu werden, und er gibt dem Jüngling die Hand seiner Tochter.

Das Konzept dieser Metapher wird auf intelligente Weise in dem Film *Der Schrank* von F. Veber illustriert.

Die Stadt des Zuhörens

Es war einmal ein Jüngling, der unzufrieden war mit der Art, wie seine Landsleute miteinander kommunizieren. Er entschließt sich, in die Stadt des Zuhörens zu gehen, wo er hofft, auf Einwohner zu treffen, die zuhören können, ohne zu unterbrechen, ohne misszuverstehen oder die Absichten des Sprechers zu verdrehen. Er will sich frei fühlen, sich auszudrücken – ohne allzu große Mühe, die Botschaft zu vermitteln, die er mitteilen möchte. Er begibt sich auf die Reise und nimmt nur das Notwendigste mit.

Er geht und geht und geht, bis er in einer Stadt ankommt, in der jeder damit beschäftigt ist, darüber aufzuklären, was ein anderer gerade gesagt hat, und es in die wahre Bedeutung von dem zu übersetzen, was dieser eigentlich beabsichtigte zu sagen – was mit gewaltigen Fehlern behaftet sein kann, wie der Jüngling bemerkt. Er entfernt sich und setzt seine Suche fort.

Er erreicht eine andere Stadt, in der sich die Einwohner einen Wettkampf liefern, wer die tiefgründigste Interpretation des Gesagten parat hat, wer am schnellsten ist, den unausgesprochenen Sinn zu erfassen, und wer am geschicktesten ist, das nicht Gesagte zwischen den Zeilen zu lesen. Wie anstrengend, denkt der Jüngling und setzt seinen Weg fort.

Nach ein paar Tagen erreicht er eine andere Stadt, in der er es kaum schafft, ein Gespräch anzufangen, bevor ihn nicht schon jemand unterbricht und sagt: »Ich habe genau verstanden, was du sagen willst, mir ist auch etwas Ähnliches passiert …«, und dann seine eigenen Dinge erzählt und den, der das Gespräch angefangen hat, nicht mehr zu Wort kommen lässt. Der Jüngling findet es unangenehm, unterbrochen zu werden und seinen Diskurs nicht zu Ende führen zu können. Er glaubt nicht, dass man so etwas Zuhören nennen kann. Er verlässt diese Stadt und geht in eine andere.

Er kommt in eine Stadt, in der sein Gesprächspartner ihn unterbricht, wenn er etwas erzählt, um sich nach Details, präziseren Angaben, Wahrheitsnachweisen und Quellen zu dem, was er sagt, zu erkundigen. Was für ein Misstrauen in dieser Stadt, denkt er, hier will ich keinen Augenblick mehr bleiben. Und er setzt seine Reise fort.

In einer anderen Stadt bemerkt er, dass er durch Anfeindungen der Art unterbrochen wird wie z. B.: »Wer hat dir das gesagt?«, » Wie kannst du das wissen?« oder » Bist du dir wirklich sicher?« Sie irritieren ihn und lassen in ihm unnötige Zweifel aufkommen.

In einer anderen Stadt bemerkt er Folgendes: Wenn er eine Meinung oder einen Gedanken äußert, behauptet der andere sofort, da sei ja wohl noch etwas Weiteres hinzuzufügen und man könne doch nicht bei solch einfachen und oberflächlichen Ansichten stehen bleiben. Möglich, denkt der Jüngling, aber manchmal gibt es wirklich nichts Weiteres hinzuzufügen.

In noch einer anderen Stadt schlägt der Gesprächspartner, sobald man ein Thema eingeführt hat, ein anderes vor, das mit dem ersten nichts zu tun hat.

Nach seiner langen Pilgerreise kommt der Jüngling in eine Stadt, in der die Einwohner, wenn er etwas fragt, ihm gegenüber ein echtes und ehrliches Interesse zeigen. Sie sind bereit, mit ihm zusammen zu sein, sich für ein Gespräch mit ihm ausreichend Zeit zu nehmen und erst danach wieder ihren Aktivitäten nachzugehen.

In dieser Stadt sendet der Gesprächspartner, wenn er redet, nicht nur Zeichen des Zuhörens zurück, sondern stellt auch passende Fragen, um besser verstehen zu können, was er gerade sagt, und um herauszufinden, ob sie sich auch wirklich verstanden haben. Und während er mit diesem Gesprächspartner spricht, bemerkt er, dass dessen Fragen ihm helfen, sich selbst klarer zu werden, sich besser zu verstehen und seine Gedanken genauer auszudrücken.

Der Jüngling fühlt sich wohl und ist fröhlich. Er spürt, dass er frei über alle Dinge sprechen kann, ohne Unterbrechung oder eigenmächtige Interpretationen, ohne Urteile und ohne Böswilligkeit. Er begreift, dass dies die Stadt des Zuhörens sein muss. In dieser Stadt fühlt er sich endlich respektiert. Die Leute hören ihm bei den ganz gewöhnlichen Dingen, die er zu berichten hat, zu.

8.5 Metaphern und Geschichten zum Zeitmanagement

Die Zeit gut zu nutzen heißt, physische und psychische Ressourcen richtig zu dosieren, effizienter zu funktionieren und auch sich selbst besser zu steuern. Die Zeit ist in der Tat wie ein Guthaben, von dem man immer abhebt, ohne je einzuzahlen: Sie wird ständig weniger, und es gibt keine Möglichkeit, sie zu erneuern, sie zurückzudrehen. Wenn sie abgelaufen ist, ist sie abgelaufen. Ein gutes Zeitmanagement ermöglicht es, wirkungsvoll vorzugehen und sich durch eine Kombination aus Bewusstsein, Motivation, positiver Haltung und der Anwendung entsprechender Techniken vor physischer und psychischer Erschöpfung zu schützen.

Der Urheber von Metaphern zum Zeitmanagement kann Figuren einführen, die in der Lage sind, gut mit ihrer Zeit umzugehen, die sich jeden Tag kleine, erreichbare und befriedigende Ziele setzen, die erreichten Resultate positiv vermerken und aus ihren Fehlern lernen. Figuren, die aufhören, den verpassten Gelegenheiten nachzutrauern, und sich stattdessen darum bemühen, nicht denselben Fehler noch einmal zu machen.

Beim Entwickeln von Metaphern zum Zeitmanagement kann man deutlich machen, dass die Wahrnehmung der Zeit eine subjektive Erfahrung ist, dass jeder das Vergehen der Zeit anders empfindet und dass jeder seine Wahrnehmung durch sein eigenes Verhalten beeinflusst, durch eine zeitliche Orientierung im Hinblick auf Präzision und Pünktlichkeit, Dauer und Qualität. Man kann verschiedene Figuren vorstellen, von denen jede ihr Gedächtnis und den Zugang zu Erinnerungen auf subjektive Weise konstruiert, sich der Mechanismen der Antizipation und der Zukunftsprojektion bedient und sich an der Vergangenheit, der Gegenwart und der Zukunft orientiert.

Man kann zeigen, dass einige Figuren die Zeit als ununterbrochenes Kontinuum sehen und sich der Dauer, der Abfolge und der Länge bewusst sind. Für diese Figuren stellt Zeit einen Wert dar, sie tendieren dazu, Termine einzuhalten, pünktlich zu sein, Arbeit und Freizeit zu trennen und ihr Leben auf geordnete, achtsame und durchgeplante Weise zu führen.

Oder man kann Figuren beschreiben, die intensiv im Hier und Jetzt leben und das Vergehen der Zeit nicht bemerken. Sie achten nicht auf Termine und sind oft im Zeitrückstand. Sie ziehen es vor, Optionen offenzulassen und keine Entscheidungen zu treffen. Sie machen keinen Unterschied zwischen Arbeitszeit und Freizeit, sie tendieren dazu, spontan zu leben – ohne zu planen – und das Leben so zu nehmen, wie es kommt.

Der Urheber von Metaphern zum Zeitmanagement kann den Unterschied zwischen Figuren betonen, die sich an der Vergangenheit orientieren, die als konstanter Referenzpunkt gesehen wird, und denen, die sich auf die Gegenwart konzentrieren, oder denen, die mit ständigen Antizipationen und Projektionen auf die Zukunft ausgerichtet sind. Er kann in jedem Falle unterstreichen, dass jemand, der seine Zeit gut nutzt, die Dinge unterscheiden kann, die er tun muss, will oder kann. Er setzt Prioritäten, erkennt das Wichtigste und Dringendste, sortiert das Überflüssige aus und delegiert, was delegierbar ist. Er konzentriert sich auf die vorrangigen Aktivitäten und kann »Nein« zu unangebrachten oder irrelevanten Forderungen sagen. Er ist auch in der Lage, mit den inneren oder äußeren Zeitfressern umzugehen.

Es folgen ein paar Geschichten zum Zeitmanagement.

Die Zuspätkommerin

Es war einmal eine Studentin, die zu den Vorlesungen von Milton Erickson regelmäßig zu spät kam. Eines Tages beschließt der Meister, ihr einen Streich zu spielen. Als dieses Mädchen wie immer zu spät in den bis auf den letzten Platz besetzten Hörsaal kommt, stehen alle Studenten auf und machen mit respektvollem Schweigen eine Verbeugung vor ihr.

Der Uhrmacher

Es war einmal ein Uhrmacher, der sehr für seine Fähigkeit geschätzt wird, Uhren zu bauen und zu reparieren. Sein Bemühen ist ein doppeltes: auf der einen Seite zu erkennen, welche Uhr für welche Person am besten geeignet ist, und auf der anderen Seite die spezielle Funktionalität des Objekts zu respektieren. Es muss ein pünktlicher Zeitmesser sein, der die Zeit der richtigen Gelegenheit anzeigt und ebenso die Zeit, die vergeht.

Er hat viele Uhren. Einige helfen zerstreuten Personen, sich zu konzentrieren, und andere signalisieren Personen, die allzu beschäftigt sind, dass der Moment gekommen ist, loszulassen und sich auszuruhen.

Auch wenn es ihm nicht gelungen ist, eine Ziehharmonika-Uhr herzustellen, die in der Lage ist, die Zeit des Vergnügens zu verlängern und die Zeit des Schmerzes zu verkürzen, hat er doch Uhren erfunden, die langsame Menschen lehren zu beschleunigen und eilige zu verlangsamen.

Einige Uhren zeigen die Simultanität, die Gleichzeitigkeit der Geschehnisse an. Sie sind für Menschen geeignet, die sich auf eine bestimmte Aktivität konzentrieren und die Gesamtheit dessen, was zu tun ist, aus den Augen verlieren. Andere Uhren geben genau die Zeit pro Aktivität an: Sie zeigen die Aktivitäten an, die wenige Minuten in Anspruch nehmen, die, die Stunden erfordern oder Tage, Wochen, Monate oder Jahre. Sie sind perfekt geeignet für Menschen, die es lieben, viele Dinge gleichzeitig zu tun, ohne sich an Verfallsdaten und Abgabetermine jedes Einzelnen zu halten.

Einige haben eine Datumsanzeige, die die vergangenen Tage aufhebt und nur die Gegenwart berechnet. Andere behalten die schönsten Tage im Blick oder nehmen die zukünftigen Tage vorweg. Einige lassen Vergangenheit, Gegenwart und Zukunft miteinander verschmelzen. Einige haben einen Klingelton, der ertönt, wenn sich eine günstige Gelegenheit bietet, und einen Zeitmesser, der sich darauf beschränkt, mit seinem unaufhörlichen Ticken das Vergehen der Zeit hörbar zu machen.

Das Wichtigste in diesem Geschäft ist, dass jeder die für ihn geeignete Uhr findet, die ihn die Zeit auf die beste Art nutzen lässt.

Bären auf Fischfang

Es war einmal eine Gruppe Bären, die sich am frühen Morgen trifft, um auf Lachsfang zu gehen. Es ist wichtig, sich pünktlich zu treffen, um zu entscheiden, in welche Richtung sie gehen wollen, um den Ort am Fluss auszuwählen, an dem nach der letzten Prognose die meisten Lachse passieren. Zu diesen Treffen kommen normalerweise alle pünktlich – außer einem.

Die ersten Male kommt er mit wenigen Minuten Verspätung und dann steigert sich die Verspätung von Tag zu Tag. Bis die Gruppe eines Tages feststellt, dass seine Verspätungen den Lachsfang infrage stellen. Aufgrund seiner Verspätung passiert es, dass sie andere Bären antreffen, wenn sie am ausgewählten Ort ankommen, und sich in weniger fischreiche Gebiete zurückziehen müssen. Sie beschließen also, nicht mehr zu warten und ohne ihn loszugehen. Sie informieren ihn über ihre Entscheidung, und am nächsten Tag, als er sich wie üblich verspätet, gehen sie ohne ihn und erreichen den ausgewählten Ort rechtzeitig.

Als der verspätete Bär zu dem Treffpunkt kommt, ist er überrascht zu sehen, dass sie diesmal nicht auf ihn gewartet haben. Am Anfang ist es ihm völlig gleichgültig. Er denkt, dass er auch allein fischen gehen kann, er braucht sie doch gar nicht. Dann denkt er jedoch, dass man in der Gruppe besser fischt und mehr Spaß hat. Er ist ein wenig verärgert, weil sie schließlich auf ihn hätten warten können. Dann denkt er noch einmal darüber nach und erinnert sich an die vielen Male, wo sie ihn gebeten haben, pünktlich zu kommen, und nun versteht er ihre Entscheidung.

Er begibt sich also auf ihre Fährte und versucht, sie zu finden. Und während er geht, denkt er an die verschiedenen Gründe, die ihn dazu gebracht haben, zu spät zu kommen. Einmal war es aus Zerstreutheit: Er hatte nicht bemerkt, wie die Zeit verging, ein anderes Mal hatte er den Wecker nicht gestellt, ein anderes Mal hatte er das zu Ende bringen wollen, was er gerade machte, wieder ein anders Mal hatte er angehalten, um mit einer wunderhübschen Bärin zu parlieren, die er zufällig getroffen hatte. Jedes Mal waren es andere Gründe gewesen, und sie waren von seinem Standpunkt aus alle akzeptabel.

Dann jedoch denkt er daran, wie er von der Gruppe aufgenommen worden war. Jetzt begreift er etwas Wichtiges. Die Gruppe wartete, und er hat sich darauf verlassen. Die Tatsache, dass die anderen auf ihn gewartet haben, gab ihm die Erlaubnis, weiterhin zu spät zu kommen. Jetzt, da die Gruppe entschieden hat, nicht mehr auf ihn zu warten, begreift er, dass er, wenn er noch Teil der Gruppe sein will, und vor allem, wenn er weiterhin mit ihnen fischen will, sich so organisieren muss, dass er pünktlich ist.

8.6 Metaphern und Geschichten zur Führungsqualität

Unter Führungsqualität verstehen wir nicht so sehr die Ausübung von Macht, die durch eine Position in einer Organisation legitimiert ist, sondern jene persönlichen und beziehungsrelevanten Eigenschaften, die der Person, die Macht ausübt, eine Aura von Charisma verleihen. Es sind vielschichtige und variierende Eigenschaften – von kognitiven bis zu operativen, von zwischenmenschlichen zu wertebezogenen, von Entscheidungs- zu Lösungskompetenzen.

Der Urheber einer Metapher zur Führungsqualität kann eine Führungsfigur als Fachmann präsentieren, der Ziele genau definiert, Richtlinien vorgibt, Verpflichtungen respektiert, eine Arbeit zu Ende bringt und Probleme löst. Eine Figur, die Werte und Traditionen zu schätzen weiß, aber auch Herausforderungen und Neuerungen akzeptiert, die das Gegenwärtige beachtet und auf die Zukunft gerichtet ist. Sie setzt Prozesse in Gang, erleichtert sowohl die Gruppenarbeit als auch die individuelle Entwicklung. Sie ist ein Katalysator von Ressourcen und bewerkstelligt, dass die Mitarbeiter ihr persönliches Ziel und das der Organisation erreichen. Sie bezieht ihre Mitarbeiter ein, spornt sie dazu an, ein Verantwortungsgefühl zu entwickeln, ihre Kreativität freizusetzen, ihr Potenzial auszuschöpfen und neue Fähigkeiten zu generieren.

Wer eine Geschichte zur Führungsqualität kreiert, kann die Führungsfigur als jemanden präsentieren, der sich gern mit kompetenten, motivierten und vertrauenswürdigen Mitarbeitern umgibt, die in der Lage sind, selbstständig und verantwortlich zu agieren, die ihre

Arbeit lieben und Spaß an ihr haben. Seine Führungsqualität zeigt sich bei zwischenmenschlichen Dynamiken, er regelt das System der Beziehungen, löst Konflikte und Spannungen, zeigt Verständnis und Toleranz gegenüber Standpunkten, die anders sind als seine eigenen und gibt Hilfestellungen, Ratschläge und Ermutigungen.

Der Urheber einer Metapher kann den Figuren persönliche Vorzüge wie Optimismus, Integrität und Respekt vor ihren Mitarbeitern zuweisen, die Fähigkeit, mit den Ängsten der Mitarbeiter und den Sorgen um die Mitarbeiter umzugehen. Sie sind Inspirationsmodell und gutes Beispiel, hören ihren Mitarbeitern zu und begleiten sie dabei, aus Fehlern zu lernen. Wer eine Metapher kreiert, kann sich angesehener Figuren aus der Mythologie oder der Geschichte bedienen, Figuren, die eine Zukunftsvision kreieren, die fähig sind, mit ihrem Umfeld zu harmonisieren, die den effizientesten Weg finden und die vorhandene Energie auf ein gemeinsames Ziel konzentrieren, das für realisierbar gehalten wird.

Die Mitarbeiter des Chefs

Es war einmal ein Chef, der stolz auf seine Mitarbeiter ist. Er hält Dr. Roth für den Geeignetsten, im richtigen Moment die richtige Entscheidung zu treffen, Dr. Weiss ist der Kompetenteste, wenn es darum geht, die Bedürfnisse seiner Leute zu verstehen und sie zufriedenzustellen. Dr. Gruen ist der größte Experte für die Instrumente und Maschinen, die er benutzt, Dr. Tüftl ist der Kreativste, immer auf der Suche nach der originellsten Idee zur Lösung eines Problems, Dr. Pinke ist perfekt beim Kalkulieren des Budgets und der Prüfung der Bilanzen, ohne sich jemals zu verrechnen.

Eines Tages fragt ihn sein Sohn: »Aber wenn deine Mitarbeiter so gut sind, wie du sie beschreibst, warum sind sie dann nicht der Chef? Warum haben sie dich zum Chef gewählt?« Der Vater versteht den Sinn der Frage und antwortet seinem Sohn: »Weil Dr. Roth manchmal zu impulsiv ist und die Konsequenzen von seinen Entscheidungen nicht sorgfältig einschätzt. Dr. Weiss steht manchmal zu sehr auf der Seite eines einzelnen Mitarbeiters und vergisst, seine Forderung in einen größeren Zusammenhang zu stellen, der auch die anderen Mitarbeiter und die der Firma insgesamt berücksichtigt. Dr. Gruen kennt sich sehr gut mit Maschinen aus, nicht so sehr dagegen mit der Funktionsweise der menschlichen Seele, die die Maschinen benutzt. Dr. Tüftl verliebt sich manchmal in seine Ideen und denkt nicht daran, eine Machbarkeitsanalyse zu erstellen. Dr. Pinke nimmt hin und wieder die Kosten zu wichtig und weniger die Qualität der Ergebnisse.

Sie haben mich als Chef gewählt, weil ich in der Lage bin, ihre besten Seiten hervorzulocken und ihre Schwächen so abzudämpfen, dass immer die besten Resultate von jedem Einzelnen und von der Gruppe erbracht werden.«

Die Basketballmannschaft

Es war einmal ein Junge, dessen Eltern von einer Stadt in eine andere umziehen. Er muss deswegen die Schule wechseln und neue Freunde und Freundinnen finden. Und auch die Basketballmannschaft wechseln. Dieser Umstand ist das Einzige, was ihn glücklich macht, denn er weiß, dass der Trainer der Mannschaft in der neuen Stadt ein ehemals berühmter Spieler ist – das Idol aller Jungen. Mit Begeisterung tritt er in die neue Mannschaft ein.

Aber nach einiger Zeit schwindet seine Begeisterung. Der Junge bemerkt, dass der Trainer nur sein Spielschema lehren kann, nur die Art zu spielen, die ihn berühmt gemacht hat, er kennt keine anderen. Er kann also nur denjenigen etwas beibringen, die bereit sind, seinen einzigen Spielstil anzunehmen, und er übergeht die Jungen, die andere Dynamiken und andere Beziehungen entwickeln könnten. All das bemerken auch die Vereinsvorsitzenden. Sie entlassen den Exspieler und berufen einen neuen Trainer.

Dieser zweite Trainer baut zu den Jungen eine spielerische Beziehung auf, die auf dem Spaß basiert, gemeinsam zu spielen. Die Jungen sind frei, sie kommen zum Training, wann sie wollen, und es gibt keine Sanktionen, wenn sie Zeiten und Verpflichtungen nicht einhalten. Das Spielen ist das Wichtigste, und immer, wenn etwas Unangenehmes passiert, ist der Trainer bereit, eine Rechtfertigung dafür zu finden und zu verstehen, dass es ja eigentlich noch Kinder sind. Langsam verlieren die Jungen die Leidenschaft für Basketball, der in ihren Augen nur noch ein Spiel ohne persönlichen oder mannschaftlichen Einsatz ist. Die Mannschaft gewinnt manchmal, und manchmal verliert sie. Aber niemand ist in der Lage, den Jungen die Faktoren zu erklären, die zum Sieg oder zur Niederlage geführt haben. Die Ergebnisse scheinen zufällig. Niemand ist sich seiner Stärken oder Schwächen, des Wertes einer Strategie oder der Bedeutung des Zuspiels bewusst.

Dadurch wird die Mannschaft schwach, und so wird auch der zweite Trainer entlassen und durch einen anderen ersetzt.

Dieser dritte Trainer findet eine demoralisierte Mannschaft vor. Und um sie wieder aufzurichten, macht er den Jungen eine klare Ansage. Er führt strenge Disziplin ein und verlangt konstanten Einsatz. An erster Stelle steht der Basketball, dann kommt alles andere: Er duldet keine Verspätungen oder Abwesenheiten und ist nicht bereit, Entschuldigungen zu akzeptieren. Er fordert viel, weil er viel gibt, und wenn sie seinen Ratschlägen folgen, werden sie sehen, dass die Mannschaft gewinnen wird.

Am Anfang fühlen sich die Jungen ermutigt: Es macht Freude, Regeln zu haben, die man respektieren muss, feste Bezugspunkte, die von einer kompetenten und vertrauenswürdigen Person festgelegt worden sind. Allerdings merken die Jungen schnell, dass der Trainer manchmal nicht beim Training anwesend ist oder zu spät kommt oder es früher beendet als vorgesehen. Während der Spiele tut er darüber hinaus nichts anderes, als sie wegen der Fehler, die sie machen, zu beschimpfen, zu beleidigen und zu demütigen.

Die Jungen bemerken, dass der Trainer seine ausgesprochenen Lieblinge hat. Er wendet sich nur an die starken Spieler und hört ihnen zu, die ungeschickten, unsicheren und schwachen demütigt er. Also wird auch der dritte Trainer nach der anfänglichen Euphorie von den Jungen nicht vollständig akzeptiert. Sie schaffen es nicht einmal, die einfachsten Spiele zu gewinnen, sie sind immer weniger motiviert, und diesmal sind sie es, die darum bitten, dass auch dieser Trainer entlassen wird.

Es wird also ein vierter Trainer eingestellt. Die Moral der Jungen ist auf dem Tiefpunkt. Einige haben sich dazu entschlossen, das Basketballspielen für immer aufzugeben, weil sie meinen, dass sie keine Begabung für diesen Sport haben. Andere denken, dass der neue Trainer einen Versuch wert sei, weil sie in ihrem Herzen den Samen der Hoffnung tragen.

Dieser nächste Trainer ruft die Mannschaft zu einer Vorbesprechung zusammen und sagt: »Unser Ziel ist es, die Meisterschaft zu gewinnen ...« Die Jungen sind so überrascht über diesen Satz, dass sie beinahe spontan loslachen müssen. Der Trainer fährt fort: »... und um die Meisterschaft zu gewinnen, ist es nicht nötig, alle Spiele zu gewinnen: Es genügt, eine ausreichende Anzahl von Spielen zu gewinnen, um ins Viertelfinale zu kommen, dann ins Halbfinale und dann ins Finale, und erst dann ganz am Ende, das Finale zu gewinnen.«

Dieser vierte Trainer spricht mit allen, und er schaut sie mit vertrauensvoller Gelassenheit an, als wüsste er, dass er recht hat, weil er sich sicher ist, dass die Voraussetzungen da sind. Und wenn die Voraussetzungen da sind, muss man sie nur vollständig nutzen und sie in die Realität umsetzen. Er legt zusammen mit den Jungen genaue Regeln fest, die er selbst allen voran einhält. Er informiert sich über ihre schulischen und anderweitigen Verpflichtungen, berechnet diese mit ein und fordert Hingabe und Einsatz, die mit den Resultaten korrespondieren, die sie erreichen wollen.

Vor dem Training trifft er die Gruppe und diskutiert mit den Jungen die Taktik und die Spielzüge, die sie ausprobieren wollen, um herauszufinden, welche für jeden einzelnen Spieler oder für das Zusammenspiel der Mannschaft am besten sind. Er holt aus jedem Spieler das heraus, was in ihm steckt – seine Stärken und verborgenen Fähigkeiten – und er bringt sie mit denen der anderen in Einklang: Er erkennt, wer den schnellsten Antritt hat, wer die beste Kondition hat, wer am schlausten täuschen kann, wer eine Gelegenheit sofort erkennt, wer eine Idee in Handlung umsetzt und wer den Ball so geschickt zuspielt, dass die anderen einen Korb werfen.

Während des Trainings hört er sich von allen ihre Ideen an – auch diejenigen, die unbrauchbar scheinen: Er hört auch dem Dicken zu und entdeckt, dass er der mental Schnellste ist, um im Spiel Lösungen zu finden. Und nach jedem Spiel trifft sich die Gruppe mit dem Trainer, um zusammen die Faktoren zu analysieren, die zum Sieg, zur Niederlage oder zum Unentschieden beigetragen haben.

Auf diese Weise fangen die Jungen an, Leidenschaft für das Spiel zu entwickeln, und werden eine echte Mannschaft. Jeder denkt zu Hause noch einmal nach, erfindet alternative Spielzüge, die er dem Trainer vorschlagen will, weil er sicher ist, dass dieser ihm aufmerksam zuhört, bevor er seinen Vorschlag akzeptiert, modifiziert oder zurückstellt. So beginnt die Mannschaft zu gewinnen, am Anfang mit wenig Punkten Vorsprung, dann mit immer größerem Abstand. Und jedes Mal, wenn sie verlieren, ist es für sie ein wahrer Anlass, zu wachsen und sich zu vergleichen – eine Gelegenheit, Spielzüge, die nicht funktionieren, zu verändern und andere, effizientere anzuwenden.

Und so geschah es, dass die Mannschaft in diesem Jahr die Meisterschaft gewann.

Der Ring des Hauslehrers

Es war einmal ein Hauslehrer, der alt und müde war. Als es ans Sterben geht, ruft er seinen geliebten Prinzen zu sich, um sich von ihm zu verabschieden. Der Prinz ist traurig, und der Hauslehrer erinnert ihn tröstend, dass der Tod ein Teil des Lebens und für ihn – alt und müde, wie er ist – ein friedlicher Abschluss eines intensiv gelebten Lebens ist. Der junge Prinz fragt ihn, was er tun soll, wenn er seine Ratschläge brauchen wird. Der Hauslehrer fühlt, wie die Wärme des Stolzes seine Wangen rötet.

Er weiß, dass er dem Prinzen all das beigebracht hat, was er wusste, und dass der Prinz jetzt von der Erfahrung lernen kann. Und wenn er Sehnsucht hat, kann er sich an die schönen Stunden erinnern, die sie zusammen verbracht haben, um über die wichtigen Dinge zu sprechen.

Der Hauslehrer hat ihn aber nicht nur gerufen, um sich zu verabschieden, sondern auch, um ihm ein Geschenk zu machen. Er überlässt ihm seinen Ring. Der Prinz erinnert sich sofort daran, wie er schon als Kind von diesem Ring fasziniert war. Der Hauslehrer hatte ihn glauben lassen, dass er magische Kräfte habe. Jetzt, wo der Prinz an solche Märchen nicht mehr glaubt, möchte er das Geheimnis wissen. Der Hauslehrer antwortet mit großer Ernsthaftigkeit: »Das Geheimnis liegt in dem, was auf der Unterseite des Steins geschrieben steht.« »Und was steht dort geschrieben?«, fragt der Prinz neugierig. »Das brauchst du nicht zu wissen, weil es auch so funktioniert«, antwortet der Hauslehrer und spricht erst nach einer langen Pause weiter.

»Wenn du dich in Schwierigkeiten befindest, brauchst du nur den Ring sanft zu streicheln, und schon werden dir Ideen kommen. Gehe dann beruhigt ins Bett, und du wirst sehen, dass du am nächsten Morgen mit der Lösung aufwachen wirst. Was in dem Stein geschrieben steht, darfst du nur lesen, wenn du schon alle Möglichkeiten und Ressourcen ausgeschöpft hast – nur, wenn du denkst, dass du wirklich nicht mehr weiter kannst.« Der Jüngling begreift, streift sich den Ring über und fühlt, dass er schon jetzt die Magie des Rings braucht, um den Tod des geliebten Hauslehrers zu ertragen.

Die Zeit vergeht, der Jüngling reift heran, und jedes Mal, wenn er vor einer Schwierigkeit steht, streichelt er beinahe unbewusst mit großer Sanftheit den Ring des Hauslehrers und spürt sofort, dass seine Seele Stärke und Gelassenheit zurückgewinnt und seine Gedanken klarer werden.

Der Prinz wird ein König, ein guter König, friedlich und gerecht. Leider erklärt ihm der König aus dem Nachbarreich jedoch den Krieg, und er ist gezwungen, sein Volk zu verteidigen. Der König weiß, dass sein Heer nicht sehr stark ist, er hat eher den Ackerbau, die Astronomie und die Literatur vorangetrieben. Krieg hat ihm noch nie gefallen, aber er weiß, dass man sich verteidigen muss, wenn man angegriffen wird.

Am Abend vor der entscheidenden Schlacht muss der König eine strategische Entscheidung treffen, um den Krieg zu gewinnen. Er begreift, dass er das allein nicht schafft, er braucht die Hilfe der magischen Formel in dem Ring, auch deshalb, weil das Schicksal seines Volkes auf dem Spiel steht, nicht nur das seinige. Es ist der Zeitpunkt gekommen, die magische Inschrift zu lesen, der auf der Innenseite des Rings steht, den er vom Hauslehrer bekommen hat. Er zieht sich in sein Zelt zurück und sagt, dass er auf keinen Fall gestört werden will. Mit einer gewissen Beklommenheit zieht er den Ring langsam ab, dreht ihn um und liest auf der Innenseite: »Auch das geht vorbei.«

Der König fängt an, aus vollem Herzen zu lachen, und er spürt einen Anflug von tiefer Zuneigung für den alten Spaßvogel von Hauslehrer. Sein Lachen tönt bis zu den Zelten der Soldaten, die sich auf die Schlacht vorbereiten, und flößt ihnen die nötige Kraft ein, sie zu gewinnen.

Nachwort

Ich habe viele süße und salzige Geschichten erzählt, lange und kurze, berührende und lustige, die alle für Klienten, für die Leser dieses Buches, Kursteilnehmer oder Freunde erdacht worden sind. Ich habe sie erzählt und dabei all das hineingelegt, was ich weiß, an was ich glaube, was ich fühle, und alle die Werte, die ich vertrete. Ich habe meine Standpunkte dargelegt, meine Meinung ausgedrückt und meine persönlichen und professionellen Maximen erörtert. Ich habe sie aus zwei Gründen erzählt. Der erste ist, sie den Lesern zu schenken, der zweite ist, sie zu systematisieren.

Jetzt, wo ich ans Ende gekommen bin, möchte ich nicht mehr an das denken, was ich geschrieben habe und was ich vergessen habe zu schreiben. Ich will mich mit dem Erreichten zufriedengeben. Jetzt sind die Gärtner, die Prinzessinnen und die Stachelschweine endlich frei, den Seiten zu entschlüpfen, in die sie eingeschlossen waren. Sie können andere Häuser besuchen, andere Praxen, andere Hörsäle. Sie sind frei, in die Welt hinauszugehen, um ihre Abenteuer mit der hoffnungsvollen Überzeugung zu erzählen, dass sie anderen helfen, flexibler und kreativer zu werden.

Jetzt gehören die Metaphern, die in diesem Buch enthalten sind, nicht mehr mir. Sie gehören jetzt den Lesern und Leserinnen, die beabsichtigen, sie zu ihren eigenen zu machen und sie zu nutzen. Den Lesern und Leserinnen steht es frei, sie so zu erzählen, wie sie sie gelesen haben, oder mit den Veränderungen, Kürzungen oder Ergänzungen, die sie für notwendig halten.

Ich schließe mit einem Dankeschön. Ein Dank an all diejenigen, die mich ermutigt haben, dieses Buch zu schreiben, und die mich durch das Erzählen ihrer Geschichten inspiriert haben. Ein Dank an die Freunde, die das Manuskript gelesen und mir wertvolle Hinweise gegeben haben. Dank auch an diejenigen, die das Buch bis hierher gelesen haben. Auch einen Dank an diejenigen, die mir noch schreiben wollen, um mir ihre eigenen Geschichten weiterzugeben (consuelo.casula@planet.it). Sie sind herzlich dazu eingeladen.

Verzeichnis der Geschichten

Literatur

Abbagnano, N. (1994): La saggezza della vita. Milano (Rusconi).

Accetto, T. (1990): Della dissimulazione onesta. Genova (Costa & Nola).

Andolfi, M. (Ed.) (1999): La crisi della coppia. Milano (Raffaello Cortina).

Argyle, M. u. M. Henderson (1990): Die Anatomie menschlicher Beziehungen. Spielregeln des Zusammenlebens. Paderborn (Junfermann).

Assagioli, R. (1977): L'atto di voluntà. Roma (Astrolabio). [dt. (1982): Die Schulung des Willens. Methoden der Psychotherapie und der Selbsttherapie. Paderborn (Junfermann).]

Axelrod, R. (1985): Giochi di reciprocità. L'insorgenza della cooperazione. Milano (Feltrinelli). [dt. (2009): Die Evolution der Kooperation. München (Oldenbourg).]

Axia, G. (1996): Elogio della cortesia. Bolognia (Il Mulino).

Baldaro Verde, J. (1987): Donna maschere e ombre. Milano (Raffaello Cortina).

Baldaro Verde, J. (1992): Illusione d'amore. Milano (Raffaello Cortina).

Bandler, R. e J. Grinder (1980): La metamorfosi terapeutica. Roma (Astrolabio). [dt. (1981): Neue Wege der Kurzzeit-Therapie. Neurolinguistische Programme. Paderborn (Junfermann).]

Bandler, R. e J. Grinder (1983): La ristrutturazione. Roma (Astrolabio). [dt. (1985): Refraiming. Ein ökologischer Ansatz in der Psychotherapie (NLP). Paderborn (Junfermann).]

Bandler, R. u. J. Grinder (1996): Patterns. Muster der hypnotischen Techniken Milton H. Ericksons. Paderborn (Junfermann).

Bandler, R. u. J. Grinder (2011): Die Struktur der Magie. Paderborn (Junfermann).

Bandura, A. (Ed.) (1996): Il senso di autoefficacia. Trento (Erickson). [en. (1995): Self-efficacy in changing societies. Cambridge (Cambridge University Press).]

Barker, P. (1987): L'uso dela metafora in psicoterapia. Roma (Astrolabio). [en. (1985): Using metaphors in psychotherapy. New York (Brunner/Mazel).]

Bass, B. M. e B. J. Avorio (1996): La leadership trasformazionale. Come migliorare l'efficacia organizzativa. Milano (Guerini). [Orig.-Ausg. (1994): Improving organizational effectiveness through transformational leadership. Thousand Oaks (Sage).]

Bateson, G. (1996): Questo è un gioco. Milano (Raffaello Cortina). [Orig.-Ausg. (1956): The message 'this is play'. In: B. Schaffner (Ed.): Group Processes. Transactions oft he Second Conference, pp. 145-242.]

Bateson, G. (2014): Geist und Natur. Eine notwendige Einheit. Frankfurt/M (Suhrkamp).

Bateson, G. (2014): Ökologie des Geistes. Anthropologische, psychologische, biologische und epistemologische Perspektiven. Frankfurt/M (Suhrkamp).

Bateson, M. C. (1992): Comporre una vita. Milano (Feltrinelli). [Orig.-Ausg. (1989): Composing a life. New York (Atlantic Monthly).]

Battacchi, M. W., M. Renna u. M, T. Suslow (1997): Emotion und Sprache. Zur Definition der Emotion und ihren Beziehungen zu kognitiven Prozessen, dem Gedächtnis und der Sprache. Frankfurt/M (Lang).

Baum, F. (1940): Der Zauberer von Oz. Zürich (Morgarten).

Beavers, W. R. (1986): Il matrimonio riuscito. Roma (Astrolabio).

Beck, A. T. (1990): L'amore non basta. Roma (Astrolabio). [Orig.-Ausg. (1994): Love is never enough. München (Deutscher Taschenbuch-Verlag).]

Beck, A. T. u. D. A. Clark (2014): Ängste bewältigen – ein Übungsbuch. Lösungen aus der kognitiven Verhaltenstherapie. Paderborn (Junfermann).

Bellotto, M. (Ed.) (1997): Valori e lavoro. Milano (FrancoAngeli).

Bennis, W. e B. Nanus (1988): Leader: anatomia della leadership. Milano (FrancoAngeli). [dt. (1996): Führungskräfte. Die vier Schlüsselstrategien erfolgreichen Führens. München (Heyne).]

Black, M. (1983): Modelli, archetipi, metafore. Parma (Pratiche editrice). [Orig.-Ausg. (1977): More about metaphor. Dialectica 31 (3/4): 432-457.]

Blanchard, K., E. Parisi-Carew e D. Carew (1991): Costruire gruppi di successo. Milano (Angeli). [dt. (1986): Der Minuten Manager. Reinbek (Rowohlt).]

Bly, R. (1992): Per diventare uomini. Milano (Mondatori). [dt. (1991): Eisenhans. Ein Buch über Männer. München (Kindler).]

Bolen, J. (1991): Le dee dentro la donna. Roma (Astrolabio). [dt. (1995): Göttinnen in jeder Frau. Psychologie einer neuen Weiblichkeit. Basel (Sphinx).]

Bolen, J. (1994): Gli dei dentro l'uomo. Roma (Astrolabio). [dt. (1998): Götter in jedem Mann. Besser verstehen, wie Männer leben und lieben. München (Heyne).]

Borgna, E. (2001): L'arcipelago delle emozioni. Milano (Feltinelli).

Boscolo, L. u. P. Bertrando (1994): Die Zeit der Zeiten. Eine neue Perspektive in systemischer Therapie und Konsultation. Heidelberg (Carl-Auer).

Briosi, S. (1985): Il senso della metafora. Napoli (Liguori).

Bruscaglioni, M. (1991): La gestione dei processi nella formazione degli adulti. Milano (FrancoAngeli).

Caldironi, B. e C. Widmann (1980): Visualizzazioni guidate in psicoterapia. Abano Terme (Piovan).

Cameron-Bandler, L. u. M. Lebeau (1991): Die Intelligenz der Gefühle. Grundlagen der »Imperative self analysis«. Paderborn (Junfermann).

Cameron-Bandler, L., D. Gordon u. M. Lebeau (1997): Die EMPRINT-Methode. Ein Handbuch zum Ressourcen- und Kompetenztraining. Paderborn (Junfermann).

Campbell, J. (1996): Die Masken Gottes. München (Deutscher Taschenbuch-Verlag).

Carli, L. (Ed.) (1995): Attaccamento e rapporto di coppia. Milano (Raffaello Cortina).

Casula, C. (1992): Fasi evolutive dei gruppi e tecniche ipnotiche. *Rivista italiana di ipnosi clinica e sperimentale* 12 (3).

Casula, C. (1992): Una fantasia guidata. Le sette stanze. *Rivista italiana di ipnosi clinica e sperimentale* 15 (2).

Casula, C. (1993): Tecniche ipnoterapeutiche per ristrutturare le convezioni limitanti. *Rivista italiana di Ipnosi clinica e sperimentale* 13 (1).

Casula, C. (1997): I porcospini di Shopenhauer. Milano (FrancoAngeli).

Casula, C. (2001): La comunicazione interpersonale. In: E. Invernizzi (Ed.): Relazioni Pubbliche. Le competenze, le tecniche e i servizi di base. Milano (McGraw-Hill).

Casula, C. (2002): Linguaggio femminile e maschile. In: Pari e dispari. Il vantaggio e la necessità. Milano (FrancoAngeli).

Casula, C. (2002): Metodi e competenze decisionli. In: E. Invernizzi (Ed.): Relazioni Pubbliche. Le competenze, le tecniche e i servizi specialistici. Milano (McGraw-Hill).

Casula, C. e A. M. Clerici (1995): Parole terapeutiche. Milano (I.S.U.).

Casula, C., M. Preti e S. Portaluti (1999): Come risvegliare l'energia dei chakra. Como (Red).

Ceccato, S. (1990): Ingegneria della felicità. Milano (Biblioteca Universale Rizzoli).

Cecchin, G., G. Lane e W. A. Ray (1992): Irriverenza. Milano (Franco Angeli). [Orig.-Ausg. (1992): Irreverence. A strategy for therapists' survival. London (Karnac).]

Ceruti, M. (2002): Der Mythos der Allwissenheit und das Auge des Betrachters. In: P. Watzlawick (Hrsg.): Das Auge des Betrachters. Beiträge zum Konstruktivismus. Heidelberg (Carl-Auer).

Ceruti, M. (2008): Der Mythos der Allwissenheit und das Auge des Betrachters. In: P. Watzlawick u. P. Krieg (Hrsg.): Das Auge des Betrachters. Beiträge zum Konstruktivismus. Heidelberg (Carl-Auer), 2. Aufl.

Ceruti, M. e L. Preta (Ed.) (1990): Che cos'è la conoscenza? Bari (Sagittari Laterza).

Chomsky, N. (2015): Weil wir es so sagen. Wien (Promedia).

Cionini, L. (1992): Psicoterapia cognitiva. Roma (La Nuova Italia, Scientifica).

Close, H. T. (1998): Methaphor in Psychotherapy. Concord, CA (Impact Publishers).

Conserva, R. (1996): La stupidità non è necessaria. Roma (La nuova Italia).

Conte, G. (1981): La metafora barocca. Milano (Feltrinelli).

Gilligan, C. (1985): Die andere Stimme. Lebenskonflikte und Moral der Frau. München/Zürich (Piper).

Covey, S. R. (2009): Die sieben Wege zur Effektivität. Offenbach/M (Gabal).

Crittenden, P. M. (2012): Entwicklung, Erfahrung und Beziehungsmuster. Psychische Gesundheit aus bindungstheoretischer Sicht. Saarbrücken (Universitäts- und Landesbibliothek).

D'Urso, V. (Hrsg) (1990): Imbarazzo, vergogna e altri affanni. Milano (Raffaello Cortina).

D'Urso, V. e R. Trentin (1988): Psicologia delle emozioni. Bologna (Il Mulino).

Dalai Lama u. P. Ekman (2011): Gefühl und Mitgefühl. Emotionale Achtsamkeit und der Weg zum seelischen Gleichgewicht. Heidelberg (Spektrum).

Dantzer, R. (1992): Le emozioni. Roma-Napoli (Teoria).

Dattilio, F. M. (2013): Kognitive Verhaltenstherapie mit Paaren und Familien. Basel (Beltz).

de Lille, A. (2013): De Planctu Naturae. Die Klage der Natur. Lateinischer Text, Übersetzung und philologisch-philosophischer Kommentar von Johannes B. Köhler. Münster (Aschendorff).

De Mauro, T. (1980): Guida all'uso delle parole. Roma (Editori Riuniti).

de Mello, A. (1986): Il canto degli uccelli. Milano (Edizioni Paoline). [dt. (2013): Warum der Vogel singt. Weisheitsgeschichten. Freiburg (Herder).]

de Mello, A. (1987): Un minuto di saggezza. Milano (Edizioni Paoline). [dt. (2012): Eine Minute Unsinn. Weisheitsgeschichten. Freiburg (Herder).]

de Mello, A. (1990): La preghiera della rana. Milano (Edizioni Paoline). [dt. (2013): Warum der Schäfer jedes Wetter liebt. Weisheitsgeschichten. Freiburg (Herder).]

Desoille, R. (1974): Teoria e pratica del sogno da svegli guidato. Roma (Astrolabio).

Dilts, R. B. (2004): Führungskultur. Mitarbeiter erfolgreich führen. Interaktives Video Seminar. Offenhausen (Twinn-Akademie).

Dilts, R., T. Hallbom u. S. Smith (2011): Identität, Glaubenssysteme und Gesundheit. Paderborn (Junfermann).

Droz, G. (1994): Miti platonici. Bari (Dedalo).

Ellis, A. (1989): Ragione ed emozione in psicoterapia. Roma (Astrolabio).

Ellis, A. (1993): L'autoterapia razionale emotiva. Trento (Centro Studi Erickson).

Elster, J. (1981): Logik und Gesellschaft. Widersprüche und mögliche Welten. Frankfurt/M (Suhrkamp).

Erickson, M. H. (2006): Meine Stimme begleitet Sie überallhin. Ein Lehrseminar mit Milton H. Erickson. Stuttgart (Klett-Cotta).

Erickson, M. H. u. E. Rossi (1992): L'uomo di febbraio. Roma (Astrolabio). [dt. (1991): Der Februarmann. Persönlichkeits- und Identitätsentwicklung in Hypnose. Paderborn (Junfermann).]

Erickson, M. H. u. E. Rossi (2015): Hypnotherapie. Aufbau, Beispiele, Forschungen. Stuttgart (Klett-Cotta).

Erikson, E. H. (2015): Identität und Lebenszyklus. Drei Aufsätze. Frankfurt/M (Suhrkamp).

Fezler, W. (1989): Creative Imagery. New York (Simon & Schuster).

Foerster, H. von (2015): Einführung in den Konstruktivismus. München (Piper).

Fonzi, A. e E. Negro Sancipriano (1975): La magia delle parole. Alla riscoperta della metafora. Torino (Einaudi).

Galimberti, C. (Hrsg.) (1992): La conversazione. Milano (Guerini Studio).

Galli de' Paratesi, N. (1969): Le brutte parole. Semantica dell'eufemismo. Milano (Oscar Mondadori).

Gardner, H. (1995): Personalità egemoni. Milano (Feltrinelli). [Orig.-Ausg. (1996): Leading minds. An anatomy of leadership. New York (Basic Books).]

Gardner, H. (1999): Sapere e comprendere. Milano (Feltrinelli). [Orig.-Ausg. (2000): The disciplined mind. Beyond facts and standardized tests. The K-12 education that every child deserves. New York (Penguin).]

Gardner, H. (1994): Intelligenze multiple. Milano (Anabasi). (Ital.Übers.) [Orig.-Ausg. (1996): Multiple intelligences. The theory in practice. New York (Basic Books).]

Gilligan, S. (1987): Therapeutic Trances. The Cooperative Principle in Ericksonian Hypnotherapy. New York (Brunner Mazel). [dt. (2005): Therapeutische Trance. Das Prinzip Kooperation in der Ericksonschen Hypnotherapie. Heidelberg (Carl-Auer).]

Goleman, D. (1996): Intelligenza emotiva. Milano (Rizzzoli). [dt. (2011): Emotionale Intelligenz. München (Deutscher Taschenbuch-Verlag), 5. Aufl.]

Goleman, D. (1998): Menzogna, autoinganno, illusione. Milano (Biblioteca Universale Rizzoli). [dt. (1997): Lebenslügen. Die Psychologie der Selbsttäuschung. München (Heyne).]

Gordon, D. (1984): Phoenix. Roma (Astrolabio). [dt. (1986): Phönix. Therapeutische Strategien von Milton H. Erickson. Hamburg (ISKO-Press).]

Gordon, D. (1992): Metafore Terapeutiche. Roma (Astrolabio). [dt. (1987): Therapeutische Metaphern. Paderborn (Junfermann).]

Gottman, J. Die Vermessung der Liebe. (2014): Vertrauen und Betrug in Paarbeziehungen. Stuttgart (Klett-Kotta).

Gottman, J. (1995): Glücklich verheiratet? Warum Ehen gelingen oder scheitern. München (Heyne).

Gottman, J. (2014): Die 7 Geheimnisse der glücklichen Ehe. Berlin (Ullstein).

Goulding, M. u. R. Goulding (1995): Neuentscheidung. Ein Modell der Psychotherapie. Stuttgart (Klett-Cotta).

Grice, P. (1979): Logik und Konversation. In: Meggle, G. (Hrsg.): Handlung, Kommunikation, Bedeutung. Frankfurt /Main (Suhrkamp), S. 243–265.

Hall, E. T. (1976): Die Sprache des Raumes. Schwann (Pädagogischer Verlag).

Hammond D. C. (Hrsg.) (1990): Handbook of Hypnotic Suggestions and Metaphors. New York (W. W. Norton Company).

Hersey, P. u. K. Blanchard (1986): Situatives Führen – die anderen 59 Minuten. Kassel (Universitätsbiblothek).

Hewstone, M., W. Stroebe u. G. Stephenson (Hrsg.) (1992): Einführung in die Sozialpsychologie. Berlin/Heidelberg (Springer).

Hinde, R. A. (Hrsg.) (1987): Das Verhalten der Tiere. Eine Synthese aus Ethologie und vergleichender Psychologie. Frankfurt/M (Suhrkamp).

Horaz (1904): Des Q. Horatius Flaccus Satiren und Episteln für den Schulgebrauch erklärt von G. T. A. Krüger. Satiren (1793–1873) (Des Q. Horatius Flaccus Sämmtliche Werke. 2, Bd. 1). Leipzig (Teubner).

Hunter, M. (1994): Creative Scripts for Hypnotherapy. New York (Brunner/Manzel).
Janis, I. L. (1992): Scelte cruciali. Firenze (Giunti). [Orig.-Ausg. (1989): Crucial decisions. Leadership in policymaking and crisis management. New York (Free Press).]
Jankélévitch, V. (2004): Das Verzeihen. Essays zur Moral und Kulturphilosophie. Frankfurt (Suhrkamp).
Jankélévitch, V. (2016): Von der Lüge. Hamburg (F. Meiner).
Jankélévitch, V. (2007): Vorlesung über Moralphilosophie. Mitschriften aus den Jahren 1962 – 1963 an der Freien Universität zu Brüssel. Wien (Turia & Kant).
Guitton, J. (1963): Geeint durch das, was trennt. Ein kath.-protestant. Gespräch. Köln (Verlag Styria).
Jaques, E. (1988): La forma del tempo. Torino (Centro Scientifico Torinese). [Orig.-Ausg. (1982): The form of time. New York (Crane).]
Jervis, G. (1988): Kritisches Handbuch der Psychiatrie. Frankfurt am Main (Athenäums Taschenbücher).
Jervis, G. (2001): Grundfragen der Psychologie. Berlin (Wagenbach).
Keeney, B. P. (1987): Ästhetik des Wandels. Hamburg (Isko-Press).
Keeney, B. P. (1987): Konstruieren therapeutischer Wirklichkeiten. Praxis und Theorie systemischer Therapie. Dortmund (Verlag Modernes Lernen).
Keeney, B. P. (1986): La mente nella terapiaAstrolabio. Roma (Astrolabio). [Orig.-Ausg. (1985): Mind in therapy. Constructing systemic family therapies. New York (Basic Books).]
Kernberg, O. F. (1995): Relazioni d'amore. Raffaello Milano (Cortina).
Kets de Vries, M. F. R. (1990): Chef-Typen. Zwischen Charisma und Chaos, Erfolg und Versagen. Gabler (Springer).
Knowles, M. (1993): Erwachsene lernen. Methoden der Erwachsenenbildung. Stuttgart (Klett).
Kopp, R. R. (1998): Le metafore nel colloquio clinico. Trento (Edizioni Erickson). [Orig.-Ausg. (1995): Metaphor therapy. Using client-generated metaphors in psychotherapy. New York (Brunner/Mazel).]
Kopp, S. (1979): Ripartire da uno. Roma (Astrolabio). [dt. (1976): Wieder bei eins anfangen. Ein praktisches Handbuch für Therapeuten und Gruppenleiter. Oldenburg (Transform).]
Kopp, S. (1980): Guru. Roma (Astrolabio). [Orig.-Ausg. (1976): Guru. Metaphors from a psychotherapist. New York (Bantam).]
Kopp, S. (1996): Triffst du Buddha unterwegs. Frankfurt/M (Fischer).
Kopperschmidt, J. (Hrsg.) (2006): Die neue Rhetorik. Studien zu Chaim Perelman. Paderborn/München (Josef Fink).
Kureishi, H. (1999): Da dove vengono le storie? Milano (Bompiani).
Lakoff, G. u. M. Johnson (2011): Leben in Methaphern. Konstruktion und Gebrauch von Sprachbildern. Heidelberg (Carl-Auer), 7. Aufl.
Lankton, C. e S. Lankton (1984): La risposta dall'interno. Roma (Astrolabia). [Orig.-Ausg. (1983): The answer within. A clinical framework of Ericksonian hypnotherapy. New York (Brunner/Mazel).]

Lankton, C. e S. Lankton (1989): Tales of Enchantment. New York (Brunner/Mazel).
Le Brun, C. (1992): Le figure delle passioni. Milano (Raffaello Cortina).
Liotti, G. (2000): La dimensione interpersonale della coscienza. Roma (Carocci).
Liotti, G. (2001): Le opere della coscienza. Milano (Raffaello Cortina).
Loriedo, C. e A. Picardi (2000): Della teoria generale dei sistemi alla teoria dell attaccamento. Milano (Franco Angeli).
Loriedo, C. e W. Santilli (2000): La relazione terapeutica. Milano (Franco Angeli).
Loriedo, C. u. G. Vella (1993): Das Paradox in Logik und Familientherapie. Mainz (Matthias-Grünewald-Verl.).
Loriedo, C., G. Nardone, P. Watzlawick e J. K. Zeig (2002): Strategie e stratagemmi della psicoterapia. Milano (Franco Angeli).
Mahoney, M. J. (1985): Cambiare se stessi. Roma (Astrolabio). [Orig.-Ausg. (1979): Self-change. Strategies for solving personal problems. New York (Norton).]
Malagoli, M., M. Togliatti, P. Angrisani e M. Barone (2000): La psicoterapia di coppia. Milano (FrancoAngeli).
Madanes, C. (1997): Sex, Liebe und Gewalt. Therapeutische Strategien zur Veränderung. Heidelberg (Carl-Auer).
Marchese, A. (1978): Dizionario di retorica e di stilistica. Milano (Mondadori).
Marcoli, A. (1993): Il bambino nascosto. Milano (Oscar Mondadori).
Marcoli, A. (1996): Il bambino arrabbiato. Milano (Oscar Mondadori).
Marcoli, A. (1999): Il bambino perduto e ritrovato. Milano (Oscar Mondatori).
Marias, J. (1990): La felicità umana. Milano (edizioni paoline).
Max, R. (1991): Il richiamo del mito. Milano (Rizzoli).
Mielke, R. (1984): Lernen und Erwartung: Zur Selbst-Wirksamkeits-Theorie von Albert Bandura, Suttgart (Huber).
Mills, J. e R. Crowley (1989): Metafore terapeutiche per bambini. Roma (Astrolabio).
Monaghan, P. (1987): Le donne nei miti e nelle leggende. Como (Red).
Morris, D. (1981): L'uomo e i suoi gesti. Milano (Mondatori). [Orig.-Ausg. (1987): Manwatching. A field guide to human behavior. London (Grafton).]
Morris, D. (1995): I gesti del mondo. Mondatori, Milano. [Orig.-Ausg. (1981): Gestures. Their origins and distributions. London (Triad/Granada).]
Mosconi, G.P. (1993): Psicoterapia ipnotica. Principi e fondamenti. Padova (Piccin).
Nardone, G. (1991): Suggestione, ristrutturazione, cambiamento. Milano (Giuffré).
Nardone, G. (2003): Systemische Kurztherapie bei Zwängen und Phobien. Einführung in die Kunst der Lösung komplizierter Probleme mit einfachen Mitteln. Göttingen (Huber).
Nardone, G. e P. Watzlawick (1994): Irrwege, Umwege und Auswege. Zur Therapie versuchter Lösungen. Göttingen (Huber).

Natoli, S. (1994): La felicità. Milano (Feltrinelli).
Natoli, S. (1997): Dizionario dei vizi e delle virtù. Milano (Feltrinelli).
Natoli, S. (2002): Stare al mondo. Milano (Feltrinelli).
Neuburger, R. (2001): La coppia. Il suo mito, il suo terapeuta. Milano (Franco Angeli).
Nisbett, R. e L. Ross (1989): L'inferenza umana. Bologna (Il Mulino). [Orig.-Ausg. (1980): Human inference. Strategies and shortcomings of social judgement. London (Prentice-Hall).]
Orletti, F. (Ed.) (1994): Fra conversazione e discorso. Roma (Nuova Italia Scientifica).
Pearson, C. S. (1992): Risvegliare l'eroe dentro di noi. Roma (Astrolabio). [Orig.-Ausg. (1991):Awakening the heroes within. Twelve archetypest o help us find ourselves and transform our world.San Francisco (Harper Elixier).]
Peseschkian, N. (1979): Oriental Stories as Tools in Psychotherapy. Wien (Springer).
Piattelli Palmarini, M. (1979): Die Illusion zu wissen. Was hinter unseren Irrtümern steckt. Rowohlt (Rheinbeck).
Reda, M. A. (1993): Sistemi cognitivi complessi e psicoterapia. Roma (La Nuova Italia, Scientifica).
Rigliano, P. (2001): Amori senza scandalo. Milano (Feltrinelli).
Rossi, E. u. M. H. Erickson (2015): Gesammelte Schriften. Band 1–6. Heidelberg (Carl Auer).
Rovetto, F. (1990): Il piacere di apprendere. Milano (Oscar Mondatori).
Ruddock, R. (1971): Ruoli e relazioni nel servizio sociale. Roma (Astrolabio). [Orig.-Ausg. (1969): Roles and relationships. London (Routledge & Kegan Paul).]
Santambrogio, G. (1998): Saggezza delle virtù, Brescia (Morcelliana).
Savater, F. (1994): Etica come amor proprio. Bari (Sagittari Laterza).
Sbisà, M. (1987): Gli atti linguistici. Milano (Feltrinelli).
Scabini, E. e G. Rossi (2000): Dono e perdono nelle relazioni familiari e sociali. Milano (Vita e pensiero).
Schopenhauer, A. (1851): Aphorismen zur Lebensweisheit. Köln (Anaconda), 2013.
Schopenhauer, A. (1830/31): Die Kunst glücklich zu sein. Milano (Adelphi), 2009.
Schopenhauer, A. (1830/31): Die Kunst Recht zu behalten. Hamburg (Nikol), 2009.
Schopenhauer, A. (1830/31): Die Kunst sich Respekt zu verschaffen. Milano (Adelphi), 2009.
Schuyler, D. (1992): Guida pratica alla terapia cognitiva. Roma (Astrolabia). [Orig.-Ausg. (1991): A practical guide to cognitive therapy. New York (Norton).]
Sellini Palazzoni, M., L. Boscolo, G. Cecchin e G. Prata (1975): Paradosso e contraparadosso. Milano (Feltrinelli).

Sellini Palazzoni, M., S. Cirillo, M. Sellini e A. M. Sorrentino (1988) Giochi psicotici nella famiglia. Milano (Raffaello Cortina).

Selvini Palazzoli, M. (1978): Der entzauberte Magier. Zur paradoxen Situation der Schulpsychologen. Stuttgart (Klett-Cotta).

Sen, A. (1997): La libertà individuale come impegno sociale. Bari (Laterza).

Seneca, L. A. (2015): Die Muße des Weisen und andere Schriften. Wiesbaden (Marix)

Seneca, L. A. (2015): Vom glückseligen Leben. Von der Kürze des Lebens. Wiesbaden (Marix).

Severino, E. e G. (2001): Trentino, Valori e Nihilismo. Milano (FancoAngeli).

Shah, I. (1968): The Way of the Sufi. New York (Penguin Books).

Shah, I. (1970): Tales of the Dervishes. New York (Penguin Books).

Shah, I. (1971): Nasrudin. New York (E.P.Dutton).

Shah, I. (1972): Thinkers of the East. New York (Penguin Books).

Shah, I. (1981): The Magic Monastery. London (The Octagon Press).

Shone, R. (1984): Visualizzazione creative. Roma (Astrolabio). [dt. (1990): Erfolge optimal visualisieren. München (Erd).]

Siegelman, E. Y. (1990): Metaphor & Meaning in Psychotherapy. New York/ London (The Guiford Press).

Silvestri, C. de (1981): I fondamenti teorici e clinici della terapia razionale emotiva. Roma (Astrolabio).

Spaltro, E. (1984): Sentimento del potere. Torino (Boringhieri).

Spencer, L. M. e S. M. Spencer (1990): Competenza nel lavoro. Milano (Franco Angeli). [Orig.-Ausg. (1993): Competence at work. Models for superior performance. New York (Wiley).]

Steinem, G. (1992): Autostima. Milano (Biblioteca Universale Rizzoli).

Tannen, D. (1992): Ma perché non mi capisci? Torino (Frassinelli). [dt. (2012): Du kannst mich einfach nicht verstehen. Warum Männer und Frau aneinander vorbeireden. München (Goldmann).]

Trentini, G. (1997): Oltre il potere. Milano (FrancoAngeli).

Trentini, G. (Ed.) Il cerchio magico. Milano (Franco Angeli).

Turnaturi, G. (1994): Flirt, seduzione, amore. Milano (Anabasi).

Turnaturi, G. (1998): Tradimenti. Milano (Feltrinelli).

Ukmar, G. (1997): Se mi vuoi bene dimmi di no. Milano (FancoAngeli).

Wallas, L. (1985): Stories for the third Ear. New York (Norton & Co.).

Wallas, L. (1991): Stories that Heal. New York (Norton & Co.).

Watzlawick, P., J. H. Weakland u. R. Fisch (2001): Lösungen. Zur Theorie und Praxis Menschlichen Wandels. Bern (Huber).

Watzlawick, P. (2005): Münchhausens Zopf oder Psychotherapie und »Wirklichkeit«. Gesammelte Aufsätze und Vorträge. München (Piper).

Watzlawick, P. (2009): Anleitung zum Unglücklichsein. München/Zürich (Piper).

Watzlawick, P. (2011): Man kann nicht NICHT kommunizieren. Bern (Huber).

Watzlawick, P., J. H. Beavin u. D. Jackson (1985): Menschliche Kommunikation. Bern (Huber).

Wiesenthal, S. (2015): Die Sonnenblume. Über die Möglichkeiten und Grenzen von Vergebung. Berlin (Europa-Verlag).

Yapko, M. D. (1990): Trancework. New York (Brunner/Mazel).

Yehoshua, A. B. (1998): Il potere terribile di una piccola colpa. Torino (Enaudi).

Zeig, J. (1990): Erickson. Un'introduzione all'uomo e alla sua opera. Roma (Astrolabio). [dt. (2016): Einzelunterricht bei Erickson. Hypnotherapeutische Lektionen bei Milton H. Erickson. Heidelberg (Carl-Auer), 5. Aufl.]

Über die Autorin

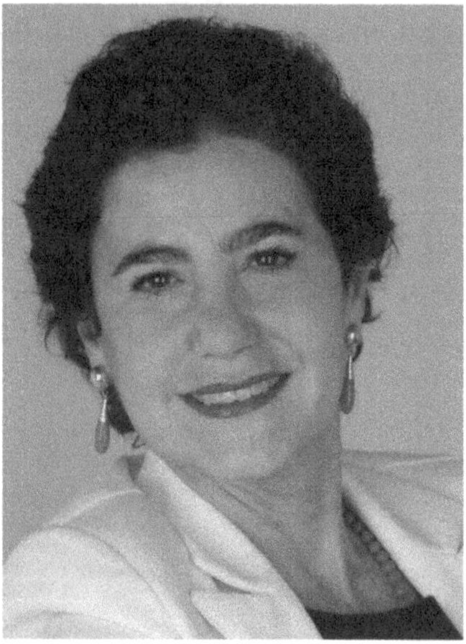

Consuelo Casula, Hypnotherapeutin, Arbeitspsychologin, NLP-Trainerin, Privatdozentin für interpersonelle Kommunikation; Lehrtherapeutin u. a. an der italienischen Hochschule für Hypnotherapie und Ericksonsche Psychotherapie. Consuelo Casula ist Präsidentin der European Society of Hypnosis, Autorin mehrerer Bücher und hält regelmäßig Vorträge und Workshops weltweit.